Bates'
포켓 진단학

BATES'

Pocket Guide to Physical Examination

FIFTH EDITION

Lynn S. Bickley 지음
장인택 외 옮김

군자출판사

포켓 진단학

BATES' Pocket Guide to Physical Examination and History Taking, 5e

첫째판 1쇄 인쇄 | 2008년 9월 30일
첫째판 1쇄 발행 | 2008년 10월 5일

지 은 이	Lynn S. Bickley
옮 긴 이	장인택 외
발 행 인	장주연
편집디자인	안호연 · 김성아
표지디자인	이지선
발 행 처	군자출판사
등 록	제 4-139호(1991. 6. 24)

본 사	(110-717) 서울특별시 종로구 인의동 112-1 동원회관 BD 3층	
	Tel. (02) 762-9194/5	Fax. (02) 764-0209
대 구 지 점	Tel. (053) 428-2748	Fax. (053) 428-2749
광 주 지 점	Tel. (062) 228-0252	Fax. (062) 228-0251
부 산 지 점	Tel. (051) 893-8989	Fax. (051) 893-8986

www.koonja.co.kr

* 파본은 교환하여 드립니다.
* 검인은 저자와의 합의 하에 생략합니다.

ISBN 978-89-6278-030-7

정가 25,000원

대표 옮긴이

장인택 중앙대학교 의과대학 외과 주임교수

옮긴이

김광준 중앙대학교 의과대학 산부인과 부교수

김용석 중앙대학교 의과대학 외과 임상강사

김범규 중앙대학교 의과대학 외과 부교수

박성준 중앙대학교 의과대학 외과 교수

박준석 중앙대학교 의과대학 외과 임상강사

윤신원 중앙대학교 의과대학 소아청소년과 부교수

윤영철 중앙대학교 의과대학 신경과 부교수

정호중 중앙대학교 의과대학 정형외과 부교수

차성재 중앙대학교 의과대학 외과 부교수

최유신 중앙대학교 의과대학 외과 조교수

Contents

Chapter 1 _ 장인택·최유신

신체검사와 병력청취의 개관 ······························ 1

Chapter 2 _ 장인택·김용석

면담과 병력 ·· 17

Chapter 3 _ 장인택·김범규

임상적 추론, 평가, 계획 ································ 36

Chapter 4 _ 장인택·김범규

신체검사 입문: 일반적인 조사와 생체징후 ················ 50

Chapter 5 _ 김범규·박준석

피부, 털, 손발톱 ······································ 71

Chapter 6 _ 박성준·차성재

머리와 목 ·· 89

Chapter 7 _ 김범규·최유신

가슴과 폐 ··· 121

Chapter 8 _ 윤신원

심혈관계 ·· 145

Chapter 9 _ 박성준·차성재
유방과 겨드랑이 167

Chapter 10 _ 차성재·김용석
복부 178

Chapter 11 _ 차성재
남성생식기와 탈장 202

Chapter 12 _ 김광준
여성 생식기 215

Chapter 13 _ 장인택·박준석
항문, 직장과 전립샘 233

Chapter 14 _ 차성재
말초혈관계 240

Chapter 15 _ 정호중
근골격계 250

Chapter 16 _ 윤영철
신경계: 정신상태와 행동 287

Chapter 17 _ 윤영철
신경계: 중추신경, 운동계, 감각계 그리고 반사 ··········· 303

Chapter 18 _ 윤신원
소아의 평가: 영아에서 사춘기까지 ····················· 337

Chapter 19 _ 김광준
임신 여성 ··· 386

Chapter 20 _ 장인택·김범규
노인 ·· 401

찾아보기 ·· 431

옮긴이의 글

최근 의과대학 졸업과 동시에 일차 의료를 담당할 수 있는 의사 양성을 위한 의사 선발제도에 대한 관심이 높아지면서 임상 실습의 중요성이 크게 대두되고 있습니다. 이러한 추세에 따라 2009년 9월부터 표준화 환자를 이용한 의사실기 시험이 의사 국가고시 선발제도에 정식으로 도입될 예정입니다. 이러한 변화에 대비하기 위해 임상실습을 충실하게 해 줄 수 있는 길잡이 마련을 고민하던 옮긴이들은 군자출판사로부터 '베이츠의 신체검사와 병력청취를 위한 포켓 길잡이' 라는 책의 번역을 의뢰 받게 되었습니다. 아마도 신체검사와 병력청취는 앞으로 도입될 국가고시 의사실기시험에서 가장 기본적이고 핵심적인 내용이 될 것으로 예상됩니다. 이에 옮긴이들은 간결하면서도 핵심적인 내용만을 골라 항상 휴대하면서 자주 참조할 수 있어 학생들의 임상 실습에 큰 도움이 되리라 생각하고 번역 작업을 시작하게 되었습니다. 옮긴이들의 바쁘다는 핑계로 짧지 않은 1년여의 시간 만에 작업을 끝내고 첫 번역판을 세상에 내 놓게 되었습니다.

옮긴이들은 본래 저자들의 의도가 잘 전달될 수 있도록 정성을 다해 이 책을 만들었으나 능력의 모자람과 완전히 통합되지 않은 의학용어 때문에 자연스러운 번역에 대한 미흡함을 느끼고 있는 것도 사실입니다. 앞으로 기회가 주어진다면 더 개선된 모습의 책을 선보일 것을 기약하면서 모쪼록 옮긴이들의 이 작은 노력들이 급변하는 의료기술의 변화와 의사 국가고시 제도의 변화 속에서도 항상 기본이 되는 환자들에 대한 신체검사와 병력청취에 대한 정확한 기술들을 습득하는데 작은 도움이라도 되었으면 하는 마음 간절합니다.

끝으로 좋은 책을 번역할 수 있는 기회를 주신 군자출판사 장주연 사장님, 박현숙 부장님과 직원들에게도 깊은 감사를 드립니다.

2008년 9월

대표 옮긴이

중앙의대 외과 주임교수 장 인 택

CHAPTER 1

신체검사와 병력청취의 개관

이 장은 세 가지 중요한 범주 —건강력, 신체검사, 임상기록 또는 "임상보고"—의 임상적 숙달을 위한 자세한 지침 역할을 한다.

성인에 있어, 포괄적 병력이란 환자의 신원, 주소, 현병력, 과거력, 가족력, 개인력과 사회력 그리고 계통 문진을 포함한다. 병원에 새로 온 환자는 포괄적 건강력을 얻을 수 있지만, 많은 상황에서는 더 탄력적으로 초점이 맞춰지거나 문제 지향적인 인터뷰가 적당하다. 포괄적 건강력의 구성요소는 환자의 이야기와 의무기록지이지만, 2~3쪽에 있는 순서대로 인터뷰하는 것은 아니다. 2장에 기술되었듯이 일반적으로 인터뷰는 더 유동적이고 환자가 이끌고 암시하는 데로 따라간다. 반드시 주관적 자료와 객관적 자료를 구별하여야 한다.

■ *주관적 자료와 객관적 자료의 차이점*

주관적 자료	객관적 자료
환자가 무엇을 말하는지	진찰시 무엇을 발견하였는지
병력 주소~계통 문진까지	모든 신체검사 결과

성인 건강력의 구성요소

환자의 신원

- 환자의 신원: 나이, 성별, 직업, 결혼상황 등
- 정보의 출처: 보통은 환자 본인이나, 가족구성원, 친구, 소견서, 의무기록
- 기록된 보고서가 필요할 수 있기 때문에 가능하다면 소견서의 출처를 확인

신뢰도

- 환자의 기억력, 믿음, 기분에 따라 바뀜

주소

- 하나 또는 그 이상의 증상 또는 환자가 병원을 찾게 만든 관심사

현병력

- 주소를 더욱 상세히 설명한다. 각 증상이 어떻게 발달했는지 기술하고 모든 증상의 7가지 특징을 제시한다(21쪽 참조).
- 환자의 생각과 감정을 포함한다.
- 계통적 문진의 관련 부분에 기초하여 얻은 존재하는 관련 증상과 존재하지 않는 관련 증상을 포함시킨다(5~8쪽 참조).
- 현병력에 자주 관련되는 약물, 알레르기, 흡연과 음주습관을 포함할 수 있다.

과거력

- 유년기 병력
- 최소한 4가지 범주-내과적, 외과적, 산과적/부인과적, 정신과적-의 성인기 병력과 그 일시
- 예방접종, 선별검사, 생활양식, 가정의 안전성과 같은 건강유지습관을 포함한다.

가족력

- 형제, 부모, 조부모의 나이와 건강 또는 나이와 사망원인의 윤곽을 그리거나 도식하라.
- 가족 중의 고혈압, 관상동맥질환 등과 같은 특별한 병력의 여부를 자료로 제공하라.

(계속)

성인 건강력의 구성요소 (계속)

개인력과 사회력

- 교육수준, 출신가문, 현재의 가족, 개인의 관심사, 생활양식을 기술하라.

계통적 문진

- 각각의 주요 신체계통에 관련된 공통적인 증상의 여부를 자료로 제공하라.

포괄적 성인 건강력

당신이 성인의 건강력을 도출해냈다면, 반드시 다음의 자료를 포함하라.
—자료의 날짜와 시간
—나이, 성별, 결혼상황과 직업을 포함하는 환자의 신원
—환자가 제공하는 정보의 질을 반영하는 신뢰도

주소

환자 자신의 말을 인용한다.
"배가 아프고, 속이 메스꺼워요." 또는 "정기 건강진단을 받으러 왔어요."

현병력

이 부분은 환자가 병원을 찾게 만든 문제의 전체적이고 간결하며 명백한 연대순의 설명이다.그것은 문제의 발병, 발달배경, 증상과 치료 종류에 대한 것도 포함한다.

모든 주요한 증상은 아래에 열거된 7가지 특징과 계통적 문진의 관련 부분에서 기초하여 얻은 존재하는 관련 증상과 존재하지 않는 관련 증상을 자세히 기술한다.

- 부위
- 성질
- 양 또는 중증도
- 발병, 기간과 빈도를 포함한 시기
- 발병시 상태
- 악화인자와 완화인자
- 동반된 소견

추가적으로 약물 이름, 용량, 사용 방법, 사용 빈도를 포함하는 약물목록, 각각의 약물에서의 특정 반응을 포함하는 알레르기, 흡연력, 음주력 및 마약 복용 등의 내용이 필요하다.

과거력

유년기 병력을 열거한 후 각각의 4가지 범주에서의 성인기 병력을 열거하라.

- 내과적 병력(예를 들면 당뇨, 고혈압, 간염, 천식, 사람면역결핍바이러스): 발병 일시, 입원 관련 정보와 그 일시 포함
- 외과적 병력(수술 날짜, 적응증, 수술 종류 포함)
- 산과적/부인과적 병력(산과력, 월경력, 수태조절, 성적선호, 사람면역결핍바이러스 감염과 관련된 모든 우려)
- 정신과적 병력(일시, 진단, 입원, 치료 포함)

또한 파상풍, 백일해, 디프테리아, 소아마비, 홍역, 풍진, 볼거리, 인플루엔자, 수두, B형 간염, 헤모필루스 인플루엔자 B형, 폐구균 백신과 같은 예방접종과 튜베르쿨린검사, 팹 도말검사, 유방촬영, 대변잠혈검사, 콜레스테롤검사와 같은 선별검사가 마지막으로 수행된 날짜, 결과와 함께 건강유지를 논의한다.

가족력

조부모, 부모, 형제, 자녀, 손자 등을 포함한 각각의 육친들의 연령과 건강상태, 혹은 연령과 사인 등에 대한 개요나 도식화를 시행한다. 환자가 이야기한 증상뿐

만 아니라 가족에서의 고혈압, 심혈관질환, 콜레스테롤의 증가, 뇌졸중, 당뇨, 갑상선 질환, 신장질환, 암(종류별), 관절염, 결핵, 천식 또는 폐질환, 두통, 경련성 질환, 정신병, 자살, 음주 또는 약물중독, 알레르기를 등의 지속적인 상태 유무를 기록한다.

개인 & 사회력

직업과 학력, 가정상황, 지속적인 스트레스의 원인, 군복역 등과 같은 중요한 인생의 경험, 여가활동, 신앙과 정신적 믿음, 일상생활능력 같은 중요한 다른 것들을 포함시킨다. 또한 운동과 식이, 안전상태, 대안적인 건강관리법 등을 포함시킨다.

전신고찰

이 질문은 "머리에서 발끝"의 형태로 진행한다. 일반적인 질문으로 적절하게 시작한다. 이것은 관련된 부분들에 대한 좀더 세부적인 질문들로 이동할 수 있게 해준다.

예를 들면, "당신의 귀와 청력은 어떻습니까?", "당신의 폐와 호흡상태는 어떻습니까?", "당신의 심장에 어떤 문제가 있습니까?", "당신의 소화능력은 어떻습니까?" 전신고찰 질문들은 환자가 바라보는 문제들을 노출시켜 줄 수 있다.

당신의 평가에서 중요 건강 문제를 현병력이나 과거력들로 이동시키는 것을 기억해라.

어떤 의사들은 신체검사 동안 전신고찰을 하기도 한다. 환자가 단지 몇가지 증상만을 가지고 있다면 이 조합은 능률적일 수 있다. 만일 환자가 여러개의 증상을 가지고 있다면, 병력과 진찰의 흐름이 모두 방해받을 수 있다.

일반사항

평소 체중, 최근의 체중 변화, 이전보다 옷을 조이게 입는지, 혹은 느슨하게 입는지; 쇠약, 피곤감, 열

피부

발진, 종괴, 욕창, 가려움증, 건조, 색조 변화, 머리카락이나 손톱의 변화, 기태의 색상

머리, 눈, 귀, 코, 목(HEENT)

머리: 두통, 두부 손상, 어지러움증, 현기증

눈: 시력, 안경이나 콘택트렌즈 착용 여부, 마지막 검사일, 통증, 발적, 과도한 눈물, 복시나 흐린 시력, 점, 반점; 눈부심, 녹내장, 백내장

귀: 청력, 이명, 어지러움증, 이통, 감염, 분비물. 청력이 감소하였다면 보청기의 사용 여부

코와 부비동: 빈번한 감기증상, 코막힘, 분비물 또는 가려움증, 건초열, 코피, 부비동 질환

목(또는 입과 인두): 치아와 잇몸의 상태, 잇몸출혈, 틀니; 착용상태가 정확한지, 최근 치과 검사 여부; 설통; 구강 건조; 빈번한 인후통; 쉰목소리

목

종괴, "림프절 비대", 갑상샘종, 통증, 경직

유방

종괴, 통증이나 불편감, 젖꼭지 분비물, 자가검진교육

호흡기

기침, 가래(색깔, 양), 객혈, 호흡곤란, 쌕쌕거림, 흉막염, 최근 가슴 X-ray, 천식, 기관지염, 폐기종, 폐렴이나 결핵 등을 포함시킬 수 있다.

심혈관계

심장질환, 고혈압, 류마티스 열, 심잡음, 가슴통증이나 불쾌감, 두근거림, 호흡곤란, 좌위호흡, 발작성 야간 호흡곤란, 부종, 과거 심전도나 다른 심장검사 결과

소화기계

연하곤란, 가슴쓰림, 식욕, 구역, 장운동, 변의 색깔이나 크기, 배변습관의 변화, 직장 출혈 또는 흑변이나 타르색 변, 치질, 변비, 설사. 복통, 식이 내성, 과도한 트림이나 방귀, 황달, 간이나 담낭질환, 간염

비뇨기계

소변 횟수, 다뇨, 야뇨증, 긴박뇨, 소변시 화끈거림이나 통증, 혈뇨, 비뇨기 감염, 신결석, 남성에서의 요실금, 소변줄기의 직경이나 힘의 약화, 소변주저, 소변방울 떨어짐

생식기

남성: 탈장, 음경 분비물 또는 욕창, 고환통, 고환 종괴, 성병 과거력과 치료 병력, 고환 자가 검진법, 성습관, 성적관심, 성기능, 성적만족도, 피임법, 콘돔 사용여부, 성적 문제점, 사람면역결핍바이러스 감염 노출 여부

여성: 초경 연령, 월경의 주기성, 빈도, 월경기간, 월경시 출혈량, 월경주기 사이의 출혈, 성관계후 출혈, 최종월경일, 월경통, 월경전 긴장, 폐경 연령, 폐경 증후군, 폐경후 출혈. 1971년 이전 출생 환자에게는 임신기간 중 모친의 diethylstilbestrol (DES) 노출력. 질 분비물, 가려움증, 궤양, 종괴, 성병 과거력과 치료력. 임신 횟수, 출산의 수와 형태, 유산수(자연유산, 인공유산); 임신 합병증, 피임법. 성적 선호도, 성적 흥미, 성기능, 성적 만족도, 성적 문제점(성교통 포함). 사람면역결핍바이러스 감염에 대한 노출

말초혈관계

간헐성 파행, 하지 경련; 하지정맥류; 과거 정맥 혈전; 종아리, 하지 또는 발의 부종, 차가운 날씨에서 손가락 끝이나 발끝의 색조 변화, 발적이나 압통을 동반한 부종

근골격계

근육통, 관절통, 경직, 관절염, 통풍, 요통. 현재 증상이 있다면 영향을 받고 있는 관절이나 근육의 위치, 부종, 발적, 통증, 압통, 경직, 쇠약감, 활동이나 운동의 제한, 증상의 발현시간(예를 들면 오전, 오후), 기간, 외상의 과거력, 열이나 오한, 발적, 식욕부진, 체중감소 또는 쇠약감 등이 동반된 목이나 하부 요통, 관절통 등을 포함하여 기록한다.

정신계

신경과민, 긴장; 우울, 기억변화, 자살 시도 등을 포함한 기분상태

신경계

기분의 변화, 집중력, 언어, 지각력, 기억력, 인지력, 판단력 등의 변화, 두통, 현기증, 현훈, 혼미, 실신, 발작, 쇠약, 마비, 감각의 상식이나 무감각, 저림, 혹은 "바늘로 찌르는 듯한 통증" 진전 혹은 다른 불수의적인 운동; 발작

혈액계

빈혈, 쉽게 멍이 들거나 출혈, 과거의 수혈력, 수혈반응

내분비계

갑상샘 문제, 더위나 추위를 참지 못함, 과도한 발한이나 갈증이나 허기, 다뇨, 장갑이나 신발 크기의 변화

신체검사 : 접근과 개관

새로운 환자나 병원에 입원한 환자들에게 포괄적인 신체검사를 수행한다.
좀 더 문제 중심의 또는 집중적인 평가를 위해 주어지는 증상들은 당신으로 하여금 선택하여 시행하여야 할 검사들을 요구할 것이다.

- 철저하고 정확한 신체검사의 중요한 열쇠는 검사의 전신적 연속성을 발전시키는 것이다. 몇 달간의 연습으로 당신은 자신만의 검사 과정을 얻게 될 것이다. 시간 낭비없이 철저해지도록 배우고, 불편감이 유발할 수 있는 경직됨 없이 부드럽고 체계적으로 검사하는 것을 배워라.

- 각 신체 부위를 검사하기 위해 시진, 촉진, 청진, 타진의 기술을 적용하고 동시에 환자의 전체적인 면에 주의를 기울인다.

- 환자를 누운 상태에서 앉도록 하거나 서있는 상태에서 눕도록 하는 자세 변화의 요청을 최소화 하도록 한다.

신체검사: 제안된 연속의 요약

- 일반적 조사
- 생체징후
- 피부: 위 몸통, 앞과 뒤
- 머리 와 목, 갑상샘과 림프절을 포함
- 추가: 신경계(의식상태, 뇌신경, 상지의 힘, 덩이, 긴장도; 소뇌기능
- 가슴과 폐
- 유방
- 지시된 근골격계; 상지
- 심혈관계, 목정맥압, 목동맥 상행각과 동맥류 잡음, PMI 등
- 심혈관계, S_3 and 승모판 협착증의 심잡음
- 신경계: 하지
- 근골격계: 지시된 부분
- 추가: 피부, 앞과 뒤
- 추가: 신경계, 보행 포함
- 추가: 근골격계, 이해력
- 여자: 골반과 직장검사
- 남자: 전립샘과 직장 검사
- 심혈관계, 대동맥판 부전의 심잡음
- 추가: 가슴과 폐 - 앞
- 유방과 겨드랑
- 배
- 말초 혈관계; 추가: 피부 - 하부 모통과 사지

환자의 자세의 상징의 열쇠

앉음

앙와위로 눕고, 머리는 30° 정도 올림

앙와위로 눕고, 부분적으로 왼쪽으로 돌아누움

섬

앙와위로 눕고, 엉덩관절은 굽히고, 벌리고, 바깥으로 돌리고, 무릎은 굽힘(돌제거술자세)

왼쪽으로 누움(왼쪽 가로 누움)

앉음, 앞으로 기울임

앙와위로 누움

각 상징은 새로 하나가 나타날 때까지 유지한다. 두 상징은 하나 혹은 두가지 자세를 빗금으로 구분됨

신체검사의 개관을 위해서

일반적인 개관

과거력과 검사를 통해 이 고찰을 진행한다. 전신적 건강상태, 키, 체격, 그리고 성적 발달을 관찰한다. 자세, 운동능력, 보행, 복장, 단정함, 개인위생, 그리고 입냄새나 체취를 관찰한다. 표정, 태도, 정서, 대인관계, 주변환경에 대한 반응을 관찰한다. 환자의 언어구사법을 듣고, 인식상태, 의식의 정도를 관찰한다.

생체징후

환자에게 침대의 가장자리나 검사 책상에 앉도록 요구하며, 이 자세가 아니면 부적응증이 된다. 환자 앞에서 필요에 따라 양방향으로 움직인다. 혈압을 잰다. 심박수와 호흡수를 잰다. 적응증이 되면, 체온을 잰다.

피부

얼굴을 살핀다. 병변을 인식하고, 위치, 분포, 배열, 유형, 색깔을 관찰한다. 머리카락과 손발톱을 조사한다. 환자의 손을 조사한다. 피부의 병변을 계속 관찰하며, 몸의 다른 병변까지 조사한다.

머리, 눈, 귀, 코, 목

유두의 확장과 안저의 관찰을 위해 방을 어둡게 한다. 머리: 머리카락, 두피, 두개, 그리고 안면부. 눈: 시력, 시야각을 측정한다. 눈의 정렬상태와 위치를 관찰한다. 눈꺼풀을 관찰한다. 양눈의 공막과 결막을 관찰한다. 사각으로 조명을 준 상태에서 각막, 홍채, 그리고 수정체를 관찰한다. 동공을 비교하고, 빛에 대한 반응을 검사한다. 외안 운동을 검사한다. 검안경으로 안저를 검사한다. 귀: 귓바퀴, 이관, 고막을 검사한다. 청력을 체크한다. 만약 정확도가 손상됐다면, 손상된 쪽을 찾고(웨버 검사) 공기 전도와 골 전도를 비교한다(린네 검사). 코와 공동: 바깥 코를 검사한다; 빛과 검비경을 이용하여, 코의 점막, 중격, 그리고 코선반을 검사한다. 전두동과 상악동의 압통을 촉진한다. 목구멍(혹은 입과 인두): 입술, 구강 점막, 잇몸, 치아, 혀, 입천장, 편도선, 그리고 인두를 검사한다(이 시점에서 뇌신경에 대한 접근을 해도 된다).

목

갑상샘을 촉진하고 등과 흉부 후부, 그리고 폐를 검사하기 위해 앉아 있는 환자의 뒤쪽으로 이동한다. 경부 림프절을 관찰하고 촉진한다. 기관의 편향을 검사한다. 환자의 호흡음과 호흡 노력을 관찰한다. 갑상선을 관찰하고 촉진한다.

등

척추와 근육을 검사하고 촉진한다.

흉부 후부와 폐

척추와 등의 상부를 시진하고 촉진한다. 흉부를 시진, 촉진, 타진한다. 양쪽 횡경막의 둔탁음 높이를 확인한다. 호흡음을 청진한다; 부잡음을 확인하고, 만약 들린다면 성음을 청진한다(129쪽 참조).

유방, 겨드랑이, 도르래위 림프절

환자를 그대로 앉혀 놓는다. 다시 환자의 앞쪽으로 이동한다. 여자의 경우 환자의 팔을 이완시키고, 그 다음엔 올리고, 그 다음엔 둔부에 손을 올려놓은 자세에서 유방을 검사한다. 남자와 여자의 경우 겨드랑이를 검사하고 겨드랑이 림프절을 촉진하고도르래위 림프절을 검사한다.

근골격계: 지금까지, 손, 등 상부, 그리고 여자에서는 어깨의 운동 범위를 포함한 근골격계의 사전 검사를 하였다. 모든 근골격계 검사가 잘 시행됐는지 결정하기 위해 이러한 관찰을 한다: 환자는 여전히 앉힌 상태로, 손, 팔, 어깨, 목, 그리고 턱관절을 검사한다. 관절을 시진, 촉진하고 그들의 운동 범위를 검사한다(이 시점에서 상지 근육, 긴장도, 근력, 그리고 반사를 검사할 수도 있고 혹은 나중에 검사할 수도 있다).

검사를 지속하는 동안, 유방을 촉진한다.

전흉부와 폐

환자의 자세는 반듯이 누운 상태이다. 환자에게 누우라고 말한다.

환자 침상의 오른쪽에 선다. 환자의 가슴을 관찰하고, 촉진하고 타진한다. 호흡음을 들어보고 어떤 비정상적인 소리가 있는지 확인하고 필요하다면 성음전달도 들어본다.

심혈관계

목정맥 박동을 볼 수 있게 머리를 침상에서 30° 정도 든다. 목정맥 박동을 관찰하고 목동맥압을 측정한다. 목동맥 박동을 관찰하고 만져본다. 목동맥 잡음을 들어본다.

심첨부를 청진하면서 환자로 하여금 좌측으로 살짝 돌아 앉게 한다. 뒤로 눕게해서 나머지 심장음을 청진한다. 그런 다음 환자를 앉히고 앞으로 구부리게 하고, 숨을 내쉬게 해서 대동맥판막 역류음을 듣는다. 앞가슴부위를 촉진하고 관찰한다. 심첨박동의 위치와 넓이, 강도, 지속 범위 등을 듣는다. 복장뼈 아래 경계 부위를 청진기의 벨 부위로 듣는다. 각 횡격막의 청음부위를 듣는다. S_1과 S_2를 듣고 S_2의 생리적 분열음을 듣는다. 모든 비정상적인 심음이나 심잡음을 주의 깊게 듣는다.

복부

침대 머리를 낮추고 침대를 평평하게 만들어 환자를 똑바로 눕게한다. 관찰하고 청진하며 타진한다. 처음엔 가볍게 촉진하고 이어서 깊게 촉진한다. 간과 비장을 타진하고나서 촉진한다. 신장을 느끼게 만져본다. 대동맥을 만지고 박동을 감지한다. 만일 신장의 염증을 의심한다면 늑골척추각위를 타진한다.

하지

몸의 하부를 검사하는데 환자가 누운 상태에서 3가지 계통의 측면에서 검사한다. 각각의 계통에 대해 환자가 선 상태에서 더 자세히 검사할 수 있다.

■ *하지에 대해 누운 자세와 선 자세에서의 검사*

검사	누운 자세	선 자세
말초혈관	대퇴동맥박동 촉진 필요시 오금동맥도 촉진 서혜부 림프절 촉진 하지부종, 색변화, 궤양 관찰 우묵 부종 촉진	정맥류 관찰
근골격계	관절의 변형과 팽대 관찰 필요시 관절 만져보고 운동범위 확인, 기타 필요한 검사 시행	척추 배열과 운동 범위 확인
비뇨기계와 탈장		성기를 검사하고 탈장 검사를 위해 음낭 내용물을 검사한다.
신경계	하지 근육의 양과 긴장도, 강도를 본다. 감각과 반사도 검사한다. 어떤 비정상적인 움직임도 자세히 관찰한다.	환자의 선 자세를 보고 발꿈치부터 발가락까지 딛으며 걸을 수 있는지, 엄지발가락으로 설수 있는지 발꿈치로 설수 있는지 검사한다. 제자리에서 도약할 수 있는지 본다. Romberg 검사를 해서 회내근의 변이를 검사한다.

신경계

환자가 앉아 있거나 바로 누워있다. 완벽한 신경계의 검사 또한 검사의 마지막에 이루어 질 수 있으며, 다음의 다섯가지 항목을 포함한다.

신경계 검사의 다섯가지 항목

의식상태

만약 지시되었으나 면담 동안 시행되지 않았다면, 지남력, 감정, 사고 과정, 사고 내용, 병식과 판단력, 기억과 집중력, 지식과 어휘력, 계산 능력, 추상적 사고, 그리고 구성 능력을 평가한다.

뇌신경

만약 이미 검사되었다면, 후각, 안저 검사, 측두근과 저작근의 강도, 각막 반사, 안면의 움직임, 구역 반사, 승모근과 흉골유양돌기근, 그리고 혀의 돌출을 평가한다.

운동계

주요 근육군의 크기, 긴장도, 그리고 강도, 대뇌기능: 빠른 교차 동작(RAMs), 손가락에서 코와 발 뒷꿈치에서 정강이까지와 같은 점에서 점으로의 움직임, 보행

감각계

통증, 체온, 가벼운 접촉, 진동, 그리고 식별력. 오른쪽과 왼쪽, 그리고 사지의 원위부와 근위부를 비교한다.

반사

두갈래근, 세갈래근, 상완요골근, 슬개근, 아킬레스 심부건반사; 또한, 발바닥 반사 또는 바빈스키 반사(321~324쪽 참조)

부가 검사

직장, 그리고 생식기 검사는 주로 신체검사의 마지막에 실행된다. 환자는 지시받은 자세를 취한다.

남성에서의 직장 검사

환자는 직장 검사를 위해 왼쪽으로 돌아 눕는다. 천미골과 항문주위 부위의 면밀

한 검사. 항문관, 직장, 그리고 전립선을 촉진한다. 만약 환자가 설 수 없다면 직장 검사를 하기 전에 생식기 검사를 한다.

여성에서의 생식기와 직장검사

환자는 쇄석술을 하는 자세로 바로 눕는다. 질경검사 동안은 앉아있고, 자궁과 그 부속기, 직장의 양손검사동안은 서 있는다. 외부 생식기, 질, 자궁경부를 검사한다. pap 도말검사를 시행한다. 자궁과 경부 주변부를 촉진한다. 직장-질 검사와 직장 검사를 시행한다.

소견기록

당신의 수기 기록은 병력과 신체검사로부터의 정보를 구성하며, 건강 관리팀의 모든 구성원들에게 환자의 임상적 상황이 정확하게 소통되어야 한다. 당신의 기록은 또한 임상적 결과 도출에 유용하게 사용되어야 하며, 다른 자문의와 provider 에게 정보를 전달해야 한다.

명쾌하고 정확한 기록의 비결

- 당신의 기억에서 정보가 사라지기 전에, 가능한 한 빨리 기록을 작성해야 한다. 처음에는 환자와 대화할 때 기록하길 원할 수 있다. 하지만 경험을 쌓게되면 현병력, 과거력, 가족력, 사회력, 그리고 전신소견의 순서대로 면담의 마지막에 기록하게 된다. 공간을 남겨두고 나중에 자세한 내용을 채워넣는다.
- 신체검사동안 혈압이나 심박동수 같은 특별한 검사 결과들은 즉시 기록을 한다. 여러 항목을 기록하는 것은 검사의 흐름을 방해하기 때문에 당신은 곧 검사 결과들을 기억해서 검사가 끝난 후에 기록하는 방법을 터득할 것이다.

기록의 순서

- 세부 사항의 순서와 정도에 특별한 주의를 기울인다. 만약 수기라면 좋은 기록은 항상 읽기 쉽다는 사실을 기억하라.

(계속)

명쾌하고 정확한 기록의 비결 (계속)

- 특별한 정보를 쉽게 찾을 수 있도록 일정하고 정확한 순서를 만들어라. 객관적 정보는 문진에 기록함으로써 신체검사한에서 헤매고 있지 않도록 해야 한다.
- 당신의 제목을 offset하고, 구성을 명확하게 하기 위하여 들여쓰기와 띄어쓰기를 하라. 중요한 부분을 강조하기 위해서 별표와 밑줄을 사용한다.
- 현병력을 최근의 사건으로 시작하여 그 후 관련된 배경 정보를 채워나가며 연대순으로 정리한다. 예를 들어, 만약 오래 지속되는 당뇨병 환자가 혼수상태로 내원한다면, 혼수상태로 만든 사건으로 시작한 후 환자의 당뇨병의 과거력을 요약한다.

세부 내용의 정도

- 세부 내용의 정도는 당면과제 혹은 문제점에 적절해야 하지만 장황해서는 안된다.

CHAPTER 2

면담과 병력

병력은 목적을 가진 대화이다. 오직 자신을 위하여 책임을 지고 자기 자신의 요구와 관심사항을 표현하는 사회적 대화와는 달리 임상의와 환자의 면담의 주된 목적은 환자의 건강을 증진시키는 것이다. 환자의 병력 파악의 목적은 세단계로서 신뢰 및 지원의 관계를 형성하는 것, 정보의 수집, 정보의 제공이다.

면담 과정은 제1장에서 나온 병력 형식과는 매우 다르다. 둘 다 환자와의 작업에서 기본적인 것이지만 다른 목적을 가진다.

- 병력 형식은 다른 건강 관리자를 위한 서문 또는 구두 형식으로 환자의 정보를 정리하는 구조 형식이다.

- 실제로 이런 정보를 형성하는 면담은 더욱 유동적이다. 또한 얻고자 하는 정보의 지식, 정확하고 상세한 정보를 유도해 내는 능력, 환자의 감정에 반응하여 환자의 이야기를 그들의 단어로 유도해 내는 인간 상호간의 기술이 요구된다.

외래, 병원 또는 장기간 관리 시설에서 새 환자를 위하여 제1장에서 기술된 것과 같이 포괄적 병력 파악을 시행 할 것인데 특별한 불편 사항에 대한 호소를 하는 환자에서는(예를 들어 배뇨통) 그 문제에 맞춘 더욱 제한적인 면담을 시행할 수 있는데 때때로 이것을 집중 또는 문제 중심 병력이라고 부른다.

준비: 면담의 접근

환자의 병력을 유도하기 위한 면담은 계획이 필요하다.

- **자기 성찰을 위한 시간을 가져라.** 우리는 임상의로서 각각 독특하고 다양한 사람을 접하게 된다. 모든 만남에 우리는 자신의 가치, 가정 및 편견을 동원하기 때문에 우리의 기대와 반응이 듣고 행동하는데 어떤 영향을 미치는 지 명확하게 하기위하여 우리 내부를 바라보아야 한다. 자기 성찰은 환자에게 하는 일에 깊은 인간적 자각을 불러일으키며 환자 관리라는 가장 보람찬 면의 하나인 것이다.

- **당신의 임상적 행동 및 모습을 재검토하라.** 당신은 의식적이던 아니던 당신의 언어와 행동을 통해 메시지를 전달한다. 자세, 몸짓, 눈 맞춤 및 음높이 모두가 흥미, 관심, 수용 및 이해심을 표현할 수 있다. 숙련된 면담자는 시간이 없더라도 차분하고 서둘지 않는 것처럼 보인다. 불만, 당황, 성급함 또는 지루함을 무심코 나타내는 반응은 대화를 막아버린다. 환자는 명료함, 산뜻함, 점잖은 복장 그리고 명찰이 주듯 확신감을 바란다.

- **챠트를 재검토하라.** 환자를 보기 전에 병력기록 또는 챠트를 재검토하라. 이것이 종종 과거 진단과 치료에 대한 중요한 정보를 제공한다. 그러나 자료가 불완전하고 환자에서 얻은 것과 맞지 않을 수 있어서 새로운 접근방법과 아이디어를 개발할 필요가 있다.

- **환경을 조정하라.** 항상 환자의 사생활을 고려하라. 침상 주위 커튼으로 가리고 엿들을 수 있는 곳에서 대화하는 것보다 아무도 없는 곳으로 이동하도록 한다.

- **면담의 목적을 세워라.** 면담의 목적을 분명히 한다. 임상의는 제공자 중심의 목적과 환자 중심의 목적의 균형을 잡아야 한다. 임상의의 임무는 이런 많은 의제를 균형잡히게 하는 것이다.

- **필기를 하라.** 최종 형식에 적기보다는 짧은 문장, 특정 일자 또는 단어를 메모한다. 눈 맞춤을 유지하고 환자가 민감하거나 괴로운 주제를 이야기 할 때면 항상 펜을 놓아야 한다.

환자에 대한 학습: 면담의 순서

일반적으로 면담은 몇 가지 단계로 진행된다. 순서를 진행하는 동안 임상의는 항상 환자의 감정에 맞춰야하고, 표현하도록 돕고, 그 내용에 반응하며, 그것의 중요성을 인정하여야 한다. 면담이 포괄적이던 집중된 것이던 환자의 감정과 감성에 집중해야 한다.

- **환자와 인사하고 신뢰감을 구축하라.** 시작하기전 이름을 부르며 인사하고 당신의 이름을 소개하도록 한다. 가능하면 악수를 하고 첫 대면이면 학생으로서의 당신의 위치와 환자 관리에 얼마나 관여하는지 등 당신의 역할을 설명한다. 환자를 부를 때는 성(예; Mr. O'neil, Ms. Lee)을 사용하는 것이 가장 좋다. 환자의 특별한 허락이 있기까지는 이름을 사용하지 않는다.

  방문객이 있을 때는 항상 기밀성을 유지한다. 방문객 또는 가족이 방에 남아 있어도 되는지 환자가 결정토록 하며 그들 앞에서 면담을 시행하기 전 환자의 동의를 구한다.

  환자의 편안함에 신경 쓴다. 환자의 기분과 편안한 시간에 왔는지 물어보고 불편함의 징후 즉, 자세를 자꾸 바꾼다든지 통증이나 근심을 나타내는 얼굴 표정 같은 것에 유의한다. 침대를 다시 조정하는 것도 환자를 더욱 편하게 할 수 있다.

  자리 배치의 가장 좋은 방법을 고려하라. 대화 및 좋은 눈맞춤을 촉진하는 거리를 선택한다. 환자와 같은 눈높이로 앉도록 하고 당신과 환자사이의 어떤 물리적 장애물 즉, 의자나 침대주위 탁자는 치우도록 한다.

  환자에게 일관된 관심을 보여주고 필기하거나 차트를 읽기위해 밑으로 보지 않도록 하며 환자를 편안하게 하기 위하여 잡담(세상 이야기)에 충분한 시간을 쓰도록 한다.

■ **환자의 이야기를 유도한다.** 자유스러운 반응을 보이도록 일반적인 질문으로 시작하는데 즉 "어떤 일로 여기 오셨나요?" 또는 "무엇을 도와 드릴까요?" 등이다. "예" 또는 "아니요" 식의 제한된 답변을 유도하는 질문은 피하고 환자의 답변은 중단시키지 말고 듣는다.

어떤 환자는 특별한 불편이나 문제가 없을 수 있다. 환자의 이야기로 시작하는 것이 중요한데 도움이 되는 일반적인 질문으로는 "오늘 예약을 하셨는데 무슨 특별한 문제가 있으신지요" 그리고 "건강관리에 문제가 있으셔서 오셨는지요" 등이 있다.

환자가 리드하는 것을 따라가도록 자신을 훈련시켜라. 훌륭한 면담 기술로서는 환자가 스스로 자신의 이야기를 열거하도록 하는 구두 및 비 구두적 신호등을 들 수 있는데 특히 시작이 대화 연결 방법 즉, 머리를 끄덕이거나 "예, 예" "계속 하세요" "그랬군요" 등의 문장을 사용하는 것이다.

■ **의제를 정립하라.** 만남의 시작시 당신과 환자의 주제를 확실히 아는 것이 중요한데 종종 환자에게 어떤 문제가 가장 괴로운지 물음으로써 면담에 집중할 필요가 있다. 예를 들어 "오늘 무엇이 당신에게 가장 문제인가요?" 등이다.

■ **환자의 이야기를 확장하고 명확히 하라.** 각 증상들은 특히 통증의 경우 상황, 연관성 및 경위 등과 같이 명확히 해야 하는 속성을 가지고 있다. 모든 증상에 있어서 이것들의 필수적인 특징을 충분히 이해하는 것이 중요하므로 각 증상의 7가지 특징을 밝혀내도록 한다(21쪽 표 참조).

환자에게 이해할 수 있고 적절한 언어를 사용하도록 한다. 기술적인 언어는 환자를 혼란스럽게 하여 대화가 중단되므로 가능하면 환자의 용어를 사용함으로써 그들이 의미하는 것을 명확히 하고 있다는 확신을 주도록 한다.

증상의 7가지 속성

1. **위치.** 부위가 어디인지? 다른 부위로 방사하는지?
2. **성질.** 무슨 증상과 비슷한지?
3. **정도 또는 심각성.** 얼마나 아픈지?(통증의 경우, 1~10으로 나누어 이야기하도록 한다)
4. **시간.** 언제 시작된(시작되는지)는지? 얼마간 지속되었(지속되는지)는지 얼마나 자주 발생했(발생하는지)는지?
5. **발생하는 상황.** 질병을 유발하는 환경적 요인, 개인적 활동사항, 감정적 반응, 또는 다른 상황을 포함한다.
6. **완화 또는 악화시키는 요인.** 어떤 것이 완화 또는 악화시키는지?
7. **연관된 증상.** 동반되는 다른 증상이 있는지?

22~26쪽에 있는 다른 형태의 질문과 숙련된 면담의 기술을 사용하여 환자의 이야기를 원활히 하도록 해 보자. 가끔은 환자가 제공하지 않은 특별한 정보를 얻기 위해 직접적인 질문을 할 필요가 있을 것이다. 일반적으로 환자 면접은 일반적인 질문과 직접적인 질문을 오가면서 다른 일반적인 질문으로 넘어간다.

환자 증상의 순서와 경과를 정립하는 것이 중요하므로 "그래서 무엇을?", "다음에 무슨 일이 일어났나요?" 등과 같은 질문을 함으로써 경위 서술의 중요성을 일깨워야 한다.

- **진단 가설을 만들고 시험하라.** 환자의 관심사항을 들으면서 당신은 무슨 질병과정이 원인인지 가설을 만들기 시작할 것이다. 환자 증상의 다양한 속성을 알고 특별한 세부사항을 추적하는 것은 질병의 형태를 인지하고 다른 질병과 감별하는 데 기본이 된다.

- **문제의 이해를 공유하도록 한다.** 질병과 발병 표본은 당신의 시각과 환자의 시각의 차이를 이해하는 데 도움을 주는데, 이 표본에서 질병이란 임상의가 증상에 붙이는 설명이다 이것은 임상의가 환자로부터 얻은 것을 임상적 진단 및 치료 계획을 세우는 즉 일관된 영상으로 조직화 시키는 방법이다. 발병은 환자가 어떻게 증상을 경험하느냐로 정의 될 수 있다. 병력 면담은 이런 두 현실적인 관점을 포함할 필요가 있다.

환자가 발병을 어떻게 지각하는지를 안다는 것은 아래 6가지 영역의 환자 중심 질문을 하는 것을 의미하는 데 환자의 만족, 효과적인 건강관리 및 환자의 추적 조사에 매우 중요한 것이다.

환자의 시각 파헤치기

- 문제의 성질과 원인에 대한 환자의 생각
- 문제에 대한 환자의 느낌, 특히 공포심
- 임상의와 건강관리에 대한 환자의 기대
- 문제가 환자의 생활에 미치는 영향
- 전에 있었던 비슷한 개인적 또는 가족의 경험
- 환자가 이미 시도하였던 치료에 대한 반응

- **계획에 대해 협상하라.** 질병에 대해 알고 발병을 개념화하는 것은 당신과 환자에게 추가 검사(신체 검사, 실험실 검사, 의뢰 등)를 계획하는 데 초석이 된다.

- **추적 검사와 검사 끝내기에 대한 계획.** 당신이 만든 계획은 꼭 환자가 충분히 이해하도록 한다. "이제 그만해도 되겠어요", "우리가 다루었던 것에 대해 의문이 있으십니까?" 라고 말하도록 하고 앞으로의 검사, 치료 및 추적 검사를 재검토한다. 환자에게는 어떤 최종 질문이던 하도록 기회를 주도록 한다.

치료적 관계 정립: 숙련된 면담의 기술

숙련된 면담은 특별한 기술을 사용해야 한다. 이런 기술을 사용하여 관찰 또는 기술하는 방법을 찾아야만 당신의 진행에 대한 반응을 감지할 수 있다.

적극적인 청취

이 개념은 환자가 소통하는 것을 자세히 듣고 환자의 감정 상태를 알아차리며 환자가 계속 말하도록 하는 구두적 및 비구두적 기술을 말한다.

인도된 질문

당신의 질문을 환자의 구두적 및 비구두적 신호에 맞추도록 하여야 한다.

맞춤 질문: 환자의 이야기를 명확히 하기위한 조건

- 일반적인 질문에서 집중된 질문으로 전환
- 단계적인 반응을 유도하기 위한 질문
- 한 번에 하나씩 일련의 질문을 하기
- 답변에 대한 여러 선택을 제공하기
- 환자가 의미하는 것을 명확히 하기
- 연결문구를 사용하기
- 되울림

일반적인 것에서 특이한 것으로 진행하라. 직접적인 질문으로 "예", "아니요"의 대답을 요구하지 말아야한다. 즉 "대변이 타르같이 보입니까?"가 아니라 "변이 어떤지 말해 보세요" 식으로 한다.

단답보다는 단계적 반응이 요구되는 질문을 하도록 한다. "어떤 육체 활동을 할 때 숨이 차십니까?" 라는 질문이 "층계를 올라갈 때 숨이 차십니까?" 라는 질문보다 좋다. 한 번에 하나의 질문을 하도록 하며 "다음중 어떤 문제가 있는지 말하세요" 라고 하면서 각각의 문제를 불러주면서 잠시 멈추고 눈맞춤을 하도록 한다. 가끔 증상을 표현할 수 없어 보이면 여러 선택의 답변을 제공하도록 한다.

환자가 모호한 단어를 사용할 때는 "독감이라고 하는데 정확히 무슨 뜻인지요?" 라는 식으로 명확히 하도록 한다.

자세, 행동 또는 단어 등을 이용하여 환자가 좀 더 말할 수 있도로 유도할 수 있다. 주의를 기울이고 편안한 분위기에서 고개를 끄덕이거나 침묵상태를 유지하는 것이 환자가 계속 이야기할 수 있는 실마리는 준다. 몸을 앞으로 내밀어 눈을 맞추고 "예-예", "계속하세요." 또는 "듣고있습니다" 라고 연결문구를 사용한다.

환자의 말을 반복하고 되울림 하는 것은 환자로 하여금 사실적 상세정보와 느낌을 표현하도록 한다.

비구두적 의사소통

비구두적 메시지를 주목하면 환자를 더욱 효과적으로 파악하고 당신자신의 메시지를 전달할 수 있게 되는데 눈 맞춤, 얼굴 표정, 자세, 머리 위치, 떨림과 끄덕임 같은 움직임, 상호간의 거리, 팔이나 다리가 꼬였는지, 중립인지 또는 열려있는지 주목하도록 한다. 당신의 손을 환자의 팔에 올려놓는 것과 같은 신체적 접촉은 감정이입을 일으키거나 환자가 감정을 조절하는 데 도움을 준다. 또한 환자의 준 언어나 말의 질 즉, 말 간격, 높이, 크기 같은 것을 조영하여 신뢰감을 증대시킬 수 있다.

감정이입적 반응

환자는 말로 하든 아니던 의식하지 못했던 감정을 표현할 수 있는데, 환자와 감정이입을 일으키려면 우선 환자의 감정을 알아야한다. 환자의 느낌을 가정하지 말고 직접 물어 찾아내야 한다.

이해심과 포용력으로 반응해야 하는데 "이해되네요", "들어보니 힘들겠네요", 또는 "슬퍼 보입니다." 와 같이 반응이 간단할 수 있고, 우는 환자에게 휴지를 전해 주는 것과 같이 비구두적일 수도 있다.

인정(확인)

환자가 자신의 심정을 누가 알아주는구나 하고 느끼게 하는 중요한 방법으로는 환자의 감정 경험을 정당화 또는 인정하도록 하는 구두적 도움이다.

확신

미숙하거나 잘못된 확신은 피해야 한다. 그런 확신은 특히 근심을 드러내는 것은 약점이라고 여기는 환자에서는 더 이상 자신을 털어놓지 못하게 한다. 효과적인 확신을 위한 첫 단계는 그 자리에서 바로 확신을 주지 말고 환자의 감정을 그냥 파악하고 받아들이는 것이다.

동반자 되기

환자와 지속적으로 같이 치료하기를 바란다고 얘기를 하고 어떤 일이 생기더라도 치료자로서 계속적인 동반자 관계를 맺겠다고 맹세함으로써 환자에 확신을 준다. 비록 학생으로서의 역할일지라도 이런 지원은 큰 차이를 보일 수 있다.

요약

간결하게 요약을 하게 되면 환자는 당신이 경청하였다는 것을 알게 되며 또한 당신이 알고 있는 것과 모르는 것을 명확히 할 수 있다. 요약은 당신의 임상적 추론을 조직화 하고 당신의 생각을 환자에 전달 할 수 있게 되는데 이것은 상호간의 관계를 더욱 협조적으로 만든다.

화제전환의 강조

환자에게 면담도중 방향 전환을 할 때를 이야기 해 준다. 그러면 환자는 자신을 더 잘 조절할 수 있다.

환자에게 권한 주기

임상의와 환자의 관계는 본질적으로 동등하지는 않다. 환자는 통증, 근심, 건강 관리체계에 대한 압도감, 임상 검사 과정에 대한 경외감 등으로 상처받기 쉬운 상태이다. 성, 민족, 인종 또는 계층의 차이는 또한 힘의 차별을 유발하는 데 궁극적으로 환자는 자신을 돌보고 당신의 조언에 의한 추적조사에 대한 확신을 가질 권한이 있는 것이므로 다음 장의 원칙을 재검토하도록 하자.

환자에게 권한을 주기 위한 원칙

- 환자의 견해를 묻는다.
- 문제점이 아닌 사람 자체에 대한 관심을 표현한다.
- 환자가 이끄는 데로 따른다.
- 감정상의 내용을 표현하도록 유도한다.
- 환자와 정보를 공유한다.
- 당신의 임상적 추론을 여과 없이 환자에게 보여준다.
- 당신의 지식 한계점을 알린다.

면담을 특별 상환에 맞추기

환자 말에 귀 기울여 환자의 주제를 명확히 하는 것을 명심하여야 한다.

조용한 환자. 침묵은 많은 의미와 목적을 가지므로 감정 조절이 어렵다든지 하는 비구두적 신호에 대해 면밀히 관찰하여야 한다. 우울증 증상에 대한 질문을 하거나 정신 상태 검사를 시작할 수도 있지만 침묵이란 당신이 질문하는 방식에 대한 환자의 반응일 수도 있다. 너무 많은 직접적인 질문을 하는지, 환자를 화나게 하였는지를 파악하여야 한다.

혼란스러운 환자. 어떤 환자는 여러 증상 또는 신체화 증상을 가지고 있으므로 증상의 의미 또는 기능에 역점을 두고 심리 사회적 평가 쪽으로 면담을 이끌어 간다. 어떤 때는 곤혹스럽고, 당황스럽고 혼란스러울 수도 있다. 병력이 애매하고 이해하기 힘들며 환자가 괴상한 용어로 증상을 묘사할 수도 있으므로 특이한 증상에 대해 더 공부하도록 한다. 급성 또는 중독환자에서는 망상이 있는지, 노인에서는 치매가 있는지 보고 정신과적 또는 신경학적 질병이 의심되면 정신 상태 검사로 전환하여 의식, orientation 및 기억력을 중점적으로 본다.

능력의 변화가 생긴 환자. 어떤 환자는 망상, 치매 또는 다른 질병으로 자신의 병력을 피력하지 못할 수 있다. 어떤 환자는 병력의 일부분을 연결 짓지 못하기도 한다. 이런 경우에는 환자가 결정하는 능력이 있는지 또는 건강과 관련된 정보

를 이해하는 능력, 이성적이고 일관된 가치관으로 의학 치료 선택을 하는 능력, 어떤 치료를 선호하는지 표현하는 능력이 있는가 판단하여야 한다.

정신과적 또는 인지능력 결함을 가진 많은 환자에서도 결정하는 능력은 있다. 정상적 능력이 있는 환자에서는 다른 사람과 그들의 건강에 대한 대화를 하기전 동의를 얻도록 하고 기밀을 유지하며 다른 사람과 토론할 수 있는 사항을 명확히 한다. 환자에 대한 당신의 정보는 매우 포괄적일 수 있지만 다른 사람은 놀랍고 중요한 정보를 제공할 수 있다. 면담을 두 부분으로 나눠 한 부분은 환자와 하고 다른 한 부분은 환자와 제2의 정보 제공자와 같이 하도록 한다. 또한 1996년 국회에 통과된 HIPAA 를 이해하여야 하는데 여기에는 환자의 정보를 공유할 때 기관과 제공자에 있어 폭로에 대한 엄격한 기준을 세워놓고 있다. 이 규정은 http://www. cms.hhs.gov/hipaa/.에서 찾아볼 수 있다.

능력이 손상된 환자에서는 병력에 대한 도움을 줄 대리 정보 제공자나 결정권자를 찾아야 하며 환자가 건강관리를 위한 지속적인 위임권 또는 건강관리 대리인이 있는지 확인하고 만약 없다면 대다수의 경우에 배우자 나 가족 구성원이 환자의 요구사항을 대표할 수 있다.

수다스러운 환자. 말 많고 산만한 환자에서는 몇 가지 기술이 도움이 되는데 첫 5~10분 간은 경청하고서 환자가 강박적으로 상세히 말하거나 지나치게 불안해하는지 보고 생각의 급전환 또는 조리 없는 생각의 흐름이 있는지 파악하고 환자에게서 가장 중요해 보이는 것에 역점을 두도록 한다. 즉 "여러 관심사항을 말씀하셨는데 우선 엉덩이 통증에 대해 이야기하죠. 어떤 식으로 엉덩이가 아프죠?" 라는 식으로 한다.

우는 환자. 우는 것은 환자의 스트레스를 받아들인다는 의미에서 대개는 치료에 도움 된다. "이렇게 밖으로 다 털어놓으시니 저도 기쁩니다." 라는 식으로 유도 및 지원 발언을 하도록 한다.

성난 또는 파괴적인 환자. 많은 환자들에 있어 화가 나는 데는 이유가 있다. 즉 아프거나, 상실감으로 고통 받거나, 잘 해오던 자신의 삶에 대한 조절 부족, 상대적 무기력감 등이다. 그들의 분노를 당신에게 돌릴 수도 있으므

로 되받아서 화내지 말고 그들의 성난 감정을 받아들이고 그들로 하여금 그런 감정을 표현하도록 한다. 그들의 이유에 동의는 하지 말고 그들의 감정을 인정해야 하는데 "오래 기다리고 같은 질문에 자꾸 대답하시려니 매우 곤혹스러운 것 알고 있습니다." 라는 식으로 한다. 어떤 화난 환자는 적대적이고 파괴적으로 될 수 있는데 그들에게 접근하기 전에 안전에 신경을 쓰고 조용히 있으면서 받아들인다는 자세를 하고 맞받으려는 행동은 금하는 것이 중요하다. 서로 신뢰가 확립되면 점잖게 다른 곳으로 가도록 제안한다.

언어 장벽을 가진 환자. 이상적인 통역인이란 언어적 및 문화적으로 중립적이고 객관적인 사람이다. 통역인으로서 가족 구성원이나 친구를 이용하지 말라. 왜냐하면 기밀성이 손상되기 때문이다. 통역인과 같이 진료를 시작할 때 질문을 명확, 간결, 간단하게 하고 환자를 보고 직접 말하도록 한다. 두 언어로 된 서술식 설문지가 매우 도움이 된다.

통역인과의 작업에 필요한 지침

- 병원근무자, 지원자 또는 가족 구성원보다는 전문 통역인을 선택하고 문화적 정보의 자원으로서 통역인을 이용하라.
- 면담에서 알고자하는 요소에 통역인이 적응하도록 하는데 환자가 말하는 모든 것을 통역할 수 있는 메모들이 해당된다.
- 당신과 환자가 눈 맞춤을 하고 서로의 비구두적 신호를 읽을 수 있는 방을 배정하도록 한다.
- 당신 옆에 통역인을 배석시키고 통역인과 환자가 좋은 관계가 설정되도록 한다.
- 환자에게 직접 말하고 비구두적 행동을 하면서 질문에 힘을 준다.
- 문장은 짧고 간결하게 하고 가장 중요한 개념을 소통하는 데 역점을 둔다.
- 환자가 들었던 것을 다시 말해보도록 함으로써 상호간의 이해를 확인한다.
- 인내를 가져라. 면담시간이 길어지지만 정보는 덜 얻을 수 있는 상황이 생길 수 있다.

읽고 쓰는 능력이 떨어지는 환자. 읽는 능력을 평가해야 하는데 어떤 환자는 읽는 능력의 문제점을 숨기려 할 수 있다. 당신이 쓴 지시내용을 읽어보도록 하며 적혀 있는 용지를 거꾸러 주어서 환자가 제대로 돌려 문제를 해결하는지 보면 된다.

청력손상이 있는 환자. 환자가 선호하는 소통방법을 찾아야 하는데 미국식 신호 언어, 특유의 문구를 가진 언어 또는 신호와 말을 병용하나 다양한 소통 형식을 쓸 수 있다. 환자가 청각장애가 있는지 조금 들을 수 있는지 결정하는 데는 손으로 쓰는 질문과 대답이 가장 좋은 해결방법이다. 환자가 부분적 청력 장애가 있거나 입모양을 읽을 수 있으면 밝은 조명하에 환자의 얼굴에 직접 대면한다. 일측성 청력 손실이 있으면 들리는 쪽으로 앉고 청력 보조기구를 착용하고 있으면 제대로 작동하는 지 확인하며 텔레비전 같은 주위 소음은 제거하도록 한다.

시력장애가 있는 환자. 악수를 함으로써 접촉을 하고 당신이 누구이며 왜 왔는지 설명하며 방이 낯설면 환경에 적응토록 한다.

지적 능력이 떨어진 환자. 중간 정도의 지적 제한이 있는 환자는 대개 적절한 병력을 말할 수 있으므로 환자의 학력과 기능상의 능력에 특별한 관심을 가진다. 학교에서 진도는 어디까지 나갔는지 다 마치지 못했으면 왜 그랬는지 알아보고 간단한 계산, 단어, 기억 및 추상적 사고를 조사해 본다. 심한 정신 지체가 있는 환자에서는 가족이나 관리자로부터 병력을 알아내고 말로 억압하거나 생색을 내는 행동은 피한다. 성에 관한 경력도 중요하며 가끔 이 점이 간과되기도 한다.

개인적 문제점이 있는 환자. 환자가 건강상의 문제 말고 개인적 문제에 대한 조언을 구할 수 있는데 이때는 문제점을 다 말하도록 하는 것이 가장 중요하며 당신이 답을 주는 것보다 더 치료에 도움 된다.

특별한 접근이 요구되는 민감한 주제

성에 관한 경력

당신은 환자의 병력을 듣는 중간 중간 성적 기능과 행위에 관한 질문을 할 수 있는데 유도하는 문장을 하나 또는 둘 사용하는 것이 도움된다. "지금부터 당신의 성적인 건강과 행위에 관해 몇 가지 질문 드리겠습니다.", "모든 환자에게 성적인 기능에 대해서 기본적으로 물어봅니다."라는 식으로 한다.

- "언제 마지막으로 친밀한 육체적 접촉을 했는지요?", "그런 접촉은 성 행위도 포함되는거죠?"
- "남자, 여자 또는 양쪽 다 성행위를 합니까?" 이성간, 동성 간 또는 양성간의 성 행위 경험이 주는 건강상의 의미는 큰 것이다.
- "지난 6개월간 얼마나 많은 상대와 성관계를 하였습니까?", "지난 5년간에는요?", "평생 동안 그랬나요?"
- 명확한 위험 요소가 없으면 모든 환자에게 "HIV 질병이나 AIDS에 대해 알고 있습니까?"라고 묻고 또한 콘돔을 매번 사용하는지도 물어본다.

정신병력

정신병의 문화적 구성은 다양하여서 수용과 태도에 큰 차이를 일으킨다. "당신은 감정적 또는 정신적 질병과 관련된 문제가 있은 적 있습니까?"라고 우선 일반적인 질문을 하고 난 후 더 자세한 질문으로 넘어가는데 "감정적인 문제로 투약해 본적이 있습니까?", "당신 또는 가족이 정신 건강 문제로 입원한 적이 있습니까?"라는 식으로 한다.

기분 변화 또는 증상들 즉, 피로감, 슬픔, 식욕 또는 체중 변화, 불면증 및 모호한 신체적 불편함을 말하는 지 주의 깊게 관찰한다. 시작시 두 가지 질문 즉 "지난 2주간에 기분이 떨어지거나 우울하거나 무기력감을 느꼈습니까?", 자살 생각에 대하여는 "자해를 하거나 자살하고자하는 것을 생각해 본적이 있습니까?"라고 물어보고 심각성을 조사한다. 정신 분열증 이나 다른 정신질환을 가진 많은 환자들은 그 사회에 제 기능을 하고 자신에 대한 진단, 증상, 입원경력 및 투약경력에 대해 이야기 할 수 있다. 그들의 증상을 조사하여 기분 또는 일상생활에 어떤 영향을 미치는지 평가한다.

알코올과 마약 경력

임상의들은 알코올 또는 마약의 최근 또는 과거 사용경력, 사용의 형태 및 가족력에 대해 습관적으로 물어보아야 한다. "뭘 마시는 것을 좋아하십니까?" 또는 "술 드시는 것에 대해 말씀해 보세요"라고 하는 것이 쉽게 "예", "아니요"라고 반응하는 것을 피할 수 있는 좋은 질문이다. 가장 널리 사용되는 감별 질문은 CAGE 질문으로서 CAGE질문에 대해 2가지 이상의 긍정적 대답이 있으면 알코올중독을 의미한다.

CAGE 질문

- 음주를 끊을 필요성을 느낀 적이 있습니까?
- 음주를 비판하면 화가 난 적이 있습니까?
- 음주에 대해 죄책감을 느낀 적이 있습니까?
- 당신의 기분을 유지하거나 숙취를 제거하기 위하여 아침에 제일 먼저 술을 마신 적이 있습니까?

(Adapted from Mayfield D, McLeod G, Hall P. The CAGE questionnaire: Validation of a new alcoholism screening insrument. Am J Psychiatry 131: 1121-1123, 1974.)

또한 의식상실(술 마시는 동안의 일에 대한 기억상실), 경련, 음주중 사고 또는 손상, 실직, 결혼생활 갈등 또는 법적인 문제에 대해서도 물어보고 운전이나 기계 조작 중의 음주에 대해서도 구체적으로 물어본다.

마약에 대한 질문도 비슷하여 "마리화나를 얼마만큼 사용하는지요? 코카인은? 헤로인은? 암페타민은?" 라고 묻고 "수면제 같은 처방약품은 쓰는지요?" "체중감소제는요?", "진통제는요?" 라고 하고 마약사용과 관련지어서 CAGE질문을 한다. 청소년에 있어서는 우선 친구나 가족 구성원을 통해 사용 물질에 관해 물어보는 것이 도움 되므로 "요사이 많은 젊은이들이 마약을 사용하는데 당신 학교에서 어때요? 친구들은요?" 라고 물어본다.

가족 폭력

가정 폭력을 입은 모든 여성 환자를 위하여 많은 당국에서는 정규적인 검사를 하도록 권장하는데 일반적인 "정상적인" 질문으로 시작하여 한다. 즉, "많은 여성의 생활에서 학대가 흔하기 때문에 이것에 대해서 매번 질문을 합니다.", "당신과 관계되는 사람 중에서 안전치 못하거나 두려움을 느꼈던 적이 있습니까?" 라고 하며 다음과 같은 상황에서는 육체적인 학대가 있는 것으로 생각하여야 한다.

- 손상의 이유를 알 수 없고 환자 이야기와 일치하지 않고 환자가 숨기는 것 같거나 환자가 당황해 할 때
- 환자가 외상 치료를 미루고자 할 때
- 반복적 손상이나 사고의 과거력이 있을 때
- 환자와 가까이 있는 환자나 사람이 알코올 또는 마약 중독의 과거력이 있을 때
- 배우자가 면담을 주도하고자 하고 방을 떠나지 않거나 비정상적으로 걱정해주거나 염려해 줄 때

죽음과 임종하는 환자

책 및 토론을 통하여 당신 자신의 감정으로 작성하여야 하는데 Kuber-Ross가 상실 또는 다가오는 죽음이라는 예상된 슬픔에 대한 우리의 반응에 있어서 다섯 가지 단계를 묘사하였다. 즉, 거부 및 단절, 분노, 교섭, 우울증 또는 슬픔 그리고 수용인데 이런 단계들은 순차적으로 오거나 다른 것과 합쳐져서 교차적으로 올 수도 있다. 임종을 앞둔 환자는 그들의 질병에 대해 거의 이야기하지 않으며 만나는 모든 사람에게도 털어놓으려고 하지 않는다. 그들에게 말을 할 기회를 주고 그런 후 잘 들어주어야 하지만 사회적인 문제에 대한 얘기만 하고 싶어 하면 그렇게 하도록 한다.

인생의 종점에서 치료에 대한 환자의 바람을 이해하는 것은 임상의의 중용한 책임이므로 죽음과 임종에 대한 토론이 어렵다하더라도 구체적 질문을 하는 것을 배워야한다. "DNR 상태(Do Not Resuscitate)" 에 대해 질문하고 환자가 참고하고자 하는 사항을 알아내도록 한다. 즉 "가까운 친구나 친척의 죽음과 관련해서 어떤 경험을 하셨는지요?" "심폐소생술(CPR)에 대해 아시는 게 있습니까?" 라고 하고 통증을 완화하고 다른 정신적 및 육체적 필요에 대해 관리하는 것이 최우선이

라고 환자에게 확신을 준다. 특히 노인이나 만성질환자에게는 건강관리 대리인 즉 생명이 위험한 상황에서 환자를 대신해서 행동할 수 있는 사람을 내세우도록 종용한다.

면담의 사회적 측면

계속 확대되면서 다양화되는 환자를 관리해야 하므로 문화가 환자의 믿음 뿐만 아니라 당신 자신의 믿음을 어떻게 형성시키는지 이해하는 것이 중요하다. 문화란 우리가 세상을 어떻게 보고 어떻게 감정적으로 경험하며 다른 사람과의 관계에서 어떻게 행동하는지에 영향을 미치는 공유된 생각, 규칙 및 의미의 체계이다. 이런 문화의 정의는 민족성이란 용어보다 광범위하여 문화의 영향이란 소수의 사람에 국한되지 않고 모든 사람에 관련된 것인데 아래에 있는 세가기 구성을 참조하면 도움이 될 것이다.

- **자신의 자각.** 임상의로서 우리는 우리 자신의 가치관과 편견을 의식화하는 임무에 직면하게 되는데 가치란 우리자신과 다른 사람의 믿음 및 행동을 평가하는데 사용되는 기준이다. 편견은 인지된 차이점에 대한 태도 또는 감정으로서 예를 들어 개인적으로 시간과 관련지우는 방식 즉 문화적으로 결정된 현상일 수 있다. 팽배해 있는 서구 문화에서 긍적적인 가치라는 측면에 당신은 제대로 도착해 있는 건가? 아니면 조금 뒤떨어져 달리고 있는 건가? 당신과 반대되는 습관을 가진 사람에 대해 어떻게 느끼는가? 외모의 역할에 대해서도 생각하여야 하는데 당신은 자신이 가냘프거나, 중간이거나, 크거나 이중 어떻게 생각하는가? 체중이 다른 사람에 대해 어떻게 생각하는가?

- **환자로부터 얻는 활성화된 소통과 배움.** 열려있고, 공경하는 그리고 조화하는 태도를 유지하여야 하는데 즉 "이번 방문으로 무엇을 얻고자 하셨습니까?" 라는 식이다. 서로의 신의와 신뢰가 구축되었다면 환자는 기꺼이 당신에게 알려줄 것이므로 당신의 무지와 편견을 인정할 준비를 하도록 하는데 즉 "실수로 당신에 대해 옳지 않는 가정을 하였네요. 미안합니다. 당신자신과 미래 목적에 대해 좀 더 이야기해 줄 수 있으시겠습니까?" 라는 식으로 한다.

  다른 문화에 대해 배우도록 한다. 즉, 서적을 읽고 다른 나라에서 만든 영화도 보고 다른 건강 주제에 대해서도 배우도록 한다.

- **협조적인 동반자 관계.** 신뢰, 존경 및 가정한 것을 재검사하겠다는 자발심에 근거한 소통은 환자로 하여금 지배적인 문화에 거스르는 관심사항을 표현하도록 하므로 임상의는 그들의 감정을 기꺼이 들어주고 인정하며 당신의 감정으로 인해 그런 고통스러운 주제를 파헤치지 못하는 일이 없어야 한다. 또한 당신은 당신의 믿음을 자발적으로 재검토하여야 한다.

임상의와 환자사이의 성관계

임상의와 환자의 관계에서 감정적 및 육체적 친밀감으로 성적 감정이 생길 수 있는데 그런 감정을 느끼게 되면 그것을 정상적인 인간의 감정이라고 받아들이고 의식화시켜 당신의 행동에 영향을 미치지 않도록 한다. 이런 감정을 거부하면 당신의 행동이 부적절해진다. 환자와는 어떠한 성적 접촉이나 감성적 관계도 윤리적일 수 없으므로 직업적인 범위 내에서 환자의 관계를 유지하도록 하고 필요하면 도움을 요청하도록 한다.

윤리적 고려사항

기본적 교훈은 다음과 같다.

- 우선 해를 주지마라.
- 자선 또는 임상의가 환자에게 선행하도록 하는 격언인데 임상의로서 우리의 행동은 환자가 가장 관심 있는 것에 의해 동기가 부여될 필요가 있는 것이다.
- 자율성, 이것으로 인해 환자는 그들 자신이 가장 관심을 가지는 것을 결정할 수 있는 권리를 가지는 것이다.
- 기밀성, 즉 우리가 환자로부터 알게 된 사실을 다른 사람에게 말해서는 안 되는 의무가 있다는 것이다.

Tavistock 원칙은 개인 및 기관의 건강관리에 있어서 행동의 지침을 내리고 있다.

Tavistock 원칙

권리: 인간은 건강과 건강관리에 대한 권리를 가진다.

균형: 환자 개개인의 관리가 중점이지만 인구집단의 건강 또한 우리의 관심사항이다.

포괄성: 질병을 치료하는 것 외에도 우리는 고통을 완화하고 불구를 최소화하며 질병 예방 및 건강을 증진하는 의무를 지닌다.

협조: 우리가 진료하는 사람, 상호간, 다른 분야의 사람과 협조를 해야만 건강관리가 성공할 수 있다.

향상: 건강관리를 향상시키는 것은 매우 중요하며 지속적으로 해야 할 책임이다.

안전: 해를 주지마라.

개방성: 열려있고 정직하며 믿음을 주는 것이 건강관리에 매우 중요하다.

CHAPTER

임상적 추론, 평가, 계획 3

평가와 계획: 임상적 추론의 과정

평가는 임상가의 생각에서 일어나기 때문에, 임상적 추론은 초보학생들에겐 접근하기 어려운 것으로 자주 여겨진다. 하지만 활동적인 학습자는 스승이나 임상가들이 임상적 추론과 의사결정을 만드는 것에 대한 자세한 것들을 물어 보아야 한다.

당신이 경험을 얻고자 할 때, 당신의 사고 과정은 환자와 만남의 끝이 아니라 초기에서부터 시작될 것이다. 아래에 정보를 분석할 때 도움이 되는 임상적 추론과정과 어떤 분명한 관계에 기초한 원칙들이 나열되어 있다.

확인해야 할 문제들과 진단수립: 임상적 추론에서의 단계들

- **비정상적인 소견들을 확인하라.**
  환자들의 증상들과, 신체검사중 관찰되는 징후들과 실험실 보고의 유용한 결과들에 대한 표를 만들어라.
- **이러한 소견들을 해부학적으로 국한시켜라.**
  예를 들어 따끔따끔한 목구멍의 증세, 홍반성 염증성 인두의 징후들은 분명히 인두의 문제로 국한시킨다. 피로와 발열같은 어떤 증세들과 징후들은 국한시킬 수 없으나, 다음 단계들에서 유용하다.
- **가능한 과정의 관점에서 그 소견들을 해석하라.**
  선천성, 염증성 혹은 감염성, 면역성, 종양성, 대사성, 영양성, 퇴행성, 혈관성, 외상성, 독성을 포함하는 많은 병리학적 과정들이 있다. 다른 문제들은 울혈성심부전같은 병태생리학적, 생물학적 기능들의 반사장애이다.

(계속)

확인해야 할 문제들과 진단수립: 임상적 추론에서의 단계들 (계속)

게다가 다른 문제들은 신체화 장애의 표현으로 두통같은 정신 병리학적인 것이다.

- **환자 문제들의 특징에 대한 가설들을 만들어라.**

  당신의 지식, 경험, 비정상과 질환의 형태에 대한 판독을 참고하라. 임상 문헌에 자문을 구함으로서 당신은 근거에 입각한 판단이라는 일생 목표에 승선할 것이다. 다음 단계들은 도움이 될 것이다.

  1. 당신의 가설을 뒷받침 할 수 있는 가장 특이적이고 중요한 소견들을 선택한다.
  2. 그것들을 만들어 낼 수 있는 당신이 알고 있는 모든 상태들에 대하여 소견들을 대항시켜 보아라.
  3. 그 소견들을 설명할 수 없는 진단 가능성은 제거하라.
  4. 경쟁적인 가능성들을 숙고하고 가장 가능성 있는 진단을 선택하라.
  5. 잠재적으로 치명적이고 치료 가능한 상태들에 대해서는 특별한 주의가 필요하다.
  6. 어림적인 한 방법은 감별진단의 항목에 최악의 경우에 대한 시나리오를 항상 포함시키고 환자의 평가와 소견에 기초한 가능성을 배제시킨 것을 확인하는 것이다.

- **당신의 가설을 검사하라.**

  당신은 불확실한 진단을 배제하거나 확진하기 위해서 혹은 몇개의 가능한 진단 중 가장 가능성 있는 진단을 명확히 하기 위해 더 많은 병력, 추가적인 신체검사 방법, 검사실 검사나 엑스레이가 필요할 수도 있다.

- **가진단(working diagnosis)을 세워라.**

  이것을 데이터에 따라 가장 분명하고 확실한 수준으로 만들어라. "원인을 모르는 긴장두통" 같은 증세로 한정될 수도 있다. 다른 때에는 "세균성 수막염, 폐렴알균" 같은 문제를 그것의 구조, 과정과 원인의 관점에서 분명하게 밝힐수 있다. 일상적으로 건강유지에 대한 일람표를 만드는 것은 몇개의 중요한 건강 문제들을 좀더 효과적으로 추적하는데 도움을준다: 예방접종, 선별 방법들(유방조영술, 전립선 검사들), 영양과 유방 혹은 고환의 자가 검사에 대한 교육, 운동 혹은 좌석 벨트 착용에 대한 권고, 생활 사건들에 대한 반응들

(계속)

확인해야 할 문제들과 진단수립: 임상적 추론에서의 단계들 (계속)

- **환자에게 적합한 계획을 진행시켜라.**
  각각의 환자들의 문제에 대한, 진단에 대해서 좀더 평가하거나 확진할 수 있는 검사들에서부터; 부차적 전문분야의 평가에 대한 자문; 추가, 삭제 혹은 투약에서의 변화들; 혹은 가족면담을 계획하는 것까지의 범위내에서 계획을 기록하고 확인하라.

N부인의 증례: 평가와 계획

지금부터 N부에 대한 평가와 계획에 대해 살펴보자.

N부인에 대한 평가와 계획

1. **편두통.** 어렸을 때부터 박동성의 혈관형태와 빈번한 욕지기와 구토를 동반하는 편두통이 있었던 54세 여자. 두통은 스트레스와 관련이 있었으며 냉압박에 의해 완화된다. 시각신경유두부종은 없고, 신경학적 검사상 운동이나 감각신경의 소실은 없다. 감별해야 할 진단은 마찬가지로 스트레스와 연관되지만 맛사지에 의해 완화되지 않고, 통증은 쑤시는 것 보다는 좀더 박동성인 긴장성 두통을 포함한다. 발열, 목경직, 혹은 수막염을 의심할 수 있는 국소적 소견들은 없었고, 오랜동안의 반복적 형태는(대부분 "나의 인생의 가장 나쁜 두통"으로 묘사되는) 거미막밑 출혈의 가능성을 적게 한다.

   계획:

   - 편두통과 긴장성두통의 특징들에 대해서 검토한다.
   - 생체되먹임과 스트레스치료에 대해 검토한다.
   - 환자에게 커피, 콜라, 다른 카페인이 들어있는 음료수를 포함하는 카페인을 피하도록 한다.
   - 필요하다면 두통에 대한 비스테로이드성 항염증제의 투여를 시작한다.
   - 만일 그 다음의 방문이 필요하다면, 환자는 한달에 세번 이상의 편두통이 있기 때문에 예방적 투약을 시작한다.

(계속)

N부인에 대한 평가와 계획 (계속)

2. **혈압상승.** 넓은 가압대(cuff)로 잰 수축기 고혈압이 있다. 비만이나 처음 방문에 따른 불안과 관련이 있는것 같다. 망막이나 심장같은 말단장기 손상의 증거는 없다.

   계획:

   - 혈압평가에 대한 기준들을 검토한다.
   - 1개월 후에 넓은 가압대를 이용하여 혈압을 다시 측정한다.
   - 요검사를 시행한다.
   - 체중감소와 혹은 운동프로그램을 알려준다(제4장을 참조하시오).
   - 염분 섭취를 줄인다.

3. **스트레스성 요실금이 있는 방광탈출증.** 골반검사상 방광 탈출증은 방광의 이완과 관련이 있다고 본다. 환자는 폐경기전후이다. 요실금은 기침과 함께 나타난다고 하며, 이는 방광 목의 해부학적 변화를 의미한다. 배뇨통, 발열, 옆구리 통증은 없다. 원인이 될만한 약물 복용은 없다. 대개 소량의 소변과 관련이 있고, 방울떨어짐은 없어서 절박요실금이나 범람요실금을 의심했다.

   계획:

   - 스트레스성 요실금의 원인을 명확히 밝힌다.
   - 요검사를 검토한다.
   - Kegel의 운동을 권유한다.
   - 만일 증상의 호전이 없으면 다음 방문시 질에 국소 에스트로겐 크림의 도포를 고려한다.

4. **과체중.** 환자 키는 5피트 2인치, 체중은 143 파운드(1bs) 신체비만지수(BMI)는 ~26이었다.

   계획:

   - 식사력을 조사한다: 음식 섭취 일자를 쓰고 있는지 물어본다.
   - 체중감량의 동기부여를 찾아본다; 다음 방문시까지 체중감량의 목표를 정한다.
   - 영양사를 방문할 계획을 짠다.
   - 운동 프로그램, 특히 거의 날마다 30분씩 걷는 것에 대해 논의 한다.

(계속)

N부인에 대한 평가와 계획 (계속)

5. **가족 스트레스, 음주 문제가 있는 사위.** 환자의 아파트를 찾아오지 않는 딸과 손자, 이러한 관계가 긴장상태에 이르게 했다. 환자는 또한 재정적 압박을 가지고 있었다. 스트레스는 최근 상황에 따랐음. 현재 주요 우울증의 증거는 없음

   계획:
   - 스트레스의 원인에 대처하는 전략에 대한 환자의 시각을 조사한다.
   - 환자에 대한 재정적 자문과 딸에 대한 Al-Anon을 포함하는 후원의 자료를 조사한다.
   - 우울증에 대해서 계속 관찰한다.

6. **때때로 근육골격계의 하부요통.** 대개 오래 서 있을 때 발생. 외상이나 교통사고의 과거력은 없음. 통증은 방사되지는 않았다. 검사상 압통이나 운동-감각의 결손은 없었다. 디스크나 신경근 압박, 대퇴돌기-윤활낭염, 엉치엉덩관절염을 의심했다.

   계획:
   - 체중감량과 하부요추부 근육을 강화할 수 있는 운동에 대한 잇점에 대해서 검토한다.

7. **과다흡연.** 36년 동안 하루에 한갑

   계획:
   - 폐활량계로 최대유속이나 FEV1/FVC를 검사한다.
   - 금연하도록 강력히 경고한다.
   - 금연프로그램을 소개해 준다.
   - 금연을 강화하는 최신치료의 패취를 제공한다.

8. **다리정맥류.** 현재 증상호소 없음

9. **오른쪽 깔때기콩팥염(Pyelonephritis)의 과거력, 1982년.**

10. **앰피실린 알레르기.** 발진이 있었으나 다른 알레르기 반응은 없음

11. **건강유지.** 마지막 파파니콜로펴바른 표본(pap smear)1998년; 유방조영술은 받은적이 없다.

(계속)

부인 N씨에 대한 평가와 계획 (계속)

계획:

- 유방자가검사를 환자에게 교육한다; 유방조영술 촬영 예정표를 만든다.
- 다음 방문시 파파니콜로 펴바른 표본 검사 예정표를 만든다.
- 세개의 잠혈카드를 제공한다; 다음 방문시 선별 대장내시경 검사를 의논한다.
- 가벼운 잇몸염에 대한 치과치료를 제안한다.
- 환자에게 가성 세척제와 약물들을 가능하면 어깨 높이 이상의 잠글 수 있는 캐비넷에 옮길 것을 충고한다.

임상적 정보의 과제에 대한 접근

당신이 N부인의 증례에서 볼 수 있었던 것처럼, 환자의 임상적인 정보를 체계화하는 데에는 몇가지 과제를 포함한다. 다음의 길잡이들은 당신이 이런 과제들에 대해 대처하는데 도움이 될 것이다.

- **단일성 대 복합성의 문제들로 정보를 수집.**

  환자의 나이가 도움이 될 수 있다. 젊은 사람들은 단일성 질환을 가질 가능성이 많다. 반면에 나이든 사람들은 복합성 질환을 가지는 경향이 있다. 증상의 시기도 유용하다. 예를 들면, 6주 전의 인두염은 오늘 병원을 방문하게 하는 발열, 오환, 가슴막성 흉통과 기침과는 관련이 없다.

  만일 증상과 징후가 단일체계이면, 한 질환이 그것들을 설명할 수 있을 것이다. 다르고 명백히 관련없는 체계에서의 문제들은 자주 하나 이상의 설명을 필요로 한다. 다시 말해, 질환의 양식에 대한 지식이 필수적이다.

  어떤 질환들은 복합적 체계 상태와 관련이 있다. 40년간 흡연을 해 온 60세 배관공에서 기침, 객혈을 설명하기 위해서 당신은 아마 지금도 감별진단의 항목에 폐암을 올려 놓아야 할 것이다.

- **정보의 광범위한 정리를 통한 이동.**

  분리된 일단의 관찰들을 기어이 얻어내고 동시에 하나의 일단을 분석하는데 노력하라. 또한 당신의 생각을 한 방향으로 몰아갈 수 있는 일련의 핵심질문들을 할 수 있다. 예를 들면, 당신은 무엇이 흉통을 만들고 완화시키는지 질문할 수 있다. 만일 대답이 운동과 휴식이라면, 당신은 심혈관계와 근골격계에 초점을 맞출 수 있고 위장관계는 제외할 수 있다.

- **정보의 질 평가.**

임상정보를 해석하는데 오류를 피하기 위해, 다음에 요약된 숙련된 임상가들의 습관들을 획득하라.

환자 정보의 질을 보충하기 위한 tip

- 제약없는 질문들을 하고 조심스럽고 참을성 있게 환자의 이야기를 들어라.
- 병력청취와 신체검사 순서를 완전하고 체계적으로 정성들여 만들어라.
- 환자와 환자의 이야기, 당신의 이학적 소견에 대해 열린 마음을 유지하라.
- 환자의 문제에 대한 가능한 설명의 항목에 항상 최악의 시나리오를 포함해야 하며, 그것이 안전하게 삭제될 수 있도록 확실하게 하라.
- 정보수집과 해석에서의 어떤 오류들을 분석하라.
- 불확실성을 명백히 하기 위해 적절한 의학문헌을 재검토하고 동료의사와 의논하라.
- 환자정보와 검사에 증거기반 정보분석의 원칙을 적용하라.

- **임상정보와 검사실 검사에 대한 평가 개선.**

임상정보와 검사를 선택하고 이용하는데 몇 개의 핵심 원칙들을 적용하라; 신뢰성, 타당성, 민감도, 특이도, 예측값. 당신이 지시하는 검사와 당신의 임상소견에 이러한 원칙들을 적용하는 것을 배워라.

- **임상정보 표시.**

이러한 원칙들을 이용하기 위하여, 정보를 45페이지에 도해된 2×2서식에 정보를 표시하는 것이 중요하다. 항상 이 서식을 이용하는 것은 민감도, 특이도, 예측값에 대한 당신의 계산의 정확성을 확실하게 해 줄 것이다.

검사선택과 사용 원칙들

신뢰도(reliability)

측정방법의 재연성. 그것은 상대적으로 안정된 현상의 반복된 측정 방법들이 얼마나 똑같은 결과를 보여주는가를 나타내며, 또한 **정확도(precision)**로도 잘 알려져 있다. 신뢰도는 한사람의 관찰자나 더 많은 관찰자에 의해 측정되어 질 수 있다.

예) 만일 몇 개의 경우에 한 사람의 임상가가 환자의 간 둔탁음의 같은 범위를 일정하게 타진 했을 때, 같은 관찰자의 신뢰도(intraobserver reliability)는 좋은 것이다. 만약, 다른 한편으로 몇 명의 관찰자가 같은 환자에서 대단히 다른 범위의 간 둔탁음을 발견했다면 다른 관찰자간의 신뢰도(interobserver reliability)는 나쁜 것이다.

타당도(Validity)

측정방법이 대상의 참 값을 반영하는데 근접 함. 그것은 주어진 관찰이 "문제의 진짜 상태"에 얼마나 근접하게 일치하는지 혹은 실제의 가장 가능한 측정을 나타낸다.

예) 수은 측정계로의 혈압측정은 동맥내 혈압 추적보다 덜 타당하다.

민감도(Senstivity)

질병이나 상태를 가지고 있는 사람들의 그룹에서 검사 양성인 사람들의 비율 혹은, 실제로 질병을 가진 사람들과 비교했을 때 진짜 양성인 사람들과의 비율의 검증수단. 질병을 가지고 있는 사람들에서 관찰이나 검사가 음성이면 결과는 거짓음성(false negetive)이다. 좋은 관찰이나 검사는 90% 이상의 민감도를 가지며 거짓음성이 거의 없기 때문에 질환을 "배제"하는데 도움을 준다. 그런 관찰이나 검사는 특히 선별(Screening)에 유용하다.

예) 장딴지의 깊은 정맥 혈전증(DVT)의 진단에서 Homan 징후의 민감도는 50%이다. 다시 말해서 더 나은 검사인 정맥조영에 의해 확진되는 환자의 그룹과 비교했을때, 단지 40% 만이 양성 Homan 징후를 가질수 있으며 만일 이 징후가 없더라도 환자의 50%는 깊은 정맥 혈전증을 가지고 있을 수도 있기 때문에 이징후는 도움이 되지 않는다.

(계속)

검사선택과 사용의 원칙들 (계속)

특이도(Specificity)

주어진 질병이나 상태가 없는 것으로 알고 있는 그룹에서 검사가 음성인 사람들의 비율, 혹은 질병없는 사람들의 총수와 비교했을 때 진짜 음성인 사람들의 비율의 검증수단

관찰이나 검사가 질병없는 사람들에게서 양성이면 그 결과는 거짓양성이라 부른다. 좋은 관찰이나 검사는 90% 이상의 특이도를 가지며, 질병을 "가능성에 넣음"에 도움을 준다. 왜냐하면, 그 검사는 질병이 없을 때 드물게 양성이며 거짓 양성은 거의 없기 때문이다.

예) 가능성 있는 급성 이자염 환자에서 혈청 아밀라제의 특이도는 70%이다. 다시 말해서 이자염이 없는 환자 100명 중에서 70%는 정상 혈청 아밀라제를 가질 수 있으며, 30%에서는 혈청 아밀라제가 거짓으로 올라갈 수 있다.

예측값(Predictive Value)

주어진 증상, 징후, 혹은 검사 결과 —양성 혹음 음성—가 질병의 유무를 얼마나 잘 예측하는가를 나타낸다. 양성 예측값은 양성(이상)검사를 가진 환자에서 질병의 확률, 혹은 검사받은 전체 집단 중에서 "진짜 양성"의 비율이다. 음성 예측값은 검사가 음성(정상)일 때, 상태나 질병을 가지고 있지 않을 확률, 혹은 검사받는 전체 집단중에서 "진짜 음성"의 비율이다.

예) 암 선별프로그램에서 촉지되는 유방 결절들을 가진 여성의 그룹에서 확진된 유방암의 비율은 유방암을 진단하는데 촉지되는 유방 결절의 양성 예측값을 구성할 수 있을 것이다. 암선별 프로그램에서 촉지되는 유방결절이 없는 여성의 그룹에서 확진된 유방암이 없을 비율은 유방결절 없음의 음성예측값을 구성한다.

민감도, 특이도, 예측값이 200명의 예에서 다음 페이지에 2×2표에 도해되어 있다. 그들중 반은 미심쩍은 질병을 가지고 있다. 이예에서 50%의 유병율은 대부분의 임상 상황에서 보다 훨씬 높다. 양성 예측율은 유병율과 함께 증가하기 때문에, 그것의 계산된 값은 여기에서 이례적으로 높다.

(계속)

검사선택과 사용 원칙들 (계속)

		질병 있음	질병 없음	
관찰	+	95 진성 양성관찰 *a*	95 거짓 양성관찰 *b*	105 전체 양성관찰
	-	*c* 5 거짓 음성관찰	*d* 90 진성 음성관찰	95 전체 음성관찰
		100 전체 질병을 가진 사람	100 전체 질병이 없는 사람	

$$\text{민감도} = \frac{a}{a+c} = \frac{95}{95+5} \times 100 = 95\%$$

$$\text{특이도} = \frac{d}{b+d} = \frac{90}{90+10} \times 100 = 90\%$$

$$\text{양성예측값} = \frac{a}{a+b} = \frac{95}{95+10} \times 100 = 90.5\%$$

$$\text{음성예측값} = \frac{d}{c+d} = \frac{90}{90+5} \times 100 = 94.7\%$$

환자 기록의 체계화

분명하고 잘 체계화된 임상 기록은 환자 진료에 가장 중요한 보조수단 중 하나이다. 기록의 순서와 읽기 쉬움 그리고 필요한 세부사항의 양에 대해 생각하라. 당신의 기록이 분명한 지, 유익한 지, 추적하기 쉬운 지 확인하기 위해서 다음의 점검표를 사용하라.

환자 기록에 대한 점검표

순서는 분명한가?

순서는 필수적인 것이다. 당신을 포함한 앞으로 읽을 사람들이 정보의 특이점을 쉽게 발견할 수 있는지를 확인하라. 예를 들면 병력의 주관적인 사항들은 병력란에 기입하라. 그것들을 신체검사란에 잘못 기입되지 않게 하라. 당신은...

- 표제(headings)를 분명하게 했는가?
- 들여쓰기나 칸 띄우기로 당신의 체계를 강조했는가?
- 현병력을 현재의 사건으로부터 시작하여 연대순으로 배열하고, 그 다음 적절한 배경정보를 채웠는가?

포함된 자료가 평가에 직접적으로 기여하는가?

당신이 확인한 모든 문제와 진단 ―양성과 음성 둘다― 에 대한 보조적인 자료를 기재하라.

적절한 음성이 특이적으로 기술되었는가?

종종 과거병력이나 신체검사의 일부분이 잠재적이거나 혹은 실제적인 이상을 나타낸다.

예) 두드러진 멍(bruises)을 가진 환자에서, 손상이나 폭력, 출혈질환의 가족력, 멍을 유발할 수 있는 약물이나 영양결핍이 없음과 같은 "적절한 음성(negatives)을 기록하라.

우울증은 있으나 자살시도는 없는 환자에 대해서는, 양쪽사실을 기록하라. 한편으로, 일시적인 감정의 기복이 있는 환자들에서는 자살에 대한 언급은 불필요하다.

중요한 자료의 지나친 일반화나 생략이 있는가?

기록되지 않은 자료는 잃어버린 자료라는 것을 명심하라. 오늘 선택된 세부사항들을 당신이 얼마나 생생하게 회상할 수 있는지에 상관없이, 몇달후에 당신은 아마도 그것들을 기억하지 못할 것이다. 당신 스스로가 쓴 "신경학적 검사 음성" 이라는 문장조차도 몇 개월이 지난 후 "내가 정말 감각검사를 했었나?" 라는 의구심이 들게 할지 모른다.

너무 많은 세부사항이 있는가?

중요한 자료가 과도한 세부사항의 한덩어리에 파묻혀 단지 가장 지속적으로 읽은 사람만이 발견할 수 있도록 하는 것을 피하라.

(계속)

환자 기록에 대한 점검표 (계속)

환자의 불평이나 당신의 진단평가에서 특이적 배제에 직접적으로 관련이 없는 대부분의 음성 소견들은 생략하라. 당신이 관찰하지 못했던 이상들은 기입하지 마라. 대신에, "심잡음 없음"과 같은 몇가지 중요한 사항들에 집중하고 간결하고 명확하게 구조물들을 기술하도록 해야한다.

예) "자궁목(cervix)은 분홍색이었고 부드러웠다"는 당신이 발적, 궤양, 결절, 혹, 낭종, 혹은 다른 의심되는 병변들을 발견하지 못했다는 것을 나타낸다. 그러나 이 기술(description)은 더 짧고 훨씬 더 쉽게 읽힐 수 있다. 당신은 비록 검사는 했어도 정상의 눈썹과 눈꺼풀과 같은 신체 구조물은 생략할 수 있다.

구(Phrases)와 짧은 단어들이 적절히 사용되었는가?
자료의 불필요한 반복이 있는가?

아래 예의 괄호안에 있는 것들과 같은 불필요한 단어들을 생략하라.

예) "Cervix is pink(in color)." "Lung are resonant(to percussion)." "Liver is tender(to palpation) Both(right and left)ears with cerumen." "II/VI Systolic ejection murmur(caudible)." "Thorax Symmetric(bilaterally)." "The patient reports no... ."와 같은 반복적인 도입구는 생략하라. 왜냐하면 특별히 다른 것이 없다면 읽는 사람들은 과거병력의 출처가 환자이라는 것을 추측하기 때문이다. "felt" for "palpated" 혹은 "heard" for "aus cultated"와 같이 같은 뜻이라면 더 길고 장식적인 것 대신에 짧은 단어를 사용하라. 당신이 했던 것을 기술하지 말고, 당신이 관찰했던 것을 기술하라. "시각 신경유두 보임"은 "날카로운 신경유두경계"보다 물론 당신이 첫 검사자로서 당신이 처음 본 것을 기록한 것이라 해도 덜 정보적이다!

문체는 간결한가?
약자(abreviation)의 과대한 사용이 있는가?

기록들은 과학적이고 법률적인 문서이다. 따라서 그것들은 명백하고 이해할 수 있어야만 한다. 전체문장 대신에 단어나 간략한 구들을 사용하는 것이 일반적이지만, 약자나 기호들은 쉽게 이해되어질 때만 사용되어야 한다 마찬가지로, 과도하게 격조높은 문체는 간결한 요약보다 주목끌지 못한다. 당신의 기록은 읽기 쉬운지 확인하라; 그렇지 않다면 당신이 기록한 모든 것은 읽는 사람들에게 가치가 없다.

(계속)

환자 기록에 대한 점검표 (계속)

적절한 곳에 그림과 정확한 명칭이 포함되었는가?

그림은 기록의 명쾌함을 훨씬 더하게 한다.

예) 아래 예를 학습하라.

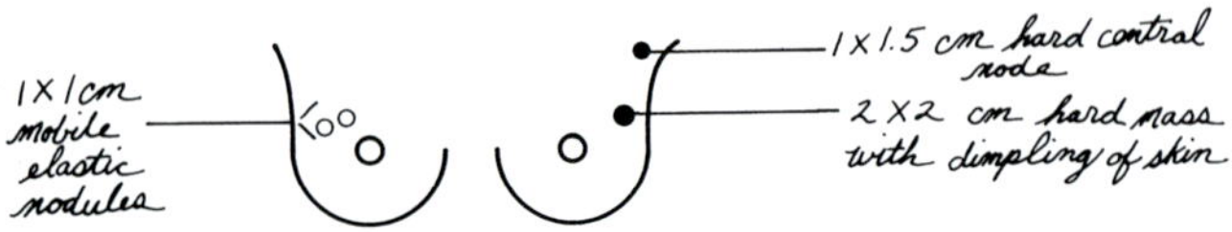

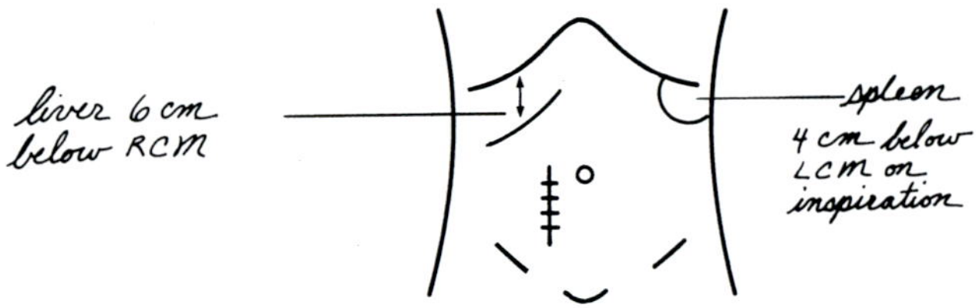

정확한 평가와 앞으로의 비교를 확실히 하기위해 야채, 과일, 땅콩 등으로가 아니라 센티미터로 측정하라.

예) "1×1cm 림프절" VS "콩크기의 림프절" 혹은 "전립샘 왼쪽엽에 2×2cm VS. 호두크기의 전립샘혹"

보고의 어조(tone)가 중립적이고 전문적인가?

객관적인 것이 중요하다. 비관적인, 교훈적인, 불만을 나타내는 언급을 환자의 기록에 넣지 않는다. 흥분시키거나 품위를 떨어뜨리는, 단어필법, 구두법을 절대 사용해서는 안된다.

예) "환자가 술에 취했고 병원에 다시 늦었다" 와 같은 언급은 비전문적이고 차트를 읽는 다른 종사자들에게 나쁜 예가 된다. 그들은 또한 법정에서 변론하기가 어려워질 수도 있다.

일단 당신이 평가와 서면 기록을 완성하였다면 진료실 혹은 병원 진료기록부의 앞장에 환자의 문제들을 요약한 문제목록을 만드는 것이 도움이 된다. N부인의 문제 목록 예가 다음에 제공된다.

■ 문제목록사례

입력날짜	문제번호	문제
1/15/06	1	편두통
	2	혈압상승
	3	간헐적인 스트레스성 요실금이 동반된 방광류
	4	과체중
	5	가족스트레스
	6	아래등 통증
	7	과다흡연
	8	정맥류
	9	오른쪽 깔때기 콩팥염의 병력
	10	앰피실린에 대한 알러지
	11	건강유지

CHAPTER 4

신체검사 입문: 일반적인 조사와 생체징후

환자의 일반적인 모습을 조사하라. 그리고 키와 체중을 측정하라.
단순한 체중측정보다 체지방을 보다 정확히 측정할 수 있는 신체 비만 지수(BMI)를 계산하라.

■ *체질량 지수(Body Mass Index, BMI) 계산법*

측정단위	계산법
체중(pounds), 신장(inches)	(1) 신체 비만 지수 도표(51쪽 참조) (2) $\dfrac{\left\{\dfrac{\text{(체중(lbs) X 700*)}}{\text{신장(inches)}}\right\}}{\text{신장(inches)}}$
체중(kilograms), 신장(m)	(3) $\dfrac{\text{체중(kg)}}{\text{신장(m)}}$
그 외	(4) 웹사이트 www.nhlbisupport.com/bmi/bmicalc.htm의 "신체 비만 지수 계산표"

*몇개의 기관은 704.5를 사용하지만, 신체 비만 지수의 오차는 무시한다.
전환공식: 2.21bs = 1kg; 1.0inch = 2.54cm; 100cm = 1meter
(출처: 보건국립기구와 국립 심장, 폐, 혈액 기구. 신체비만지수 계산표. http: nhlbisupport.com/bmi/bmical.htm.에서 이용가능함. 2004년 12월 12일 승인됨.)

미국성인의 50% 이상이 과체중(BMI > 25)이다; 거의 25%는 비만이다.(BMI > 30) 이러한 과체중이나 비만은 당뇨, 심장질환, 뇌중풍, 고혈압, 골관절염, 수면무호흡 증후군, 일부암의 위험인자들로 밝혀진 바 있다.

■ 신체 비만 지수 도표

	19	20	21	22	23	24	25	26	27	28	29	30	31	32	33	34	35
									체중(pounds)								
신장 (inches)				정상											비만		
58	91	96	100	105	110	115	119	124	129	134	138	143	148	153	158	162	167
59	94	99	104	109	114	119	124	128	133	138	143	148	153	158	163	168	173
60	97	102	107	112	118	123	128	133	138	143	148	153	158	163	168	174	179
61	100	105	111	116	122	127	132	137	143	148	153	158	164	169	174	180	185
62	104	109	115	120	126	131	136	142	147	153	158	164	169	175	180	185	191
63	107	113	118	124	130	135	141	145	152	158	163	169	174	180	185	191	197
64	110	116	122	128	134	140	145	151	157	163	169	174	180	185	192	197	204
65	114	120	126	132	138	144	150	156	162	168	174	180	186	192	198	204	210
66	118	124	130	136	142	148	155	161	167	173	179	186	192	198	204	210	216
67	121	127	134	140	146	153	159	166	172	178	185	191	198	204	211	217	223
68	125	131	138	144	151	158	164	171	177	184	190	197	203	210	216	223	230
69	128	135	142	149	155	162	169	176	182	189	196	203	209	216	223	230	236
70	132	139	146	153	160	167	174	181	188	189	196	203	209	216	223	230	236
71	136	143	150	157	165	172	179	186	193	200	208	215	222	229	236	243	250
72	140	147	154	162	169	177	184	191	199	206	213	221	228	235	242	250	258
73	144	151	159	166	174	182	189	197	204	212	219	227	235	242	250	257	265
74	148	155	163	171	179	186	194	202	210	218	225	233	241	249	256	264	272
75	152	160	168	176	184	192	200	208	216	224	232	240	248	256	264	272	279
76	156	164	172	180	189	197	205	213	221	230	238	246	254	263	271	279	287

- 만일 신체 비만 지수가 25 이상이면, 환자로 하여금 24시간 음식섭취를 되짚어 보게하고 음식군의 섭취와 하루의 급식 횟수를 현재권장량과 비교한다. 또는 다른 선별도구를 선택하고 적절한 상담이나 자문을 제공한다.
- 만일 신체 비만지수가 17 이하이면, 가능한 신경성 식욕부진증, 폭식증(bulimia), 혹은 다른 의학적 상태를 염두에 두어야 한다(표 4-1, 65~66쪽 참조).

만일 BMI가 35 이하이면, 볼기뼈(hip bone) 바로 위에서 허리 둘레를 측정한다. 여자에서 35 inch 이상이거나 남자에서 40 inch 이상이면 환자는 과다한 체지방을 가지고 있을 수도 있다.

일반적이거나 염려되는 증상들

- 체중변화
- 피로와 허약
- 발열, 오한, 야간발한

체중변화

“얼마나 자주 당신의 체중을 검사하는가?” “1년 전과 비교했을 때 어떠한가?” 등은 좋은 시작 질문이다.

- 체중증가는 어느 시간 동안 열량섭취가 열량소비를 초과했을 때 발생한다. 또한 비정상적인 체액의 축적을 반영할 수도 있다.
- 체중감소는 많은 원인들을 가진다: 감소된 음식 섭취, 삼킴곤란, 구토, 불충분한 음식제공; 결손된 영양흡수; 증가된 대사 요구량; 그리고 소변, 대변이나 손상된 피부를 통한 영양분의 손실. 영양실조의 징후에 유의하라.

피로와 허약

피로는 많은 원인들을 갖는 비특이적인 증상이다. 환자피로의 특성을 밝히기 위해 제약이 없는 질문을 사용하라. 그리고 그 혹은 그녀가 경험했던 것을 충분히 기술하도록 격려하라.

허약은 피로와 다르다. 허약은 분명한 근력의 손실을 나타내며, 다른 신경학적 증상을 가지고 추후에 논의 될 것이다.

발열, 오한, 야간발한

만일 환자가 급성이나 만성질환을 가지고 있으면 발열에 대해 물어보라. 환자가 체온을 측정하기 위해 체온계를 사용했는지 여부에 대해 알아내라. 몸전체를 통한 떨림과 치아의 딱딱소리냄으로, 주관적인 오한과 떨리는 오한을 구별하라. 야간발한은 결핵이나 악성종양에 대한 염려를 불러일으킨다. 질환의 시기와 관련된 증상들에 대한 질문에 초점을 맞춰라.

당신환자에게 영향을 줄 수 있는 감염질환의 형태에 대해 친숙해져라. 여행, 아픈 사람과의 접촉, 다른 이례적인 노출에 대하여 질문하라. 발열을 유발할 수 있기 때문에 약물에 대한 질문을 꼭하라. 반면, 최근에 아스피린, 아세타미노펜, 스테로이드, 비스테로이성 항염증 약물 복용은 발열을 가릴 수 있다.

건강증진과 상담

건강증진과 상담에 관한 중요한 주제

- 최적의 체중과 영양
- 운동
- 혈약과 식이요법

최적의 체중과 영양

미국 성인의 절반 이하만이 건강한 체중을 유지하고 있다(19≤신체 비만 지수≤25). 비만은 인구의 모든 부분에서 증가되어 왔다. 제2형 당뇨병을 가진 사람들의 50% 이상과 고혈압이나 증가된 콜레스테롤 수치를 가진 사람들의 대략 20%는 과체중이나 비만이다. 소아에서 증가되는 비만은 유년기 당뇨병의 증가율과 연관되어져 왔다.

운동

최근 일주일동안 거의 매일 30분 정도의 중등도 운동이나 30분 이내 2마일 걷기, 또는 이에 상당한 운동이 권장되고 있다. 환자들은 직장에서 훨씬 떨어진 곳에 주차하거나 엘리베이터 대신 계단을 사용하는 것과 같은 단순한 방법으로 운동을 증가시킬 수 있다.

혈압과 식이요법

규칙적이고 빈번한 운동, 감소된 소금섭취와 증가된 칼륨섭취. 건강한 체중은 고혈압을 발현시키는 위험성을 감소시킬 것이며 이미 고혈압인 성인에서 혈압을 낮출 것이다.

검사기술

검사시작: 단계설정

신체검사준비

- 환자에 대한 접근시 심사숙고하라.
- 조명과 환경을 조절하라.
- 검사 순서를 선택하라.
- 정확한 검사위치와 잘쓰는 손에 주의를 기울여라.
- 환자를 편안하게 해주어라.

당신의 환자에 대한 접근내내 전문가적인 자세와 어떻게 환자를 편안하게 그리고 긴장을 풀게 할 것인지에 대해 생각하라. 환자앞에서 검사시작 전에 손을 씻어라.

환자에 대한 접근시 심사숙고하라

본인이 학생임을 인정하라 비록 당신이 다르게 느낄지라도, 차분하고 체계적이며, 유능하게 보이도록 노력하라. 당신이 검사의 부분을 시행해야 하는 것을 잊어버렸다면 흔하지 않은 것이 아니다. 특히 처음에는! 순서와 관계없이 그 부위를 단순히 검사하라, 하지만 부드럽게 해야한다.

조명과 환경을 조절하라

침대를 알맞은 높이로 조절하라(끝나면 꼭 다시 낮춰야 한다). 만일 당신의 신체검사를 쉽게 만들어 준다면, 환자에게 당신쪽으로 움직이도록 요청하라.

좋은 조명과 조용한 환경은 중요하다. 접선등(Tangential lighting)은 목정맥 맥박, 갑상샘, 심장의 심첨박동 같은 구조물에 최적이다. 접선등은 움직이거나 정지되든지 윤곽, 돌출부위, 들어간 부위를 훨씬 더 선명히 두드러지게 한다.

검사범위를 결정하라

포괄적인 혹은 집중된 검사를 시행할 것인지 선택하라.

- 포괄적인 신체검사는 환자에 대한 기본적이고 개인화된 지식의 원천이며, 의사-환자와의 관계를 튼튼하게 한다.
- 집중된 검사에 대해서는, 가능한 한 정확하고 조심스럽게 문제를 평가하기에 적절한 방법을 선택한다.

검사순서를 선택하라.

검사순서는

- 환자의 편안함을 최대화시켜야만 한다.
- 불필요한 위치의 변화를 피해야만 한다.
- 의사의 효율성을 강화시켜야만 한다.

일반적으로 "머리에서 발가락"으로 이동한다. 학생으로서 중요한 목표는 마음속에 이런 원칙들을 가지고 자신의 순서를 전개시키는 것이다. 제1장에 제시된 검사순서를 보아라.

정확한 검사위치와 잘 쓰는 손에 주위를 기울여라

이 책은 환자의 오른쪽에서 환자를 검사할 것을 권유한다. 오른쪽에서 목정맥압을 평가하는 것이 더 신뢰할 수 있으며, 촉진하는 손은 심첨박동에 좀 더 편안하게 놓이고, 오른쪽 콩팥을 왼쪽보다 더 빈번하게 만지며, 검사테이블은 오른손잡이 접근에 편의를 도모하기 위하여 자주 위치하게 된다. 누운자세의 환자를 검사하면서, 당신은 머리, 목, 앞쪽 가슴을 검사할 수 있다. 그 다음 폐를 청진하고, 등을 검사하며, 피부를 세심하게 살펴보기 위해 환자를 각각의 측면으로 돌린다. 환자를 다시 누운자세로 돌려 눕히고 나머지 검사를 마친다.

환자의 편안함을 증진시켜라

사생활에 대한 관심과 겸손함을 보여주어라.

- 검사를 시작하기 전에 가까이에 있는 문을 닫고 커튼을 쳐라.
- 앞으로의 장에서 각각의 검사부분을 배울 때 환자에게 까운을 걸치거나 시트를 끌어 당기는 기술을 익혀라.

- 넓적다리 맥박을 검사할 때와 같은 경우에는 검사를 진행하면서 환자에게 지속적으로 정보를 제공하라. 또한 환자가 얼마나 알고 싶어 하는지 판단하는데 노력하라.
- 각각의 과정에서 환자에게 꼭 친절하고 분명하게 지시하라.
- 환자의 얼굴표정을 보고 검사하는 동안 내내 이동할 때 바로 "괜찮습니까?" 라고 질문하라.

검사가 끝났을 때 환자에게 당신의 일반적인 의견과 다음에 무엇을 할 것인지에 대해 말해주라. 낙상의 위험을 방지하기 위해 침대를 낮추고, 필요하다면 침대의 옆널(bedrail)을 올려준다. 떠날때는 기구를 세척하고 폐기물을 버리고 손을 씻어라.

일반적인 조사

환자의 체격, 키, 체중에 대한 일반적인 조사는 환자를 처음 대면하는 순간부터 시작한다. 환자의 감정, 체격, 행동에 대한 임상적 지각의 예리함을 높이는데 시간을 가져라.

영양상태는 일반적인 조사동안에 당신이 세밀히 조사하는 많은 특징들에 영향을 준다: 키, 체중, 혈압, 자세, 감성, 명료함, 얼굴색, 치열, 혀와 잇몸의 상태, 손발톱 바닥의 색깔, 근육용적. 키, 체중, 신체 비만 지수, 비만의 위험성에 대한 평가는 임상실제에서 일상적인 부분이며 꼭 해야한다.

당신의 상호작용 처음 순간부터 만들어져 온 여러 관찰들을 상기하라. 그것을 완전히 빈틈없게 하라.

검사기술	가능한 소견
건강의 외견상태	급성으로 혹은 만성적으로 아픈, 허약한 원기왕성한, 정력적인
의식수준 환자는 깨어있는가? 명료한가? 서로 작용하는가?	만일 그렇지 않다면, 즉각 의식수준을 평가하라(326쪽 참조).
곤란의 징후	
■ 심장이나 호흡곤란	가슴을 부여잡음, 창백함, 발한, 노력성호흡, 천명음, 기침
■ 통증	주춤함, 발한, 통증부위를 방어함.
■ 불안이나 우울	불안한 얼굴, 안절부절 못하는 행동, 차고 습한 손바닥, 표현하지 않거나 변동없는 정동(affect), 불량한 눈 맞춤, 정신운동의 느려짐
키, 체격, 체중.	단순비만에서 전신화된 지방; 쿠싱증후군과 대사정 혹은 인슐린 저항성 증후군에서 상대적으로 가는 팔다리와 몸통지방
피부색과 분명한 병변. 자세한 것은 제5장 피부, 털, 손발톱을 보시오.	창백함, 청색증, 황달, 발진, 멍
옷차림, 몸치장과 개인 위생.	
■ 환자가 어떤 독특한 보석류를 착용하고 있는가? 어디에? 어느 몸에 피어싱이 있는가?	

검사기술	가능한 소견
■ 환자의 털, 손톱, 화장품 사용을 주목하라.	
얼굴표정 눈맞춤을 보라. 그것은 자연스러운가? 눈맞춤이 유지되고 깜박거리지는 않는가? 빠르게 눈을 돌리는가? 눈맞춤이 아예 없는가?	갑상샘기능항진증의 시선: 무표정이거나 우울증의 슬픈 감정. 감소된 눈맞춤은 문화적인 이유이거나 불안, 공포, 슬픔 때문일 수 있다.
몸과 호흡시의 냄새 냄새는 중요한 진단적 실마리일 수 있다.	알코올, 아세톤, 요독증, 혹은 간부전의 호흡시 냄새, 당뇨병의 과일냄새 (환자의 호흡에서 알코올 냄새가 정신상태나 신경학적 소견에서의 변화를 설명한다고 절대로 추측해서는 안된다)
자세, 보행, 운동활동성	왼쪽심실부전시에는 일어나 앉는 것이 선호되며 만성폐쇄성 폐질환(COPD)에서는 두팔을 받치고, 몸을 앞으로 구부리는 것이 선호된다.

생체징후: 혈압, 심박 박동수, 호흡수, 체온

혈압

혈압을 정확히 측정하기 위해서는 적당한 크기의 가압대(cuff)를 선택하고 조심스러운 기술을 확보해야 한다.

올바른 혈압 가압대 선택

- 가압대의 팽창성 공기주머니의 넓이는 위팔 직경의 약 40%가 되어야 한다(평균성인에서 약 12~14 cm).
- 팽창성 공기주머니의 길이는 위팔 직경의 약 80%가 되어야 한다(거의 팔을 둘러싸기에 충분한 길이).

혈압측정 준비

- 이상적으로, 혈압측정하기 전 30분 동안은 흡연이나 카페인이든 음료수를 마시지 말아야 하며, 최소한 5분 동안은 쉬어야 한다는 것을 환자에게 요청하라.
- 검사실은 조용하고 편안한 온도인지 확인하는 것을 체크하라.
- 선택된 팔은 옷을 입고 있지 않은지 확인하라. 투석을 위한 동정맥 샛길, 전에 위팔 동맥 혈관절개로 인한 흉터, 림프부종(겨드랑이 림프절 박리나 방사선 치료 후에 보이는)이 없어야만 한다.
- 생명력있는 맥박을 확신하기 위해서 위팔동맥을 촉지하라.
- 전주와 주름(ante-cubital crease)에서 위팔동맥이 대략 4번째 늑간과 가슴뼈 결합부위 수준인 심장 수준에 있도록 팔을 위치시켜라.
- 만일 환자가 앉아 있으면, 환자의 허리보다 약간 높은 탁자에 팔을 놓이게 하라; 만일 서 있으면, 환자의 팔이 가슴 중간부분에서 유지되도록 해보라.

혈압측정

- 위팔동맥위에 가압대의 공기주머니를 중심에 두라. 가압대의 아래쪽 경계는 전주와 주름 2.5 cm 위에 있어야 한다. 가압대는 꼭 맞도록 감아라. 환자의 팔을 팔꿈치에서 약간 굽혀 놓아라.
- 가압대 압력을 얼마나 높이 올릴 것인가를 결정하기 위해 우선 촉진으로 수축기 압력을 평가한다. 당신이 노동맥(radial artery)이 한손의 손가락으로 느껴질 때, 노맥박이 사라질때까지 빠르게 가압대를 팽창시켜라. 압력계에서 이 압력을 읽고 거기에 30 mmHg를 더한다.

(계속)

혈압측정 (계속)

이 합계를 다음 팽창의 목표로 사용하는 것은 불필요하게 높은 가압대 압력으로 인한 불편을 방지한다. 또한 수축기와 확장기 압력사이의 청진상의 간격-무음간격(silent interval)에 의해 야기되는 경우에 따른 오류를 피하게 한다.

- 즉시 가압대의 공기를 빼라.
- 이제 청진기의 종형부분을 위팔동맥에 가볍게 올려놓고 조심스럽게 가장자리 둘레 전부가 밀폐되도록 한다. 들리는 음(korotkoff sounds)이 음의 고저에서 상대적으로 낮기 때문에 종형에서 더 잘들린다.
- 가압대를 다시 빠르게 방금 결정한 수준까지 팽창시켜라. 그런다음 초당 약 2~3 mmHg의 속도로 천천히 공기를 빼라. 그리고 최소한 두 번의 연속적인 박동음을 들을 수 있는 수준에 주목하라. 이것이 수축기압이다.
- 계속해서 천천히 압력을 낮춰라. 소리가 사라지는 지점, 대개 소리가 모호해지는 지점의 단지 몇 mmHg 아래가 확장기압의 가장 좋은 어림값이다.
- 수축기압력과 확장기압력 양쪽 수준을 가장 가까운 2 mmHg 간격으로 판독하라. 2분 이상 기다리고 반복하라. 판독값의 평균을 구하라. 만일 처음 두 번의 판독값이 5 mmHg 이상 차이가 나면, 추가로 판독한다. 적어도 한번은 양쪽 팔에서 혈압을 판독하라.
- 만일 환자가 항고혈압제를 복용하고 있거나 실신, 체위성 현기증, 가능한 혈액량의 감소의 병력이 있으면, 두 자세로 혈압을 측정한다. 누운자세와 선자세(금기가 아니라면) 20 mmHg 이상의 수축기 혈압의 하강, 특히 증상을 동반할 때는 체위성(orthostatic, postural) 저혈압을 의미한다.

■ *혈압분류(18세 이상 성인)**

항목	수축기(mmHg)	확장기(mmHg)
정상	<120	<80
전고혈압(prehypertension)	120~139	80~89
고혈압		
1단계	140~159	90~99
2단계	≥160	≥100

2003년 수축기 혈압과 확장기 혈압의 네가지 수준의 항목으로 분류된 고혈압의 발견, 평가, 치료에 있어서 연합국가위원회.

심장 박동수

노맥박(radial pulse)은 일반적으로 심장박동수를 평가하는데 사용된다. 시지와 중지의 패드(pad)로 당신이 최대 맥박을 찾아낼 때까지 노동맥을 눌러라. 만일 리듬이 규칙적이면 15초 동안의 맥박수를 세고 4를 곱하라. 만일 맥박수가 이례적으로 빠르거나 느리면, 60초 동안의 맥박수를 세어라. 리듬이 불규칙할 때는 심첨부에서(심첨박동수) 청진으로 심장박동수를 평가하라.

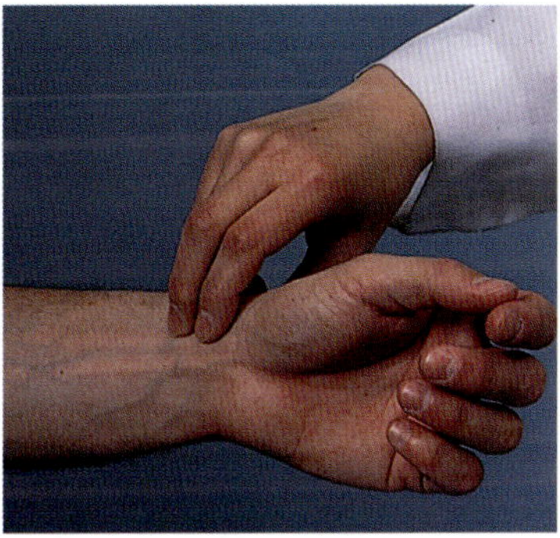

심장리듬

노맥박을 느껴보라. 리듬을 심첨부에서 청진기로 들어봄으로써 다시 확인하라. 리듬은 규칙적인가 불규칙적인가? 만일 불규칙하다면, 양상을 확인하도록 해봐라: (1) 초기 박동은 기본적으로 규칙적인 리듬같아 보이는가? (2) 불규칙성은 호흡에 따라 일관되게 다양한가? (3) 리듬이 전체적으로 불규칙한가?

불규칙적으로 규칙적인 리듬의 촉진은 틀림없이 심방세동을 나타낸다. 다른 모든 불규칙한 양상에 대해 부정맥을 확인하기 위해서는 심전도(ECG)가 필요하다.

호흡수와 리듬

호흡수, 리듬, 깊이, 호흡에 들이는 노력들을 살펴보라.

4~5쪽, 표 4~5에서 호흡수와 리듬의 이상을 보시오.

눈으로 시진하거나 머리, 목, 가슴 검사시 청진기로 환자의 기관위에서 섬세하게 듣는 것으로 1분량 호흡수를 세어보라. 정상적으로, 성인은 조용하고 규칙적인 양상으로 분당 14~20회의 호흡수를 가진다.

체온

평균 구강 체온은, 대개 37℃(98.6°F) 이른 아침부터 늦은 오후나 저녁까지 꽤 오르락 내리락 하는 변동이 있다. 곧 창자 체온은 구강체온보다 0.4~0.5℃(0.7~0.9°F) 높지만 이것 또한 다양하다.

발열(fever or pyrexia)은 상승된 체온을 말한다. 고열증(Hyperpyrexia)은 41.1℃(106°F) 이상의 과도한 체온상승을 말하는 것인 반면, 저 체온은 곧 창자체온으로 35℃(95°F) 이하로 비정상적으로 낮은 체온을 말한다.

반면에, 겨드랑이 체온은 대략 1° 정도 구강체온보다 낮으며, 온도계가 도수를 가리키기 위해서는 5~10분 정도가 걸리고 다른 측정 방법보다 덜 정확한 것으로 보고있다.

검사기술	가능한 소견
구강체온을 측정하기 위해서는 수은체온계나 전자 체온계를 선택한다. 수은체온계를 사용할 때는 체온계를 흔들어서 35℃(90°F) 이하로 떨어뜨리고, 혀 밑에 집어넣고, 환자에게 위 아래 입술을 닫게 한다. 그리고 3~5분을 기다린다. 그런다음 체온을 읽고, 1분간 다시 집어넣고 다시 체온을 읽는다.	발열의 원인은 감염 외상(수술이나 압궤손상 같은), 악성종양, 혈색질환(급성 용혈성빈혈 같은), 약물반응, 아교질혈관질환(collagen Vascular diseage) 같은 면역질환을 포함한다.
만일 전자체온계를 사용한다면, 탐침(probe)에 1회용 덮개를 씌우고, 혀밑에 약 10초간 집어 넣는다. 만일 고막체온을 측정하려면, 바깥귀길(external auditary canal)에 귀지가 없는지 확인한다. 탐침을 귀길에 위치시키고 전자체온 수치가 나타날 때까지 2~3초간 기다려라. 이러한 방법은 중심체온을 측정하며, 정상 구강체온보다 대략 0.8℃(1.4°F) 정도 높다.	저체온의 주된원인은 추위에 대한 노출이다. 다른 소인으로는 마비에서와 같은 감소된 운동, 패혈증이나 과도한 알코올, 굶주림, 갑상샘기능저하증, 저혈당증으로 인한 것과 같은 혈관수축의 장애 등을 포함한다. 노인은 저체온증에 잘 빠지며, 또한 발열은 잘 발생하지 않는다.

소견기록

검사당시에 얻는 생체 징후를 기록하라. 그것들이 다른 의료진에 의해 그날 일찍 측정되어진 것들보다 오히려 더 낫다(혈압, 심장박동수, 호흡수에 대한 일반적인 약어는 설명이 필요없다).

신체검사기록 - 일반적인 조사와 생체징후

"스코트씨 부인은 젊고 건강해 보이는 여자이며, 몸단장이 잘 되어 있고 어울리며, 좋은 정신상태를 가지고 있다. 키는 5피트 4인치(5' 4") 체중은 135파운드(16s), 혈압 120/80, 심장박동수는 72회였고, 규칙적이며, 호흡수 16, 체온 37.5℃"

또는

"존스씨는 창백하고 만성적으로 아파보이는 중년의 남자이다. 의식은 명료했고, 눈맞춤도 양호하지만 숨가쁨(shortness of breath) 때문에 한번에 두세마디 밖에 못한다. 그는 숨쉴 때 갈비사이로 뒤당김(intercostal muscle retraction)이 있었고, 침대에 곧게 선 자세로 앉아 있다. 그는 광범위한 근육 소모로 말라있다. 키는 6피트 2인치, 체중 175파운드, 혈압 160/95, 심장박동수는 108회였고 불규칙하며, 호흡수는 32회로 힘들었고, 체온은 38.4℃"(만성폐쇄성 폐질환 악화를 암시한다).

해석에 대한 도움

표 4-1 먹기장애와 과도하게 낮은 신체비만지수

신경성 식욕부진증(Anorexia Nervosa)	신경성 폭식증(Bulimia Nervosa)

■ 최소한의 정상체중을 유지하는 것을 거부함(또는 17.5 kg/m³ 이상의 신체비만지수)
■ 뚱뚱해 보이는 것에 대한 공포
■ 자주 몹시 배고파 하지만 식사를 거부함; 질병인식이 부족함
■ 종종 가족 구성원들이 데려온다.
■ 소아나 청소년기에 적정체중을 얻는데 실패하거나, 여자에서 무월경, 남자에서 성욕이나 성교능력 상실 때 나타날 수도 있다.
■ 우울한 기분, 과민성, 사회적운둔불면증, 성욕감소와 같은 우울증 증상들과 관련됨
■ 진단을 보조하는 추가적인 특징: 자기유도적 구토나 하제사용, 과도한 운동, 식욕 억제제와 이뇨제의 사용, 식욕억제제 혹은 이뇨제의 사용
■ 생물학적 합병증
  ■ 신경내분비적 변화: 무월경, 호르몬의 변화
  ■ 심혈관계 장애: 느린맥(brady cardia), 저혈압, 리듬장애
  ■ 대사성 장애: 저칼륨혈증, 저염소성대사성 알카리혈증, 혈액요소질소(BUN)증가, 부종
	■ 자기유도적 구토, 설사제, 이뇨제 혹은 다른 약물의 오용, 금식; 혹은 과도한 운동 후의 반복된 폭식
	■ 대개 정상체중
	■ 3개월 동안 일주일에 최소한 두 번 이상 과식: 짧은 기간(2시간내)에 많은 양의 음식을 먹어치움.
	■ 먹기에 몰두; 먹는 것에 대한 욕구와 충동; 먹기에 대한 조절 부족; 굶는 기간이 번갈아 일어남
	■ 비만에 대해 두려움이 있으나 뚱뚱할 수 있다.
	■ 아류형(subtype)
	  ■ 하제사용(purging): 자기유도적 구토나 설사제, 이뇨제의 사용, 혹은 관장을 동반한 폭식증의 증상발현
	  ■ 비하제사용(Nonpurging): 굶거나, 하제사용없이 운동 같은 보상적 행동을 동반한 폭식증의 증상발현
	  ■ 생물학적 합병증: 신경성 식욕부진증에 나열된 변화들을 보시오.

(표 다음페이지 계속)

표 4-1 먹기장애와 과도하게 낮은 신체비만지수(계속)

신경성 식욕부진증(Anorexia Nervosa)	신경성 폭식증(Bulimia Nervosa)
■ 그 외: 건조한 피부, 치아우식, 지연된 위 배출, 빈혈, 골다공증.	

(Source: World Health Organization: The ICD－10 Classification of Mental and Behavioral Disorders; Diagnostic Criteria for Research. Geneva, World Health Organization, 1993. American Psychiatric Association: DSM－IV－TR: Diagnostic and Statistical Manual of Mental Disorders, 4th ed. Text Revision. American Psychiatric Association, Washington, DC, 2000. Halmi KA: Eating Disorders: In: Kaplan HI, Sadock BJ, eds. Comprehensive Textbook of Paychiatry, 7th ed. Philadelphia, Lippincott Williams & Wilkins, 1663－1676, 2000.)

표 4-2 영양상담: 영양소의 근원

영양소(Natrient)	음식근원(Food Source)
칼슘	요구르트, 우유, 자연산치즈 같은 유제품(Dairy food) 아침식사용 시리얼, 칼슘첨가 과일주스 양배추(케일), 순무의 어린잎 등 암녹색의 광엽야채
철분	민물고기 살코기, 칠면조고기 철분첨가 시리얼 시금치, 완두콩, 렌즈콩 강화되고 전립된(whole－grained)*빵
엽산	조리된 건과류와 완두콩 오렌지, 오렌지 주스 암녹색의 광엽 야채
비타민 D	우유(강화된) 달걀, 버터, 마가린 시리얼(강화된)

*전립된: 배아, 껍질등을 제거하지 않은

(Source: Adapted from Dietary Guidelines Committee, 2000 Report. "Nutrition and Your Health: Dietary Guidelines for Americans." Washington, DC, Agricultural Research Service, U.S. Department of Agriculture.)

표 4-3 고혈압 환자: 권장되는 식생활 변화

식이변화	음식근원
칼륨 함유가 높은 음식을 늘려라.	조리된 흰감자나 고구마, 조리된 시금치 같은 녹색야채 바나나, 요리용바나나, 많은 견과류, 오렌지주스
나트륨 함유가 높은 음식을 줄여라.	캔음식(수프, 참치) 프레첼(매듭모양, 막대모양의 비스킷), 감자칩, 피클, 올리브, 많은 가공식품(냉동조리식품, 케첩, 머스타드) 튀긴음식 요리할 때나 식사할 때 소금첨가

(Source: Adapted from Dietary Guidelines Committee, 2000 Report. "Nutrition and Your Health: Dietary Guidelines for Americans," Washington, DC, Agricultural Research Service, U.S. Department of Agriculture.)

표 4-4 동맥맥박과 압력파의 이상

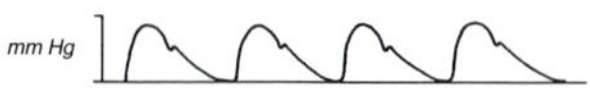

정상(Narmal).

맥박압은 약 30~40 mmHg이다. 맥박형태는 평탄하고 둥글다(하강곡선 기울기상의 맥박파의 패임(notch)은 촉진되지 않는다).

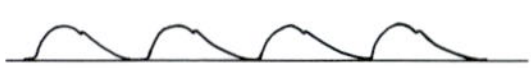

작고, 약한 맥박(Small, Weak pulses).

맥박압은 감소되고 맥박은 약하고 작게 느껴진다. 상승곡선은 느려지게 느껴질 수 있고 최고점은 지연된다. 원인들은 (1) 심장부전, 혈량저하증(hypovolemia), 심장 대동맥 협착증에서와 같이 심장 박출량이 감소하거나, (2) 추위에 노출되거나 심한 심장부전증에서와 같이 말초저항이 증가된 경우를 포함한다.

(표 다음페이지 계속)

표 4-4 동맥맥박과 압력파의 이상(계속)

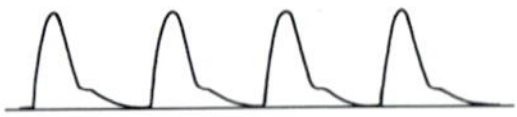

크고, 도약성맥박(Large, Bounding pulses).

맥박저항이 증가된다. 맥박은 강하고 도약성으로 느껴진다. 상승과 하강이 빠르게 느껴질수 있으며, 최고점은 짧다. 원인은 (1) 발열, 빈혈, 갑상샘기능항진증, 대동맥판 역류, 동정맥샛길(arteriovenous fistula), 동맥관 열림증(patent ductus arteriosus)에서와 같이 증가된 심장 박출량, 감소된 말초저항, 혹은 양쪽모두 (2) 느린맥과 완전심장차단(complete heart block)에서와 같이 느려진 심장 박동수로 인한 증가된 심장 박출량 (3) 노화나 죽상경화증에서와 같이 대동맥벽의 감소된 순응도(증가된 경직)를 포함한다.

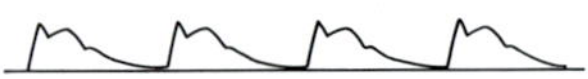

이봉맥박(Bisferiens pulse).

동맥맥박은 두개의 수축성 최고점을 가지며 증가된다. 원인은 순수대동맥판 역류, 대동맥협착과 역류의 동반과 비록 덜 일반적으로 촉진되지만 비대심장근육병증(hypertrophic Cardiomyopathy)을 포함한다.

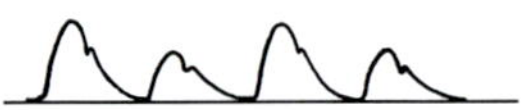

교대맥(Pulse Altenans).

리듬은 기본적으로 규칙적이지만(그리고 이것으로 판단해야만 하지만) 맥박은 박동에서 박동으로의 진폭에서 번갈아 일어난다. 강한 박동과 약한 박동의 차이가 미약할때는, 단지 혈압계로 그것을 찾아낼 수 있다. 교대맥은 좌심실 부전을 나타내며, 왼쪽 심장의 제3 심음을 동반한다.

(표 다음페이지 계속)

표 4-4 동맥맥박과 압력파의 이상(계속)

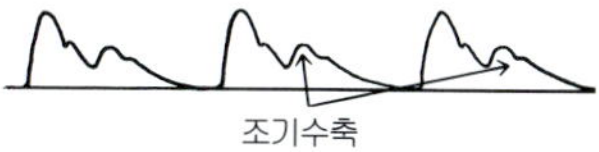

이단맥박(Bigeminal Pulse).

이 리듬장애는 교대맥으로 가장할 수도 있다. 원인은 정상 박동이 조기 수축과 번갈아 일어나는 것이다. 조기 박동의 박출량은 정상박동의 박출량과 비교하여 감소된다. 맥박은 경우에 따라 진폭에서 다양하다.

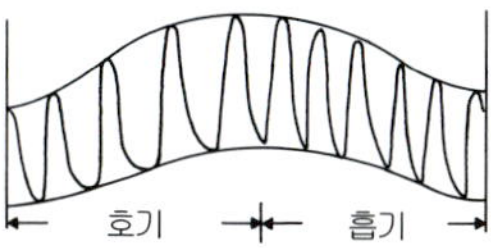

모순맥박(Paradoxical pulse).

이것은 조용한 흡기시 맥박의 진폭에서 촉진할 수 있는 감소로 발견될 수도 있다. 만일 징후가 눈에 잘 띄지 않으면, 혈압 가압대가 필요하다. 수축기압은 흡기시 10 mmHg 이상 감소한다. 이것은 배쪽심장눌림증(Precardial tamponade)에서 발견된다.

표 4-5 호흡수와 주기에서의 이상

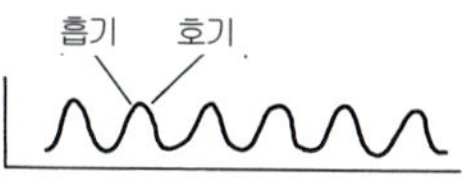

정상(Normal).

성인에서 분당 14~20회; 영아(infant)에서 분당 44회까지

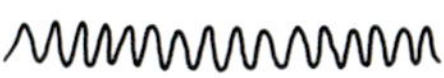

빠르고 얕은 호흡(빠른호흡) [Rapid shallow Breathing(Tachypnea)].

제한성 폐질환(restrictive lung disease), 가슴막성 가슴통증(Pleural cheft pain), 가로막(Diaphragm) 상승을 포함하는 많은 원인들

(표 다음페이지 계속)

표 4-5 호흡수와 주기에서의 이상*(계속)*

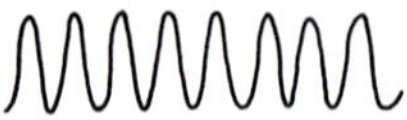

빠르고 깊은 호흡(과다호흡)

[Rapid Deep Breathing(Hyperpnea, Hyperventilation)].

운동, 불안, 대사성산증, 뇌줄기(brain stem) 손상을 포함하는 많은 원인들.
대사성 산증으로 인한 kussmaul 호흡은 깊지만 빠를 수도 느릴 수도 혹은 정상일 수도 있다.

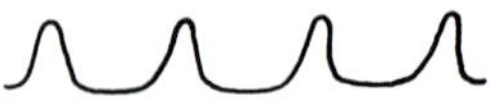

느린호흡(Slow Breathing).

당뇨병성 혼수, 약물유발호흡억제, 두개내압상승으로 인해 이차적으로 올 수도 있다.

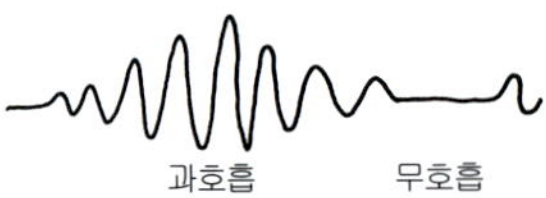

Cheyne-Stokes 호흡.

주기적으로 과다호흡과 무호흡(apnea)이 번갈아 일어나는 기간. 영아와 노인에서 수면중 정상적으로 있을 수 있다; 또한 뇌손상, 심장부전, 요독증, 약물유발 호흡억제시 동반된다.

조화운동불능 호흡[Ataxic(Biot's) Breathing].

호흡수와 깊이의 예측할 수 없는 불규칙성. 원인은 뇌손상과 호흡억제를 포함한다.

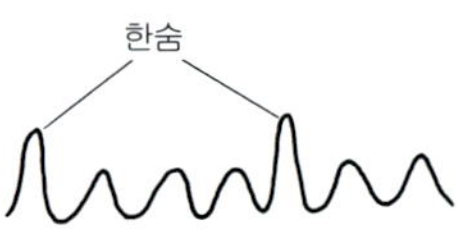

한숨호흡(Sighing Breathing).

빈번한 한숨으로 중단되는 호흡. 다른 증상들과 연관되었을때 그것은 과다호흡증후군을 암시한다. 가끔씩하는 한숨은 정상이다.

CHAPTER

피부, 털, 손발톱

5

건강력

일반적이거나 염려되는 증상들

- 탈모(Hair loss)
- 발진(Rash)
- 모반(Moles)

건강증진과 상담

건강증진과 상담에 관한 중요한 주제

- 흑색종(melanoma)의 위험인자
- 과도한 일광노출의 회피

불필요한 일광노출을 피하도록 하고 최소한 자외선 차단지수 15(Sun protection Factor, SPF－15) 이상인 일광차단제(Sunscreen)를 사용할 것을 환자에게 충고하라. 형성이상모반(dysplastic nevi)/흑색종에 대하여 ABCDE 선별을 교육하라: 비대칭(Asymmetry), 불규칙 경계(irregular Borders), 색깔에서의 다양성(variation in color), 직경(Diameter)＞6 mm, 융기(Elevation). 20~30세의 환자는 3년 간격으로 피부를 조사하고 40세 이상의 환자는 매년마다 조사하라.

검사기술

피부(SKIN)

좋은 조명아래에서 전체 피부 표면을 조사하라.
각부분을 세심하게 살펴보고 촉진하라.

주목할 점

검사기술	가능한 소견
■ 색깔(Color)	청색증, 황달, 고카로틴혈증(Carotenemia) 멜라닌 변화
■ 습도(Moisture)	건조, 기름기가 있는(oily)
■ 온도(Temperature)	찬, 따뜻한
■ 감촉(Texture)	부드러운, 거친
■ 운동성(Mobility) –피부주름이 쉽게 움직여짐	부종에서는 운동성이 감소
■ 긴장도(Turgor)–피부주름이 제자리로 돌아올 때 빠름	탈수시에 피부긴장도 감소

어떤 병변과 그것들의 다음사항을 주목하라.

검사기술	가능한 소견
■ 해부학적 위치와 분포	전신적, 국소적
■ 양상과 모양(Patterns and shapes)	선상(linear), 군집형(clustered) 피부분절의(dermatomal)
■ 유형(Type)	반점(Macule), 구진(Papule), 농포(Pustule), 물집(Bulla), 종양(Tumor)
■ 색깔(Color)	빨간색(Red), 하얀색(White), 갈색(Brown), 연자색(Heliotrope)

털(HAIR)

털을 세심하고 살펴보고 만져보라.

주목할 점

■ 양(Quantity)	드문드문한(Thin), 빽빽한(Thick)
■ 분포	반점형(Patchy) 혹은 전체탈모증 (Total alopecia)
■ 감촉	가는(fine), 굵고 거친(coarse)

손발톱(NAILS)

손톱과 발톱을 세심하게 살펴보고 만져보라.

주목할 점

■ 색깔	청색증, 창백함
■ 모양	곤봉형(Clubbing)
■ 어떤 병변	손발톱 주위염(Paronchia) 손발톱 박리증(Onycholysis)

소견기록

신체검사기록-피부, 털, 손발톱

"색깔은 좋다: 피부는 따뜻하고 촉촉하다.
손발톱은 곤봉형이 아니고 청색증은 없다. 모반, 발진, 출혈점(petechiae) 혹은 출혈반(Ecchymosis)을 의심할만한 소견은 없다."

해석에 대한 도움

표 5-1 피부의 색깔 변화

색깔/기전(Color/Mechanism)	선택적 원인들(Selected Causes)
갈색: 증가된 멜라닌 (사람의 유전적 표준보다 많은)	일광노출(sun exposure) 임신[기미(melasma)] Addison 병
청색(청색증): 저산소증(Hypoxia)으로 인해 증가된 탈산소혈색소(deoxyhemoglobin):	
■ 말초성(Peripheral)	불안 또는 찬 환경
■ 중심성[Central(동맥성)]	심장이나 폐질환
이상 혈색소	Methemoglobinemia Sulfhemoglobinemia
빨간색: 다음의 원인으로 인한 시감도(Visibility) 증가	
■ 확장된 표재성 혈관 또는 피부의 증가된 혈류	발열, 홍조(blushing), 알코올 섭취, 국소염증
■ 피부에서 감소된 산소 사용	추위노출(예를 들면, 추위에 노출된 귀)
노란색:	
황달의 증가된 빌리루빈 (공막(Sclera)이 노랗게 보인다)	간질환, 적혈구의 용혈
고카로틴혈증 (공막이 노랗게 보이지 않는다)	노란색 과일이나 채소로부터 증가된 카로틴 섭취
창백(Pale):	
감소된 멜라닌	백색증(Albinism), 백반증(Vitiligo), 어우러기(tinea vesicolor)
다음의 원인으로 인한 산소혈색소 (oxyhemoglobin)의 감소된 시감도:	
■ 피부로의 감소된 혈류	실신 또는 쇼크
■ 감소된 많은 양의 산소혈색소	빈혈
부종(Edema): (피부색소를 숨길 수 있다)	콩팥증후군(Nephrotic syndrome)

표 5-2 융기된 피부병변

일차성 병변(Primary lesions)

피부색깔의 변화를 가진 평평하고 만져지지 않는 병변들

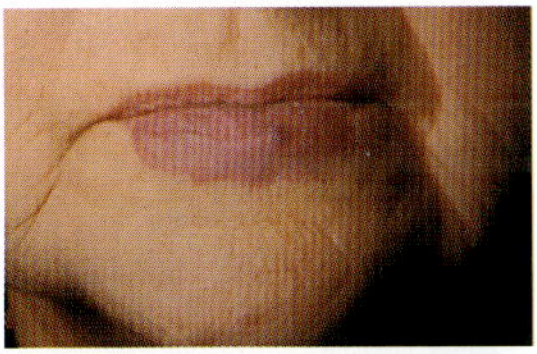

반점−1 cm까지의 작고 평평한 점(spot)

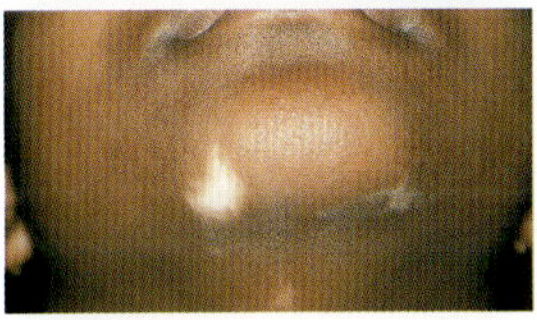

예: 혈관종(Hemangioma), 백반증(Vitiligo)

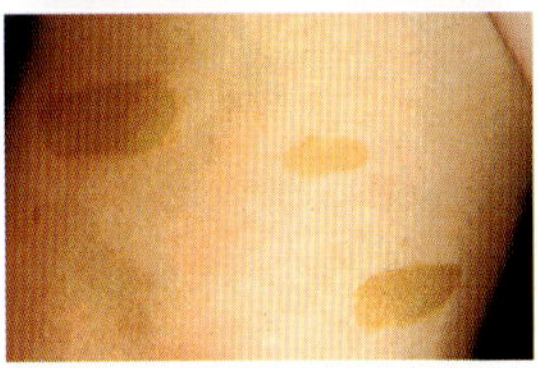

반(patch)−1 cm 이상의 평평한 점

예: 담갈색반점(Cafe-au-lait spot)

만져지는 융기: 고형 덩어리(Solid masses)

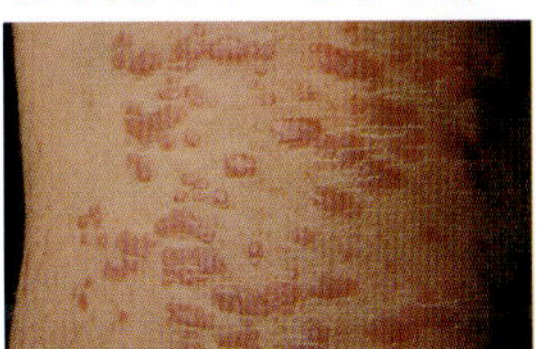

구진(Papale)−1 cm까지

예: 융기된 모반

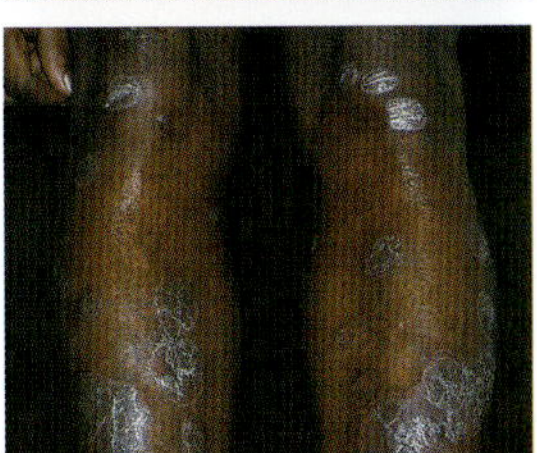

판(Plaque)−1 cm 이상의 융기된 표재성 병변, 대개 구진의 융합에 의해 형성된다.

(표 다음페이지 계속)

표 5-2 융기된 피부병변*(계속)*

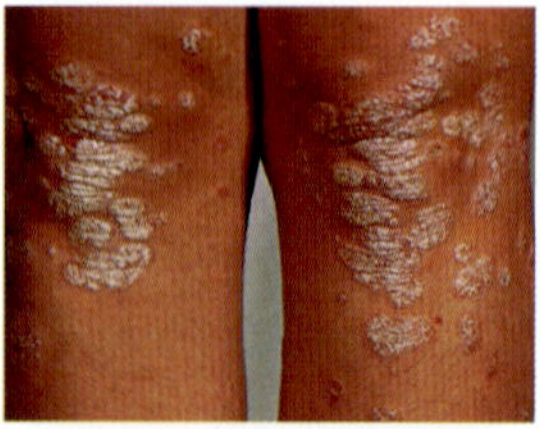

예: 건선(Psoriasis)

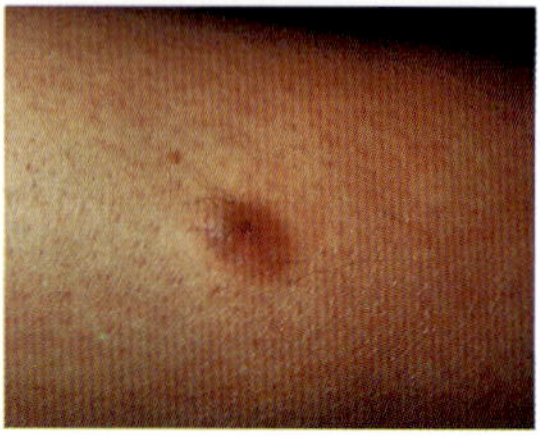

결절(Nodule)－대리석같은 0.5 cm 이상의 병변, 대개 구진보다는 깊고 딱딱하다.

예: 피부섬유종(Dermatofibroma)

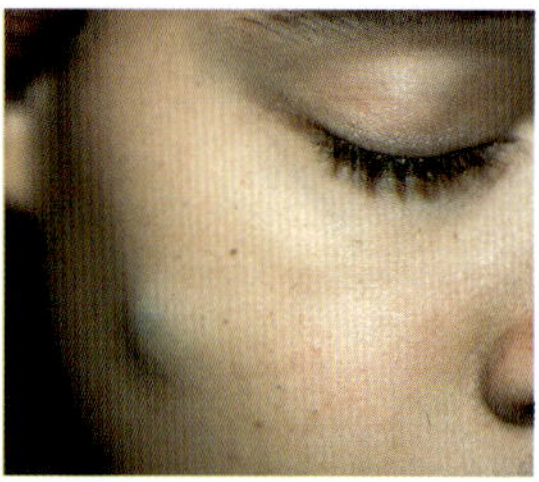

낭(cyst)－짜낼 수 있는 액체나 반고형(semisolid) 물질로 채워져 있는 결절

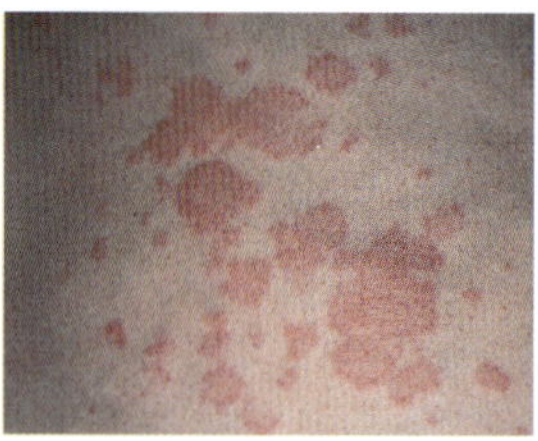

팽진(Wheal)－다소 불규칙하고 상대적으로 일시적인, 국소적 피부부종의 표재성 영역

예: 모기물린 부위, 두드러기(hives, urticaria)

(표 다음페이지 계속)

표 5-2 융기된 피부병변(계속)

액체로 차있는 공동(Cavity)를 가진 만져지는 융기

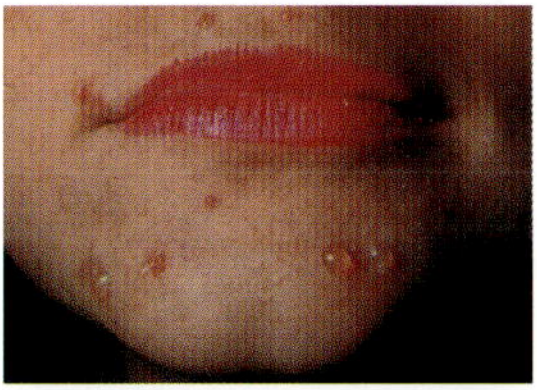

잔물집(Vesicle)—1 cm까지의; 장액으로 차 있는 병변

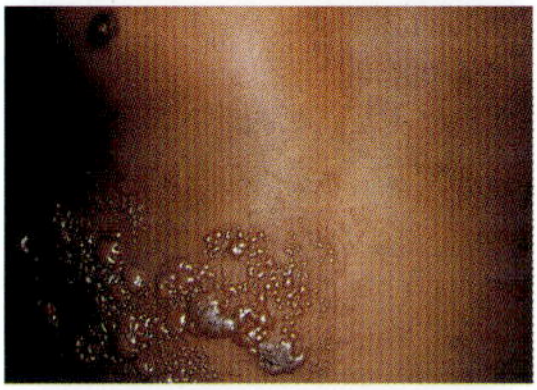

예: 단순포진(Herpes Simplex)

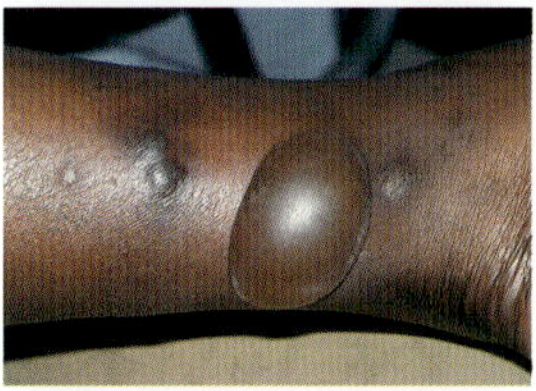

물집(Bulla)—1.0 cm 이상의; 장액으로 차 있는 병변

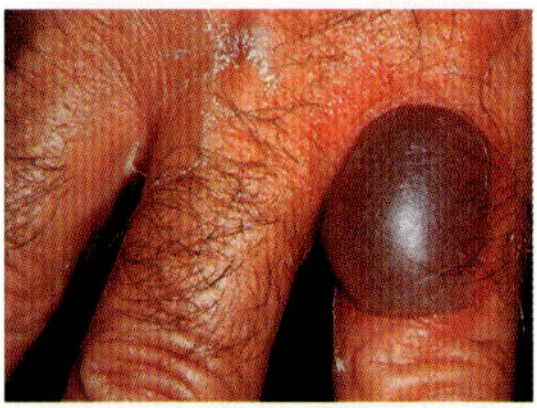

예: 곤충 물린 곳

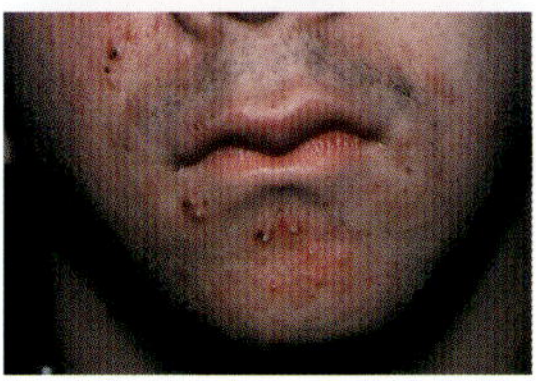

고름물집(Pustule)—고름으로 차 있는 병변

(표 다음페이지 계속)

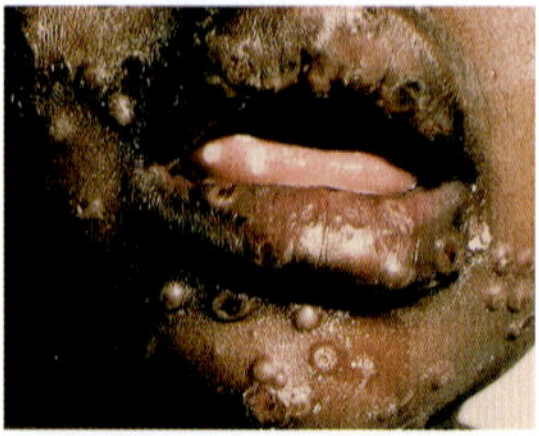

예: 여드름(Acne), 천연두(Small pox)
[고름딱지증(impetigo)]

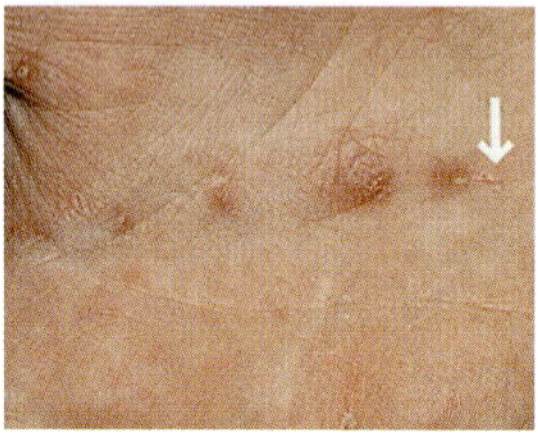

굴[Burrow, 옴(Scabies)]—표피(Epidermis)에 미세하고 약간 융기된 굴(tunnel), 일반적으로 손샅(finger Web)이나 손가락의 측면(Side)에서 발견된다. 그것은 짧고 (5~15 mm), 선상(linear)이나 곡선의 회색선처럼 보이고 아주 작은 잔물집에서 끝날 수 있다. 돋보기로 옴을 유발하는 좀진드기(mite)의 굴을 찾아라.

이차성 병변(Secondary lesions, 일차성 병변에서 발생할 수도 있다.)

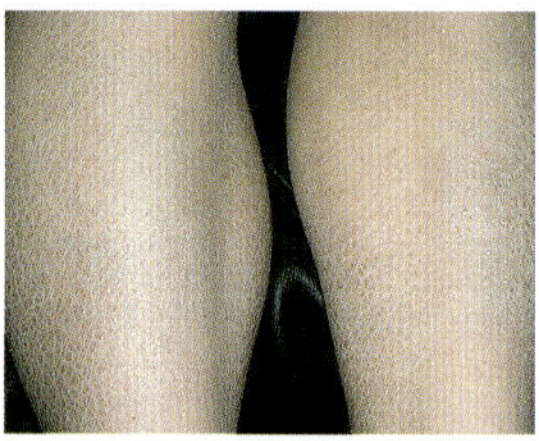

비늘(Scale)—죽고 떨어져 나간 표피의 얇은 조각

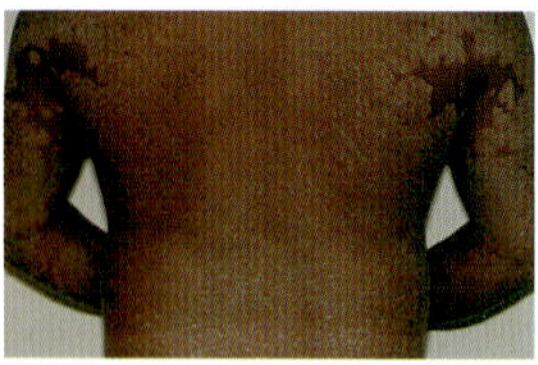

예: 비늘증(Ichthyosis), 비듬(dandruff), 건조한 피부, 건선(Psoriasis)

(표 다음페이지 계속)

표 5-2 융기된 피부병변(계속)

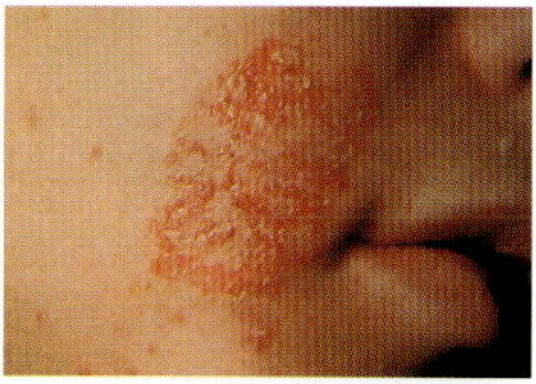

딱지(Crust)—혈청, 고름, 혈액 같은 피부 삼출물의 말라붙은 잔유물

예: 고름딱지증

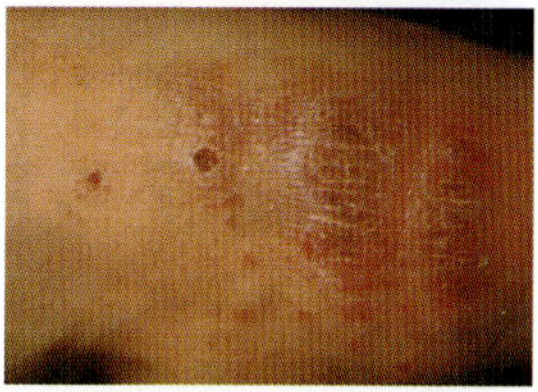

태선화(Lichenification)—볼 수 있고 만져지는 표피의 뚜꺼워짐과 정상피부 깊은 주름의 증가된 시감도를 가진 피부의 거칠어짐 (대개 만성적인 마찰로 인해 생김)

예: 신경피부염(Neurodermatitis)

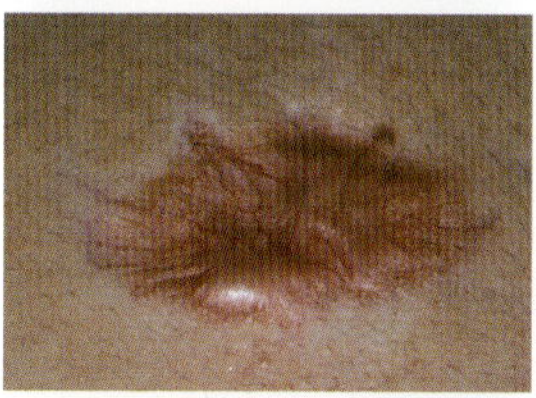

흉터(Scars)—손상이나 질환으로부터 발생하는 결합조직(connective tissue)

예: 여드름

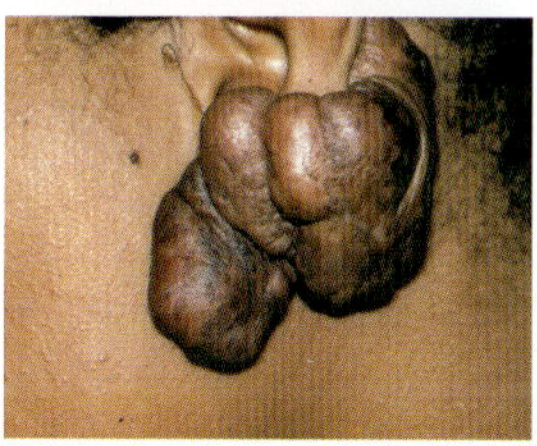

흉터종(Keloid)—처음 손상의 경계를 넘어서는 비대흉터(Hypertrophic Scarring)

(Source of photos: *Hemangioma, Cafe-au-Lait Spot, Elevated Nevus, Psoriasis(bottom), Dermatofibroma, Herpes Simplex, Insect Bite(bottom), Impetigo, Lichenification*—Hall JC. Sauer' s Manual of Skin Diseases, 8th ed. Philadelphia, Lippincott Williams & Wilkins, 2000; *Vitiligo, Psoriasis(top), Epidermal Inclusion Cyst, Urticaria, Insect Bite(top), Acne, Ichthyosis, Psoriasis, Hypertrophic Scar, Kelods*—Goodheart HP. Goodheart' s Photoguide of Common Skin Disorders: Diagnosis and Management, 2nd ed. Philadelphia, Lippincott Williams & Wilkins, 2003; *Small Pox*—Ostler HB, Mailbach HI, Hoke AW, Schwab IR. Diseases of the Eye and Skin: A Color Atlas. Philadelphia, Lippincott Williams & Wilkins, 2004).

표 5-3 함몰된 피부병변*

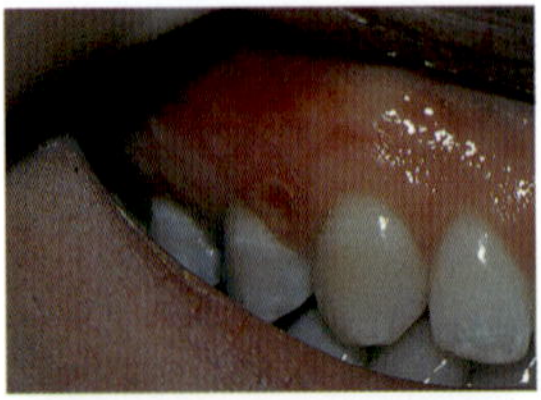

까짐(Erosion)—표재성 표피의 흉터없는 소실: 표면은 축축하지만 피가 나지는 않는다.
예: 아프타입안염(Aphthous Stomatitis), 천연두에서와 같이 잔물집의 파열 후 축축한 영역.

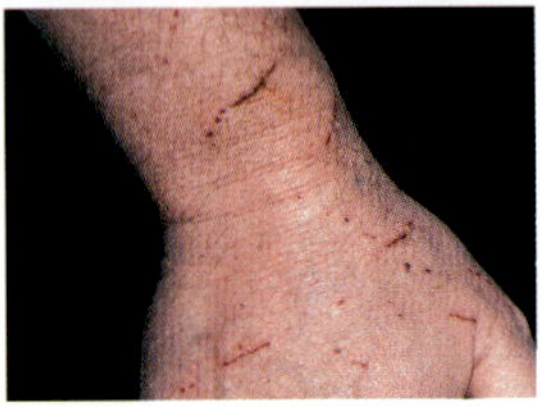

긁은 상처(Excoriation)—선상 또는 점상(Punctate)의 긁어서 야기되는 까짐
예: 고양이에게 긁힌 상처

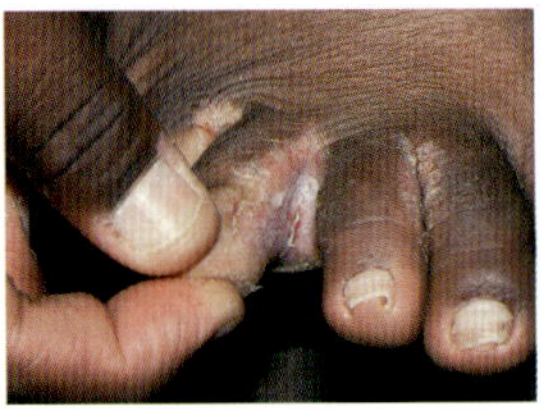

틈새(Fissure)—대개 과도한 건조 때문에 생기는 피부의 선상의 균열(crack)
예: 발백선증(Athlete' s foot).

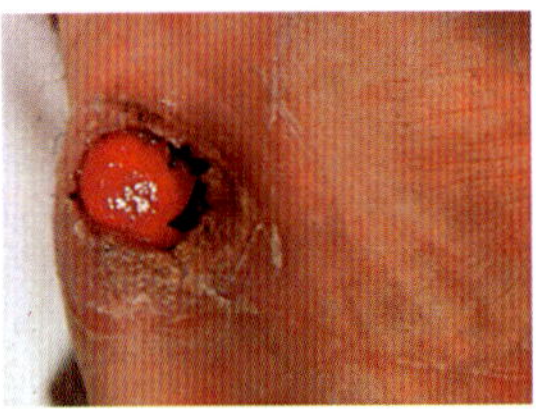

궤양(ulcer)—표피와 진피의 깊은 소실: 피가 나거나 흉터가 남을 수 있다.
예: 정맥부전의 정체궤양, 매독성 굳은 궤양

*이것들은 이차성 병변들이다(일차성 병변들 때문에 생기는).
(Source of photos: *Erosion, Excoriation, Fissure*—Goodheart HP. Goodheart' s Photoguide of Common Skin Disorders: Diagnosis and Management, 2nd ed. Philadelphia, Lippincott Williams & Wilkins, 2003; *Ulcer*—Hall JC: Sauer' s Manual of Skin Diseases, 8th ed. Philadelphia, Lippincott Williams & Wilkins, 2000)

표 5-4	혈관성과 자색반성 피부병변

병변	특징
버찌혈관종 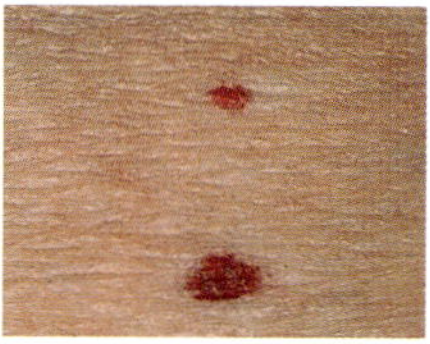	**외관:** 밝거나 진홍빛 빨간색; 나이가 듦에 따라 갈색을 띠게 되기도 한다; 1~3 mm; 둥글고 평평하며 때로는 융기되기도 함; 창백한 테두리로 둘러 싸이기도 한다. **분포:** 몸통이나 팔다리에서 발견됨 **의의:** 의미 없음; 나이가 들수록 크기와 숫자가 증가합니다.
거미혈관종` 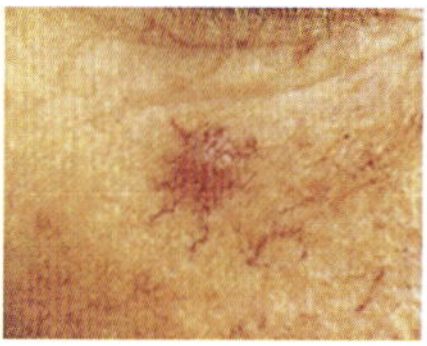	**외관:** 불같이 빨간색; 아주 작은것에서 2 cm 크기까지; 중심부는 때때로 융기되어 있으며, 홍반(erythema)이 방사상으로 퍼짐 **분포:** 얼굴, 목, 팔, 상부몸통, 하지만 허리밑으로는 거의 생기지 않는다. **의의:** 간질환, 임신, 비타민 B결핍, 어떤사람에서는 정상적으로 생김
거미정맥 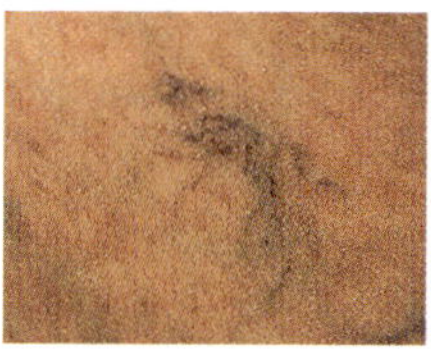	**외관:** 푸른색; 아주 작은 것에서부터 몇 인치까지 다양하다; 거미모양을 닮을 수도 있고 선상이고 불규칙하거나 폭포모양일 수도 있다. **분포:** 거의 대개가 정맥근처 다리에 생김; 또는 앞쪽 가슴에 생김 **의의:** 정맥류에서처럼 대개 표재성 정맥에 증가된 압력을 동반한다.
출혈점과 자색반 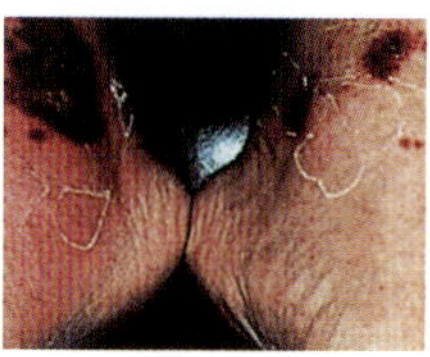	**외관:** 짙은 빨간색 또는 자주색;시간이 지나면서 희미해진다; 1~3 mm 이상; 둥글며, 때로는 불규칙하고 평평함 **분포:** 다양하다. **의의:** 혈관 밖의 혈액; 출혈성 질환을 의심할 수도 있다. 만일 출혈점이면 피부색전을 의심할 수도 없다.

(표 다음페이지 계속)

표 5-4 혈관성과 자색반성 피부병변(계속)

병변	특징
출혈반 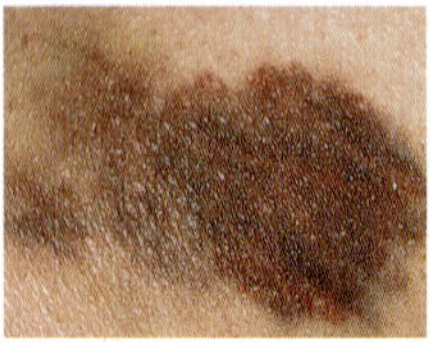	**외관:** 자주색이거나 자줏빛 청색, 시간이 지나면서 초록색, 노란색, 갈색으로 희미해진다: 출혈점보다 크며; 둥글고 타원형이거나 불규칙함 **분포:** 다양하다. **의의:** 혈관 밖에 혈액; 대개 멍이나 외상에 의해 이차적으로 생긴다; 또한 출혈성 질환에서도 볼 수 있다.

표 5-5 피부종양

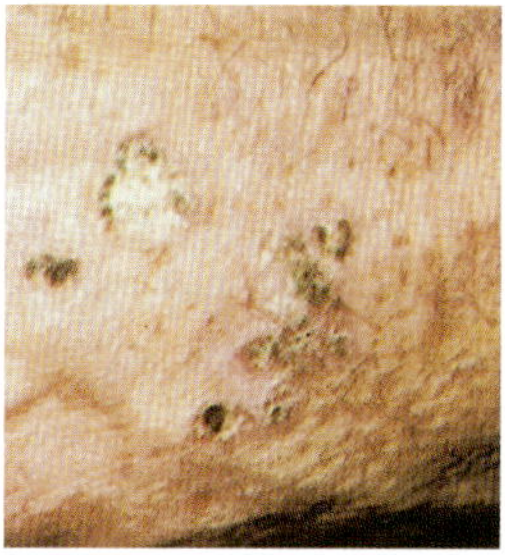

광선각화증(Actinic Keratosis)

마른 비늘로 덮여 있는 표재성이고 평평한 구진. 대개 다발성이다; 둥글거나 불규칙할 수 있다; 분홍색, 황갈색이나 회색; 나이들고, 살갗이 흰 사람의 일광에 노출된 피부에서 나타난다. 비록 양성이지만 매년 1,000명 중 한명에서 편평세포암종으로 진행한다(빠른 성장, 경화(induration), 바닥(base)에서 빨간색, 궤양시 의심할 수 있다). 전형적인 부위는 얼굴과 손이다.

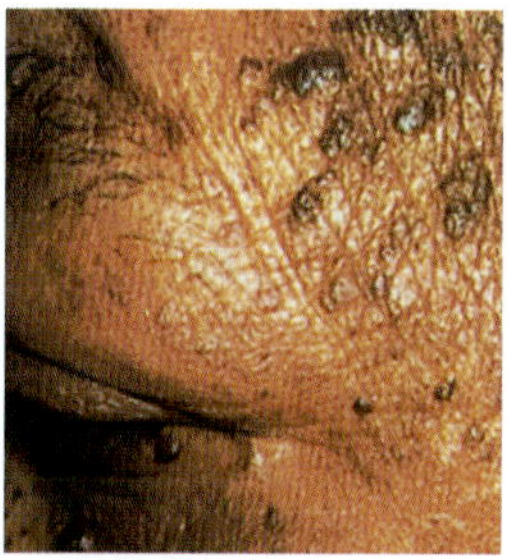

지루각화증(Seborrheic Keratoses)

일반적으로 양성이며 노란색에서 갈색의 약간 매끄럽고 부드럽거나 사마귀같고 "붙어있는" 외관을 가진 융기된 병변. 전형적으로 다발성이며 노인의 몸통에 대칭적으로 분포하지만 또한 얼굴과 그 밖의 부위에도 나타날 수 있다. 흑인에서는 뺨과 관자놀이에 작고, 깊게 착색된 구진으로 나타날 수도 있다(흑색 구진성 피부병).

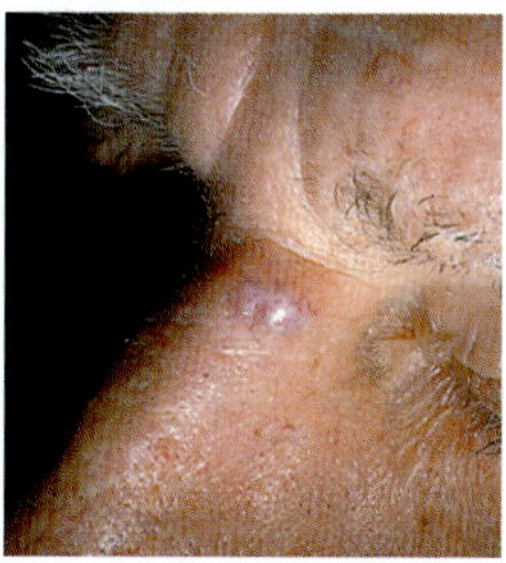

바닥세포 암종(Basal cell Carcinoma)

비록 악성이반, 천천히 자라며, 좀처럼 전이되지 않는다. 40세 이상의 살갗이 흰 성인에서 가장 흔하며 대개 얼굴에 나타난다. 처음의 반투명한 결절이 퍼지고, 중심부는 함몰되고 주변부는 단단하고 융기된 형태과 된다. 종종 확장된 모세혈관을 볼 수 있다.

(표 다음페이지 계속)

표 5-5 피부종양(계속)

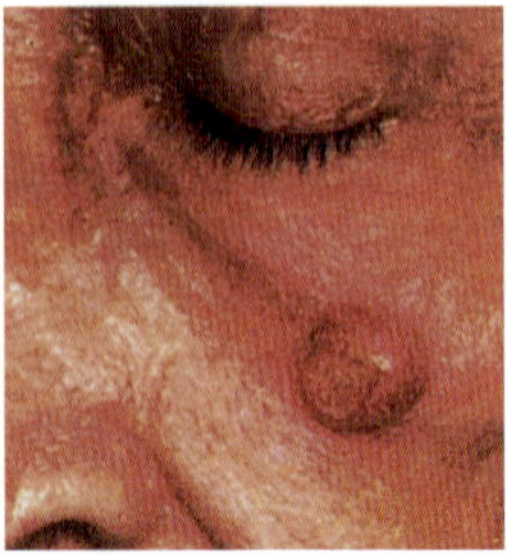

편평세포암종(Squamous Cell Carcinoma)

대개 60세 이상의 살갗이 흰 일광에 노출된 피부에서 나타난다. 그것은 광선 각화층에서 진행될 수도 있다. 대개 바닥세포암종보다 훨씬 빠르게 자라며, 더 딱딱하고, 더 붉게 보인다. 얼굴과 손등에 자주 생긴다.

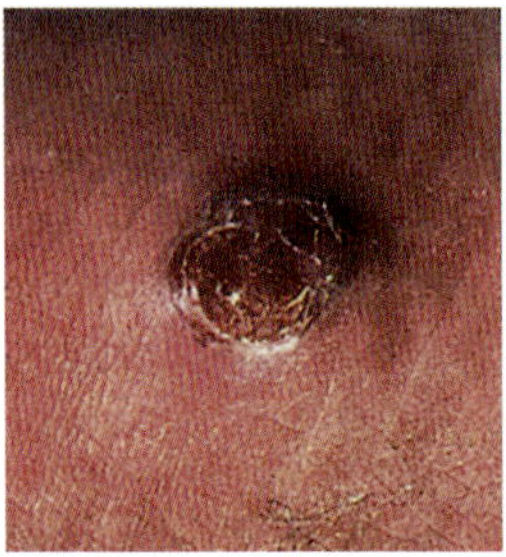

HIV 감염 환자에서 볼 수 있는 카포시 육종(Kaposi's Sarcoma)

많은 형태로 나타날 수 있다: 반점, 구진 또는 결절들이 거의 몸 어디에나 나타난다. 병변은 종종 다발성이며 내부 구조물을 침범할 수도 있다.

(Source of photos: Basal Cell Carcinoma: Rapini R. Squamous Cell Carcinoma, Actinic Keratosis, and Seborrheic Keratosis—Sauar GC. Manual of Skin Diseases, 5th ed. Philadelphia, JB Lippincott, 1985; *Kaposi's Sarcoma in AIDS*—DeVita VT Jr, Hellman S, Rosenberg SA [eds]: AIDS: Etiology, Diagnosis, Treatment, and Prevention. Philadelphia, JB Lippincott, 1985)

표 5-6 모반의 특징

정상(Normal)

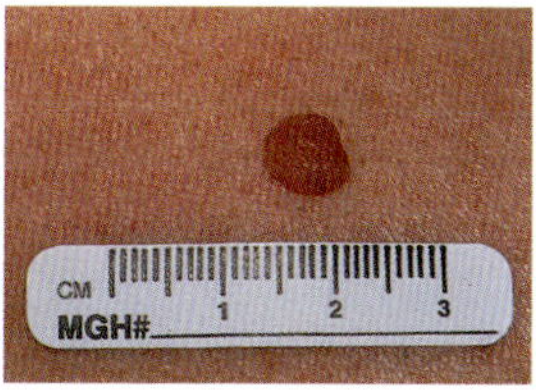

직경 6 mm 미만 대칭적; 규칙적인 경계; 일정한 색깔

악성 흑색종(Malignant Melanoma): "ABCDE"

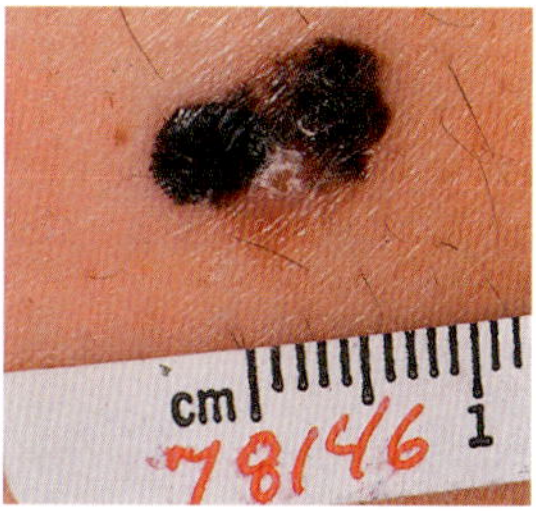

비대칭적(Asymmetric)

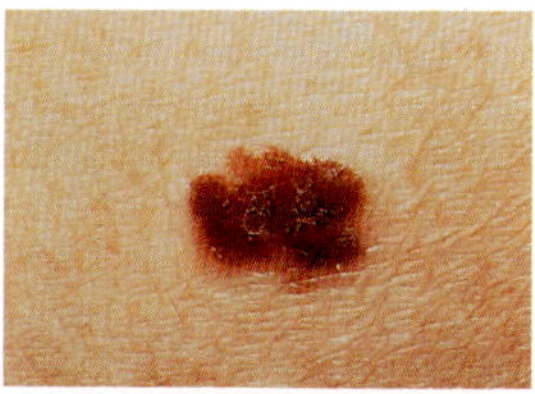

불규칙한 경계(Borders irregular)

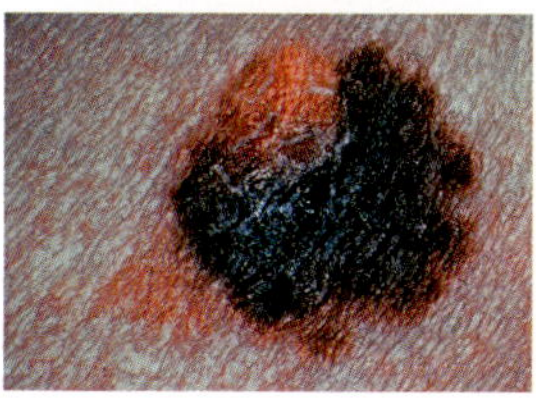

다양한 색깔(Color Varied)
6 mm 이상의 직경(Diameter more than 6 mm)
융기(Elevation)

(Courtesy of American Cancer Society; American Academy of Dermatology)

표 5-7 탈모

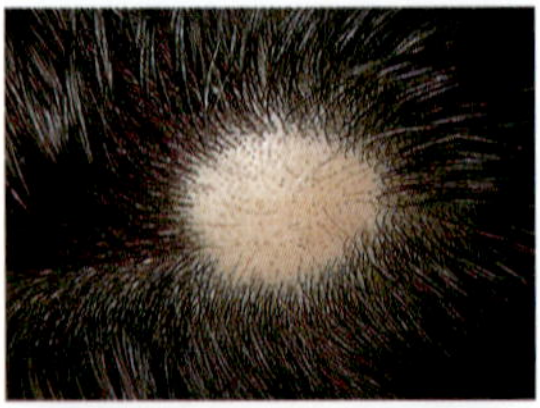

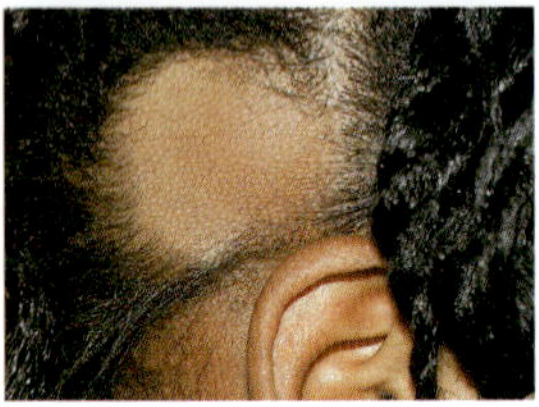

원형탈모증(Alopecia Areata)

분명하게 경계지워진 원형 또는 타원형의 탈모 반(patches), 대개 젊은 성인이나 소아에서 나타난다. 비늘벗음(Scaling)이나 염증은 볼 수 없다.

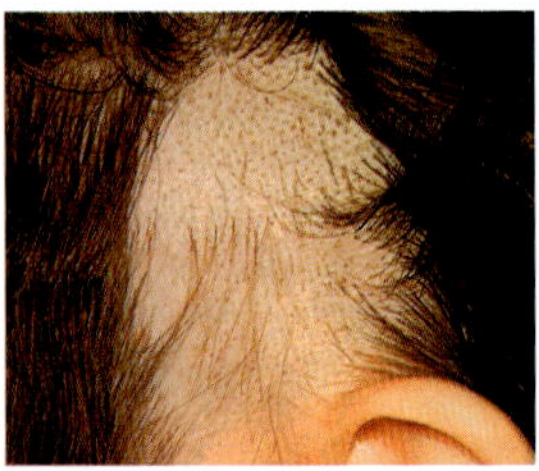

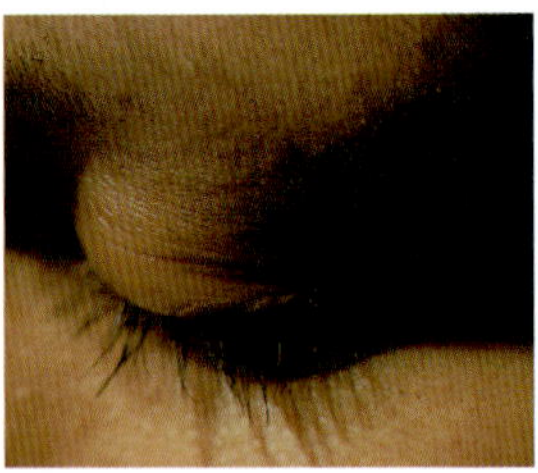

발모광(Trichotillomania)

털을 잡아 당기거나, 잡아 뜯거나, 비트는 것으로 인한 탈모, 털줄기(Hair shaft)는 부러지고 서로 길이가 다르다. 가족 또는 정신사회적 스트레스가 있는 상황에서 종종 소아에서 더 흔하다.

(표 다음페이지 계속)

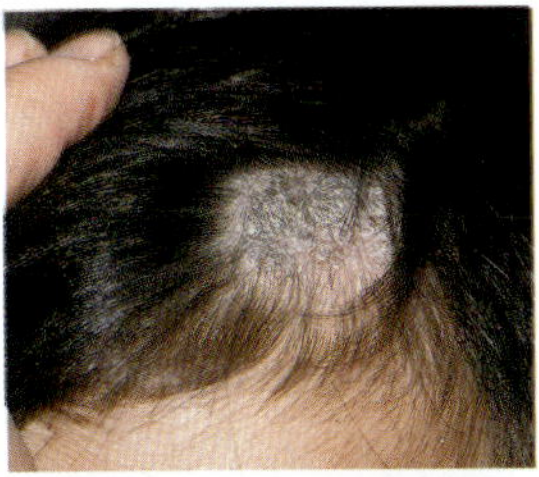

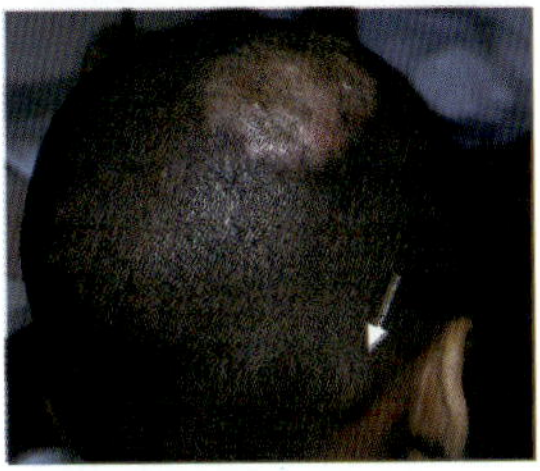

머리백선증(Tinea Capitis, "Ringworm")

탈모증의 원형 비늘벗음 반, 털은 두피 표면의 가까운 곳에서 부러진다. 대개 tinea tonsurans에 의한 곰팡이 감염으로 인해 생긴다. 지루성 피부염과 유사하다.

(Source of photos: *Alopecia Areata(left), Trichotillomania(top)*—Hall JC. Sauer' s Manual of Skin Diseases, 8th ed. Philadelphia, Lippincott Williams & Wilkins, 2000; *Alopecia Areata(bottom), Tinea Capitis*—Goodheart HP. Goodheart' s Photoguide of Common Skin Disorders: Diagnosis and Management, 2nd ed. Philadelphia, Lippincott Williams & Wilkins, 2003; *Trichotillomania(bottom)*—Ostler HB, Mailbach HI, Hoke AW, Schwab IR. Skin: Diseases of the Eye and Skin: A Color Atlas. Philadelphia, Lippincott Williams & Wilkins, 2004)

표 5-8 손톱

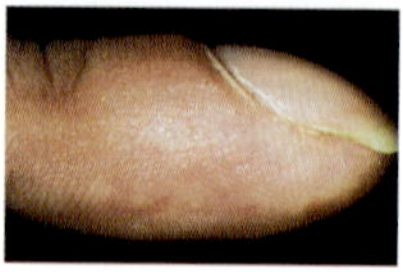

곤봉지

손가락 등이 둥글고 볼록(bulbous)한 형태; 손톱판(Nail plate)의 볼록한 모양이 증가됨. 손톱판과 근위 손톱주름 사이의 각도가 180° 이상으로 증가한다. 근위 손톱주름은 스펀지처럼 느껴진다. 만성저산소증과 폐암을 포함한 많은 원인들이 있다.

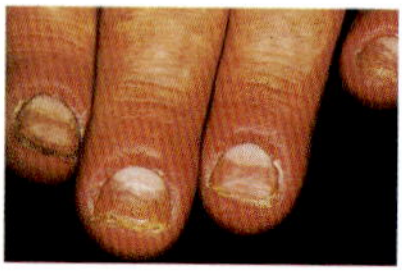

손톱주위염

근위손톱과 측면 손톱주름의 염증, 급성과 만성, 주름은 빨갛고, 부으며, 누르면 아플 수 있다.

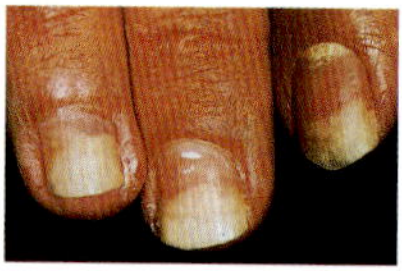

손톱박리증

통증없이 손톱판이 손톱바닥(nail bed)으로부터 분리되는 것으로 말단부위에서부터 시작한다. 많은 원인들이 있다.

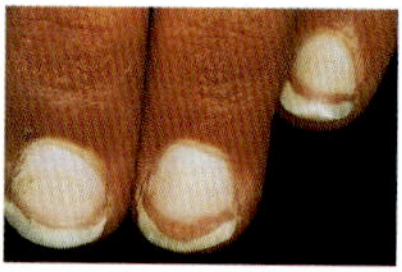

Terry 손톱

적갈색의 말단부 띠를 가진 하얀손톱 노화와 어떤 만성질환에서 보인다.

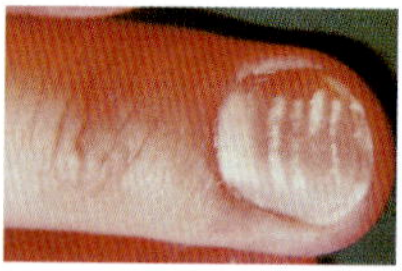

백색 손톱

외상에 의해 야기되는 하얀점.
손톱과 함께 자라 나온다.

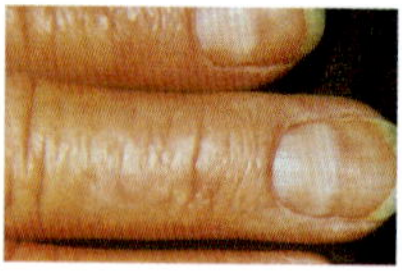

손톱 횡구증

손톱 반달(lunula)의 곡선과 유사한 곡선의 하얀색선 질환 후에 나타나며 손톱과 함께 자라나온다.

CHAPTER

머리와 목

6

건강력

일반적이거나 염려되는 증상들

- 두통
- 시력의 변화
- 겹보임
- 난청, 귀앓이, 귀울림
- 어지럼
- 코출혈, 코피
- 목앓이; 쉰목소리
- 침샘종대
- 갑상샘종

머리

두통은 매우 흔한 증상이지만, 두통에 대해서 항상 신중한 평가를 해야 한다. 치명적인 질환의 시작이 약간의 두통만으로 나타날 수 있기 때문이다.

환자가 호소하는 통증의 7가지 속성 전부와 두통의 특징에 대해 자세히 기술해야 한다(21쪽 참조).

표 6-1, 두통(104~108쪽)을 참조하시오. 긴장두통과 편두통은 가장 흔한 재발성 두통이다.

두통이 일측성 또는 양측성인가? 일정한 지 또는 고동치는 양상인가? 지속성 또는 비지속성 유형인가? 환자에게 두통이나 불편한 부위를 가리키게 한다. 연대기적인 양상과 강도를 평가한다.

긴장두통은 보통 관자부위에서 발생하며 군발두통은 안구 뒤쪽 부위에서 생길 수 있다.

양상이 변화거나 점차 두통이 심해지는 것은 종양, 고름집, 또는 다른 덩이 병변이 있을 가능성이 많다. 매우 심한 두통은 거미막밑 출혈이나 수막염을 의심할 수 있다.

동반된 증상에 대해서도 물어봐야 한다. 특히 욕지기, 구토 그리고 시야의 변화나 운동-감각 결손과 같은 신경학적 증상이 같이 있는 지 문진을 해야 한다.

시력조짐 또는 번쩍이는 암점은 편두통과 동반되는 경우가 많다. 욕지기와 구토는 편두통에서 흔히 볼 수 있지만 뇌종양과 거미막밑 출혈에서도 또한 볼 수 있다.

기침이나 재채기 또는 머리 위치의 변화에 따라 두통이 좋아지거나, 악화되는 지, 아니면 변화가 없는 지에 대해서도 질문을 해야 한다.

뇌종양과 급성 코곁굴염이 있는 경우에는 이러한 조작을 하게 되면 통증이 악화된다.

가족력이 있는지 질문한다.

편두통이 있는 환자는 가족력이 있는 경우가 있다.

눈

"시력이 어떤지요?" 그리고 "눈에 어떤 불편한 문제는 없습니까?" 라고 물어 본다. 환자가 시력에 변화가 있다고 하면, 관련된 사항에 대해 자세히 문진을 해야 한다.

굴절 이상은 점차 시야가 흐려지지는 것의 가장 흔한 원인이다. 고혈당치는 시야가 흐려지는 원인이 될 수 있다.

■ 갑자기 증상이 나타났는가? 또는 점진적으로 증상이 나타났는가?	갑작스런 시력저하는 망막박리, 유리체 출혈, 또는 중심망막동맥의 폐쇄를 의심할 수 있다.
■ 가까운 것을 볼 때 또는 먼 것을 볼 때 증상이 심해지는가?	가까운 일을 할 때 어려움이 있다면 원시 또는 노안을, 멀리 있는 것을 잘 보지 못한다면 근시일 것이다.
■ 시야장애가 전체적으로 나타나는 것인지? 부분적으로 나타나는지? 중심부분인지, 주변부분, 또는 단지 일측성인지?	핵백내장 그리고 황반변성인 경우에는 천천히 중심부장애가 나타난다. 개방각녹내장이 진행되면 주변시야 소실이 나타난다. 반맹과 사분면 결함이 있는 경우에는 일측성 소실이 나타난다(109쪽 참조).
■ 시야를 지나가는 불빛이 보이는지? 유리체 떠돌이가 있는지?	번쩍이는 불빛이나 새로운 유리체 떠돌이는 망막에서 유리체가 박리된 것을 의미한다. 즉각적인 안과 의뢰가 필요하다.
눈이나 눈 주변부에 통증이 있는지, 충혈이 있는지, 눈물을 많이 흘리는지 물어 봐야한다.	
겹보임을 검사한다.	겹보임은 뇌줄기나 소뇌에 병변이 있는 경우나, 한 개 또는 그 이상의 외안근이 약해졌거나 마비가 된 경우에 나타난다.

귀

"청력은 어떻습니까?"라고 물어본다.	표 6-7, 난청의 유형(114쪽)을 참조하시오.

사람들의 이야기를 들을 때 이해하기 어려운 부분이 있는 지 물어본다. 소음이 있는 환경에서 어떤 어려움이 있는가를 물어본다.

감각신경장애가 있는 사람들은 말을 이해하기 어렵고, 타인들이 중얼거린다고 불평한다. 소음이 있는 환경은 청력을 더 감소시킨다. 전도장애가 있을 때에는 소음이 있는 환경에서 더 잘 들을 수 있다.

귀통증을 호소할 때 열, 인후통, 기침, 근래에 상기도감염이 있었는지에 대해서 물어본다.

겉귀에 통증이 있는 경우에 겉귀길염을 의심한다. 호흡기감염과 안귀에 통증을 호소하는 경우에는 가운데귀염을 의심한다.

귀울림은 외부적 자극이 없이 들리는 소리로, 흔히 피리소리나 시냇물 소리 또는 파도소리 등의 잡음으로 나타난다.

청력감소와 어지럼증이 같이 있는 귀울림은 메니에르병을 의심한다.

환자 자신이나 주변이 도는 느낌의 어지럼에 관해서 질문한다.

코와 코곁굴

콧물은 흔히 비강충혈과 관련이 있고 멍멍하고 코막힘을 동반한다. 추가로 재채기, 눈물, 인후통, 눈, 코, 인후의 가려움이 있는지 물어본다.

바이러스감염이나 알레르기비염(건초열), 그리고 혈관운동비염 등이 원인이다. 가려움증은 알레르기에 의한 경우가 흔하다.

코출혈은 근원을 조심스럽게 확인해야 한다: 코에서 또는 기침하면서 나는 것인지, 구토하면서 나오는 것인지. 출혈의 부위와, 정도 그리고 동반된 증상들을 파악해야 한다.

코출혈의 국소적인 원인으로는 외상(코 후빔), 염증, 코점막의 건조와 딱지, 종양, 이물질 등이 있다.

구강, 인두, 그리고 목

인후통(목앓이)는 흔한 증상이다. 열, 침샘의 부종, 그리고 기침 등이 같이 있는지 문진한다.

열, 인후삼출물 그리고 목 앞쪽의 림프절병증이 있고, 특히 기침이 없는 경우 사슬알균 인두염(streptococcal pharyngitis)(118쪽)을 의심한다.

쉰목소리는 과도하게 목소리를 사용한 경우, 알레르기, 흡연, 또는 자극적인 연기 흡입때문이다.

갑상샘기능저하증, 후두질환, 인후외측에 생긴 병변에 의해 후두신경이 압박을 받는 경우 또한 나타난다.

갑상샘기능에 대해 검사 하여야 한다. 갑상샘종, 열못견딤증, 그리고 땀을 많이 흘리는 지에 대해 확인한다.

갑상샘종이 있는 경우, 갑상샘기능은 증가되어 있거나, 감소되어 있거나 또는 정상이다.
한랭못견딤증은 갑상샘기능저하증을, 열못견딤증, 두근거림, 체중감소는 갑상샘항진증을 암시한다.

건강증진과 상담

일반적이거나 염려되는 증상들

- 시력변화, 백내장, 황반변성(황반퇴행), 녹내장
- 청력감소
- 구강건강

나이가 많아짐에 따라 시력과 관련된 이상은 그 양상이 바뀌게 된다. 일반적으로 건강한 젊은이일 때는 굴절이상을 호소하게 된다. 65세 이상의 성인의 25% 이상에서 굴절장애; 백내장, 황반변성, 녹내장 등이 더욱 빈발한다. 녹내장은 아프리카계 미국인에서 실명의 가장 큰 원인이며, 전체 인구에서는 실명의 두 번째 원인이다. 녹내장은 점차 시력 감퇴를 일으키고, 시각신경에 손상을 주며, 주변부부터 시작하는 시야 장애를 초래하며, 시각신경유두부가 창백해지며 점차 그 크기가 커지게 된다(시각신경유두의 직경이 반 이상 커짐).

65세 이상의 노인 1/3 이상은 검사에서 확인할 정도의 청력감소가 있다. 설문지나 휴대용 이경을 사용하여 주기적인 선별검사로써 잘 확인할 수 있다.

구강건강 상태도 꼭 확인해야 한다. 5세에서 17세까지의 어린이의 반 이상이 한 개에서 여덟개까지의 충치를 가지고 있고 미국 성인은 평균 10에서 17개의 치아에 충치, 손실된 치아나 치료된 치아를 가지고 있다. 75세 이상의 노인들 중 반 이상은 치아가 하나도 없다. 충치가 있는 치아나 손실된 치아가 있는지, 잇몸에 염증이 있는지, 치주질환(출혈, 고름, 잇몸이 함몰되었는지, 그리고 호흡 상태가 나쁜지)이 있는 지 등을 검사한다. 플루오르화물(fluoride)이 포함된 치약, 칫솔사용, 치실사용 그리고 최소한 일 년에 한번은 치과를 찾도록 권유한다.

검사의 기술

머리

검사기술	가능한 소견
다음 사항들을 검사한다.	
■ 두발의 양, 분포 그리고 질감	점액부종이 있는 환자는 거칠고 숱이 적은 양상을, 갑상샘항진증에서는 가는 머리카락을 볼 수 있다.
■ 두피에 덩이나 병변이 있는지	털낭, 건선(마른비늘증)
■ 머리뼈의 크기와 윤곽	물뇌증, 외상에 의한 머리뼈함몰
■ 대칭적인 얼굴과 표정	얼굴마비; 우울증 같은 무표정, 화난 것 같은 또는 슬픈 기분
■ 피부의 색깔, 결, 털의 분포, 그리고 병변	창백함, 가는 털, 다모, 여드름, 피부암

눈

검사기술	가능한 소견
각 눈의 시력을 검사한다.	시력 감소
필요한 환자에게는 시야검사를 한다.	반맹, 뇌혈관사고에 의한 사분면결손
시진할 항목은	
■ 눈의 위치와 정렬상태	눈돌출증, 사시
■ 눈썹	지루피부염
■ 눈꺼풀	다래끼(맥립종), 콩다래끼, 겉말림, 눈꺼풀처짐, 황색판종

검사기술	가능한 소견
■ 눈물기관	눈물주머니부종
■ 결막과 공막	충혈, 황달
■ 각막, 홍채, 수정체	각막혼탁, 백내장
동공에서는 다음을 검사한다.	
■ 크기, 모양, 그리고 대칭성	
■ 동공빛 반사와 이상소견이 있다면	동공축소, 확대, 비대칭성 동공 3번 뇌신경에 마비가 있는 경우 동공빛 반사가 소실
■ 근접반사	동공긴장증과 아르길로버트슨 홍채를 진단하는 데 유용: 긴장성 홍채에서는 느리고, 매독에 의한 아르길로버트슨 홍채인 경우에는 반사가 소실됨

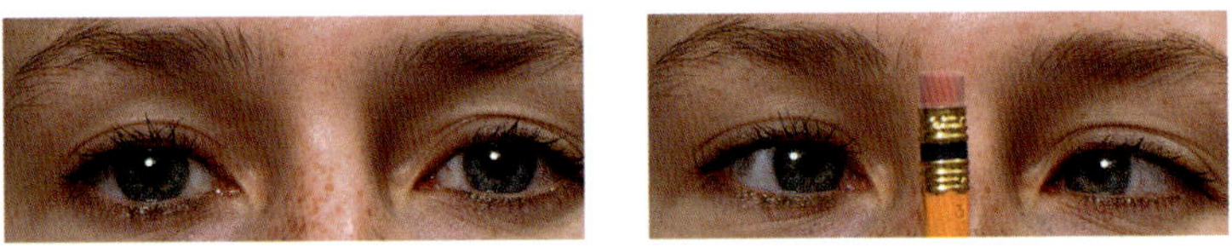

근접반사

검사기술	가능한 소견
외안근 검사	
■ 중앙에서 빛을 비추면서 각막반사 검사	근육의 불균형
■ 여섯 방향의 기본 움직임을 검사	마비성 또는 비마비성 사시, 눈떨림(안진), 눈꺼풀내림 지연

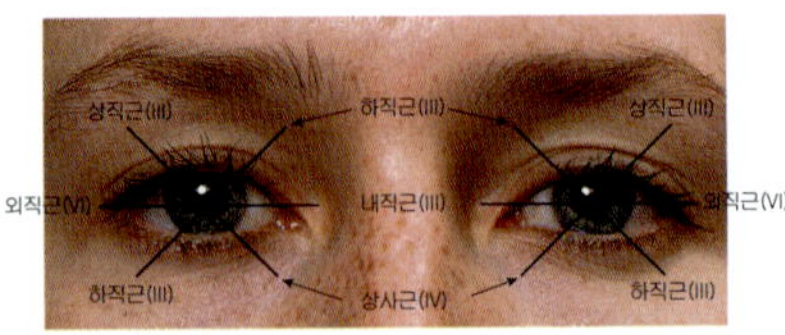

검사기술	가능한 소견
■ 눈모음	갑상샘항진증에서 눈모음이 잘 안 됨

검사기술	가능한 소견
검안경으로 안저 검사	

검안경을 사용하는 요령

- 방을 어둡게 한다. 검안경의 큰 원형의 빛이 나오도록 검안경의 렌즈원판을 돌린다. 검안경 불빛이 너무 밝지 않아야 환자를 검사하기가 쉽다.
- 렌즈원판을 0 디옵터(디옵터는 렌즈가 빛을 수렴하거나 확산하는 정도를 나타낸다)에 맞춘다.
- 환자의 우측 눈을 검사할 때는 검사자가 검안경을 우측 손에 들어야 하며, 좌측 눈을 검사할 때는 검사자의 왼쪽 손에 검안경을 들어야 환자의 코와 부딪치지 않는다.
- 검안경을 검사자의 안와뼈의 중앙에 단단히 고정하여 약 20° 외측으로 검안경 손잡이를 기울인다. 환자에게는 약간 위쪽을 보게 하면서, 검사자의 어깨너머로 벽에 있는 점을 똑바로 보게 한다.
- 검사자는 환자의 주시 방향보다 약 15° 외측에 그리고 환자로부터 약 15인치 정도 떨어진 거리에 선다. 동공의 주황색발광-적색반사-을 관찰 한다. 적색반사가 선명하지 않은 혼탁이 있는지 관찰한다. 적색반사가 없다면 수정체의 혼탁(백내장)이나 유리체의 혼탁이 있다는 것을 의심한다.
- 검사자는 다른 한 손의 엄지손가락으로 환자의 눈썹 부위에 댄다. 검안경 불빛을 적색반사가 있는 곳에 초점을 맞추면서, 검안경을 15° 정도 방향에서 동공을 향해 환자의 속눈썹에 거의 닿을 정도로 접근한다. 검안경의 위치와 안저 전체를 한 단위로 볼 수 있는 각도로 맞춘다.

안저검사에서는 다음을 확인한다.

■ 적색반사	백내장, 인공안구
■ 시각신경유두	유두부종, 녹내장성 시각신경유두패임, 시각신경위축. 표 6-4, 시각신경유두이상(111쪽)을 참조

검사기술	가능한 소견

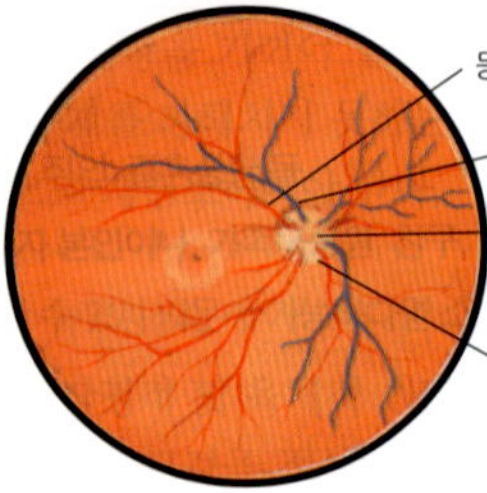

검사기술	가능한 소견
■ 동맥들, 정맥들, 그리고 동맥과 정맥이 교차하는 양상	고혈압성 변화
■ 망막주변부(어떤 병변이라도 놓치지 말 것)	출혈, 삼출물, 솜같은 반점들, 미세동맥류, 색소침착
■ 황반부	황반변성
■ 앞쪽 구조물	유리체 부유물, 백내장

시각신경유두와 망막검사 하는 요령

- 시각신경유두의 위치. 노란주황색빛의 둥근 구조물을 찾는다.
- 그 다음 검안경 렌즈를 조정하여 초점을 시각신경유두에 맞춘다.
- 시각신경유두를 검사하고 다음 사항들을 확인한다.
  - 시각신경유두부의 경계부가 뚜렷하면서 명확한가
  - 시각신경유두부의 색깔
  - 시각신경유두부의 생리적인 함몰부의 크기 (만성 개방각 녹내장이 있으면 함몰부가 커져 있다)

(계속)

시각신경유두와 망막검사 하는 요령*(계속)*

- 시각신경유두의 중앙부에서부터 나오는 망막정맥에 정맥맥박(두부외상, 뇌막염, 또는 종양 등의 병적인 상태가 있으면 정맥맥박이 소실된다)

- 망막검사. 정맥과 동맥을 구분하는 감별점은 아래와 같다.

	동맥	*정맥*
색상	맑은 붉은색	어두운 붉은색
크기	작은 편(정맥 직경의 2/3~4/5)	큰 편
빛반사(대광반사)	밝다.	뚜렷하지 않거나 없다.

- 혈관들을 따라서 각각 4방향으로 가장자리까지 확인한다.
- 망막중심오목과 황반을 확인한다. 황반변성의 유형은 건성위축성(더 흔하나 심하지 않은 편)과 삼출성(신생혈관성)으로 구분한다. 흡수가 완전히 되지 않은 세포잔해(소위 drusen)은 딱딱하거나 부드럽다.
- 시각신경유두에 부종이 있는지 확인한다.

귀

양측 귀를 각각 진찰한다.

귓바퀴

귓바퀴 검사 — 흉터종, 표피낭종

귀에 염증이 의심되면:

- 귓바퀴를 위, 아래로 움직여 보고, 또 겉귀길 부위를 압박해 본다. — 겉귀길염이 있으면 통증(tug test)

검사기술	가능한 소견
■ 귀 뒤쪽을 세게 눌러본다.	가운데귀염과 꼭지돌기염인 경우에는 압통을 호소한다.

겉귀길과 고막

귓바퀴를 위로, 뒤쪽으로 그리고 약간 외측 당긴다.	
이경 벌리개를 통해 검사한다.	
■ 겉귀길	귀지; 겉귀길염에서는 부종과 발적이 있다.
■ 고막	급성 가운데귀염인 경우에는 붉게 팽창된 고막; 장액성 가운데귀염염, 고실경화증, 천공. 표 6-6, 고막의 이상 소견(113쪽)을 참조하시오.

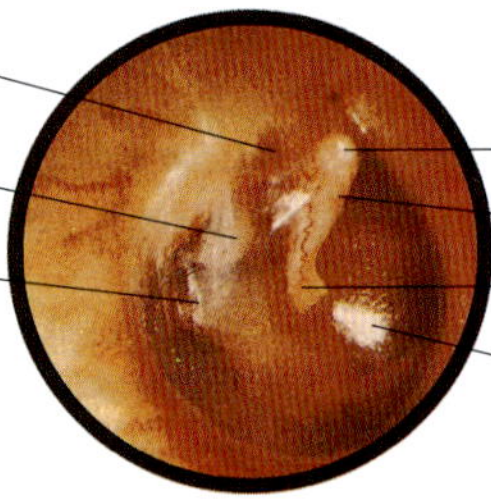

청력

속삭이는 목소리나 일상 대화 때의 목소리로 청력을 평가한다.	
청력이 떨어져 있다면 512 Hz 소리굽쇠를 사용한다.	이 검사법은 감각신경성 난청과 전도성 난청을 감별하는데 도움을 준다.

검사기술	가능한 소견
■ 편위검사(Weber test). 소리굽쇠를 진동시킨 후 환자의 두정위에 대고 청력을 검사한다.	표 6-7, 난청의 유형(114쪽)을 참조하시오.
■ 공기전도와 뼈전도 비교(Rinne test). 소리굽쇠를 진동시킨 후 환자의 꼭지돌기에 댄 다음 떼어내고 청력을 확인한다.	

코와 코곁굴

코의 외부를 관찰한다.	
코벌리개를 이용하여 다음을 관찰한다.	
■ 코중격과 코선반을 덮고 있는 코점막의 색상과 부종을 확인한다.	바이러스 코염이 있으면 부종과 발적이 있고 알러지 코염인 경우에는 부종이 있으면서 창백하며; 폴립; 코카인 중독에 의한 궤양
■ 코중격의 위치와 온전한 상태	편위, 천공
이마굴과 위턱굴을 압박하여 압통이 있는지 확인한다.	코곁굴염이 있으면 압통을 호소한다.

입과 인두

다음을 시진한다.	
■ 입술	청색증, 창백, 입술증
■ 입안점막	입안궤양
■ 잇몸	잇몸염, 치주질환

검사기술	가능한 소견
■ 치아	충치, 치아 결손
■ 입천장	입천장융기
■ 혀	표 6-9, 혀의 이상소견(116~117쪽)을 참조하시오.
유두	설염
대칭성	뇌신경 XII의 마비가 있으면 혀를 내밀었을 때 한쪽의 치우침
다른 병변	암
■ 구강저	암
■ 인두	표 6-10, 인두의 이상 소견(116쪽)을 참조하시오.
색 또는 삼출물	인두염
편도가 있는지 그리고 크기	편도염, 편도주위 고름집
환자에게 "아" 소리를 내도록 하면서 물렁입천장의 대칭성을 확인	뇌혈관사고로 뇌신경 X이 마비되면 물렁입천장을 위로 올리지 못한다.

목

목에 대한 검사	흉터, 덩이, 기운목
림프절 촉진	복부 위의 림프절병증은 염증이나 암에 의해생긴다.
기관을 촉진하고 위치를 확인	목 덩이나 공기가슴증으로 기관이 한 쪽으로 치우치게 된다.

검사기술	가능한 소견
갑상샘 검사:	
▪ 목을 편하게 한 상태에서	갑상샘종, 결절, 표 6-11, 갑상샘의 이상소견(119쪽)을 참조하시오.
▪ 환자가 물을 삼키게 하면서	갑상샘종, 결절, 갑상샘염이 있는 경우에는 압통을 호소

환자의 뒤에서 갑상샘잘록부와 양쪽 옆을 포함해서 갑상샘을 촉진한다.

▪ 목을 편하게 한 상태에서

▪ 환자가 물을 삼키게 하면서

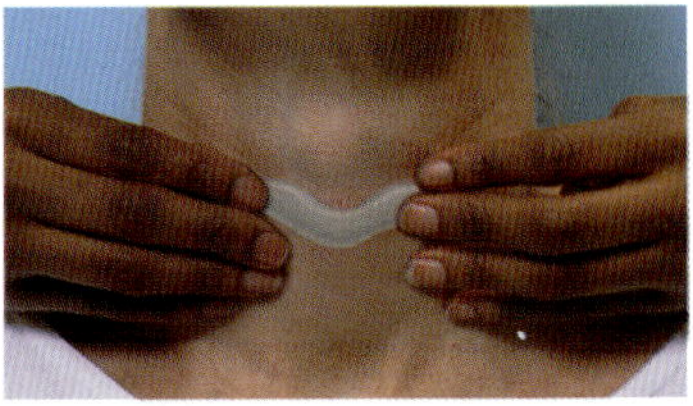

환자 뒤에서 갑상샘을 촉진한 다음, 목의 근골격를 진찰하고, 위쪽 등과 갈비척추각 압통이 있는지를 확인한다.

진찰소견의 의무기록

진찰 소견-머리, 눈, 귀, 코, 그리고 인두(HEENT)

HEENT: **머리(H)**-머리뼈가 정상형태/비외상성(NC/AT). 평균적인 촉감의 머리카락. **눈(E)**-양안시력 20/20. 공막 백색; 결막 분홍. 동공이 4mm에서 2mm로 똑같이 원형으로 축소하는지, 빛과 조절에 대한 반사. 시각신경유두의 경계가 명확함; 출혈이나 삼출물이 없음; 세동맥의 협착이 없음. **귀(E)**-속삭이는 정도의 목소리를 잘 들음. 불빛에 고막 광추가 양호. Weber 편위 없음. 공기전도〉뼈전도. **코(N)**-분홍빛 점막, 코중격 편위 없음. 코곁굴 압통 없음. **인두(T 또는 구강)**-분홍빛 구강점막; 치아상태 양호; 인두 삼출물이 없음. 목-기관 편위 없음. 목이 유연함. 갑상샘잘룩부 촉지, 갑상샘엽 촉지 안 됨. 림프절-경부, 겨드랑, 활차상과, 샅고랑 림프절병증 없음

해석에 대한 도움

표 6-1 두통

질환	일반적인 특징들	동반하는 증상과 악화 그리고 완화 시키는 요인
원발성 두통		
긴장성	**위치:** 불분명-근육수축 또는 혈관수축과는 무관한 것으로 추측 **강도:** 압박감 또는 조여지는 듯한 통증; 경도에서 중간 정도의 강도 **시작:** 점진적 **기간:** 수분에서 수일간	때로 눈부심, 음성공포증; 욕지기 없음 ↑운전이나 타이핑 때 근육의 긴장도가 증가 ↓가능하다면 마사지를 하거나 이완하면 완화됨
편두통 ■ 조짐동반 ■ 조짐동반 없음 ■ 변형성 유형	**위치:** 한쪽으로 나타나는 경우가 ~70%; 양쪽 이마쪽이나 머리 전체로 나타나는 경우가 ~30% **강도:** 박동성 또는 쑤시는 양상, 다양한 강도 **시작:** 항상 빠르게 시작하여 1~2시간에 최고에 달함 **기간:** 4~72시간	욕지기, 구토, 눈부심, 음성공포증, 시각조짐들(빛이 깜박이는 듯, 번개 모양의 빛), 팔이나 손에 나타나는 운동성 조짐들, 감각성 조짐들(두통 전에 저린감이 나타남) ↑술, 어떤 음식들, 또는 긴장감이 악화시킬 수 있음. 생리 전에 더욱 흔함. 소음이나 밝은 불빛으로 더욱 악화됨 ↓주변을 조용하게 하고, 방을 어둡게 함: 잠을 자게하고, 초기에는 때로 유발 혈관을 압박하면 일시적으로 통증을 완화시킴

(표 다음 페이지 계속)

표 6-1 두통 *(계속)*

질환	일반적인 특징들	동반하는 증상과 악화 그리고 완화 시키는 요인
군발두통	**위치:** 한쪽에, 보통 눈 주변부나 눈 뒤쪽 **강도:** 깊고, 지속적이면서 심한 통증 **시작:** 수분 내에 갑자기 발생 **기간:** 3시간 이상	눈물흘림, 콧물, 축동, 눈꺼풀 처짐, 눈꺼풀 부종, 결막충혈 ↑통증이 있는 기간에 술에 대한 예민도가 증가할 수 있음
이차성 두통		
진통제 반동성 (중독성 두통)	**위치:** 전에 나타난 양상과 같은 두통 **강도:** 다양함 **시작:** 다양함 **기간:** 전에 나타난 두통의 기간에 따라	전에 나타난 두통의 양상에 따라 ↑발열, 일산화타소, 저산소증, 카페인금단, 다른 두통의 유발 요소 등에 의해 악화 ↓원인에 따라 완화됨
눈 질환에 따른 두통		
굴절이상 (원시와 난시, 그러나 근시는 해당 없음)	**위치:** 눈 주변부나 눈위, 뒤통수로 방사통이 나타날 수 있음 **강도:** 일정하고, 쑤시는 듯함, 둔한 통증 **시작:** 서서히 발생 **기간:** 다양함	눈 피로, 눈에 모래가 들어 있는 느낌, 결막 충혈 ↑눈을 많이 사용하는 경우, 특히 가까운 작업을 많이 할 때 악화 ↓눈을 쉬게 하면 완화 됨

(표 다음 페이지 계속)

표 6-1 두통 *(계속)*

질환	일반적인 특징들	동반하는 증상과 악화 그리고 완화 시키는 요인
급성 녹내장	**위치:** 한쪽 안구내 또는 주변부 **강도:** 일정하고, 쑤시는 듯함, 가끔 심한 통증이 있음 **시작:** 갑자기 발생 **기간:** 다양함. 치료에 따라 좌우됨	시력 감소, 때로 욕지기와 구토 ↑ 산동제를 점안함으로써 때로 악화됨
코곁굴염에 의한 두통	**위치:** 눈 위부분(이마굴) 또는 위턱굴 부위 **강도:** 쑤시는 듯 또는 박동성, 다양한 강도; 편두통과 유사 **시작:** 다양함 **기간:** 보통 한 번에 수 시간씩 지속되고, 수일 이상 간격으로 재발	국소적 압통, 코충혈, 코분비, 그리고 발열 ↑ 기침, 재채기, 또는 머리를 흔들면 두통이 악화 ↓ 코충혈제거제, 항생제를 투여하면 완화
수막염	**위치:** 전반적임 **강도:** 일정하고, 박동성, 매우 심한 통증 **시작:** 매우 빠름 **기간:** 다양함. 보통 수일간	발열, 목경직

(표 다음 페이지 계속)

표 6-1 두통 *(계속)*

질환	일반적인 특징들	동반하는 증상과 악화 그리고 완화 시키는 요인
거대세포(관자) 동맥염	**위치:** 침범된 동맥 근처에 국소적으로, 보통 관자뼈 부위, 또한 뒤통수부위; 나이에 따라 **강도:** 박동성, 지속적, 보통 심한 강도 **시작:** 점진적 또는 갑자기 발생 **기간:** 다양함	인접한 머리덮개부분에 압통, 발열(~50%), 피로감, 체중감소; 새로운 두통(~60%), 턱절뚝거림(~50%), 시력감소 또는 시각상실(~15%~20%), 류마티성 다발근육통증(~50) ↑ 목과 어깨를 움직일 때 통증 악화
외상후두통	**위치:** 손상을 받은 부위에 국한되어 나타나나 반드시 그렇지는 않음 **강도:** 지속적이며, 둔함, 쑤시는 듯하고, 일정함 **시작:** 외상 후 수 시간 내에서 1~2일내 **기간:** 수 주간, 수 개월간 또는 심지어 수년간	집중력감소, 기억 장애, 어지럼, 과민성, 안절부절, 피로감 ↑ 정신적 그리고 육체적 노력, 긴장, 정지, 감정고조, 술 등으로 악화 ↓ 쉬게 하면 완화

(표 다음 페이지 계속)

표 6–1 두통 *(계속)*

질환	일반적인 특징들	동반하는 증상과 악화 그리고 완화 시키는 요인
거미막밑출혈	**위치:** 전체적 **강도:** 매우 심함 "생애 최고의 통증" **시작:** 보통 갑자기, 심한 통증 발생; 조짐증상이 있을 수 있음 **기간:** 다양함. 보통 수일	욕지기, 구토, 의식을 잃을 수 있음, 목부위 통증
뇌종양	**위치:** 종양의 위치에 따라 다양 **강도:** 쑤시고, 지속적, 다양한 강도 **시작:** 다양함 **기간:** 보통 짧음	기침, 재채기 또는 갑작스런 머리의 움직임으로 악화될 수 있음
뇌신경통: 삼차신경통(뇌신경 V)	**위치:** 뺨, 턱, 입술, 또는 잇몸; 삼차신경의 2, 3분지 (1분지 보다는) **강도:** 갑작스럽고, 칼로 찌르는 듯한, 작열감 같은 통증, 매우 심함 **시작:** 갑자기, 발작적 발생 **기간:** 각 통증의 순간은 수 초간이지만 몇 초 또는 몇 분 간격으로 재발	재발성 통증으로 탈진 ↑ 입이나 얼굴 아랫 부분의 특정한 부위를 만지면 통증이 악화; 씹거나, 말을 하거나, 양치질할 때

표 6-2 시야손상

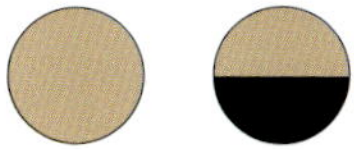

수평손실

보통 망막의 혈관성 병변에 의해 생긴다.

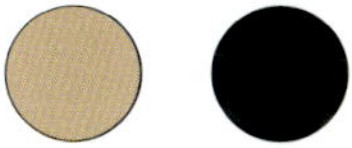

한쪽 실명

시신경 또는 망막에 병이 있는 경우에 생긴다.

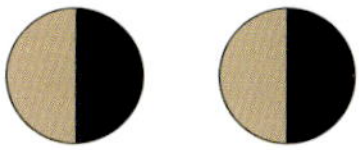

양관자쪽반맹

시각교차 부위의 병변에 의해 생긴다.

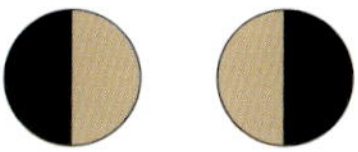

같은쪽반맹

반맹 반대쪽의 시각로 또는 시각방사 부위에 병변이 있는 경우

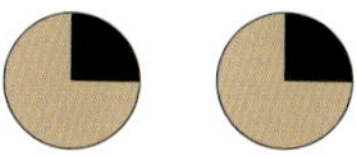

같은쪽사반맹

반맹 반대쪽의 시각로 또는 시각방사 부위의 일부분에 병변이 있는 경우

좌측 **우측**

(환자의 입장에서)

표 6-3 눈 주변부의 이상 소견

눈꺼풀

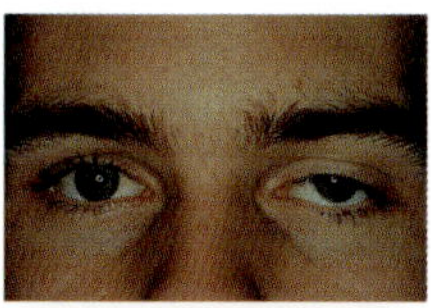

눈꺼풀처짐

윗눈꺼풀이 아래로 처지는 것으로 근육이나 신경이상으로 눈꺼풀 틈새가 작아지게 된다.

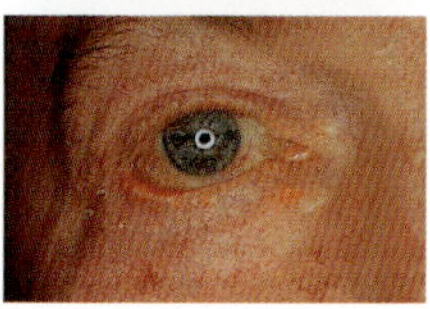

눈꺼풀겉말림

아랫눈꺼풀의 경계부가 밖으로 말려 있는 것으로 검결막이 노출되게 된다.

(표 다음 페이지 계속)

표 6-3 눈 주변부의 이상 소견 *(계속)*

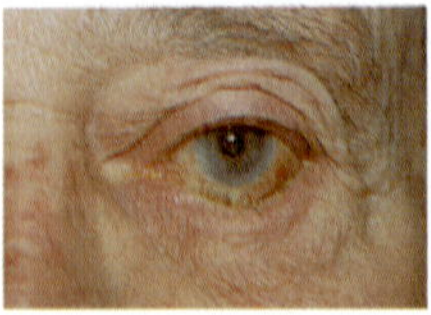

눈꺼풀속말림

눈꺼풀의 경계부가 안쪽으로 말린 것으로 각막이나 결막에 자극을 주게 된다.

안구 내와 눈 주변부

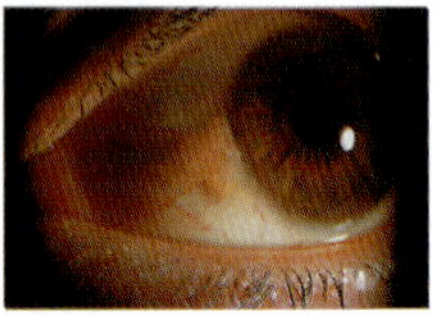

검열반

구형결막에 있는 노란색의 결절로 홍채 양쪽에 생길 수 있으며 무해하다. 나이에 따른 변화이다.

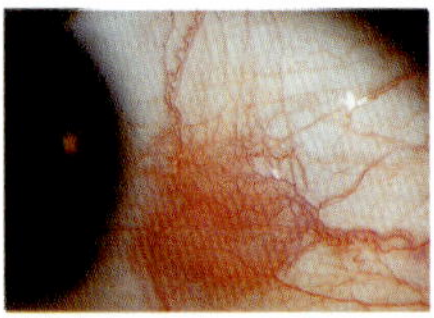

겉공막염

겉공막 혈관에 염증이 생겨 국소적으로 안구 충혈이 생긴다.

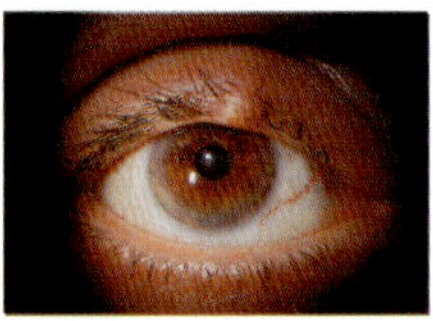

다래끼(맥립종)

눈꺼풀 경계지점 근처의 모낭 주변에 뾰루지 같은 염증이 생긴다.

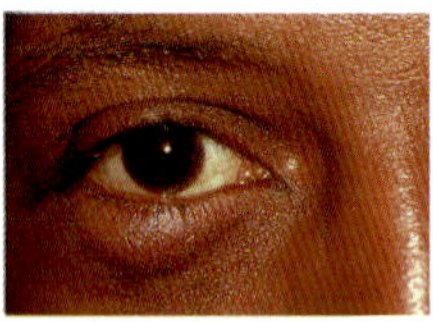

콩다래끼

마이봄샘에 만성적인 염증이 있어 위 또는 아래 쪽 눈꺼풀에 작은 구슬 같은 결절이 생긴다.

표 6-4 시각신경유두의 이상 소견

	기전	소견
정상 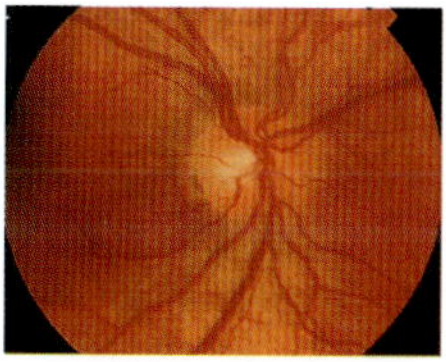	가는 혈관들이 유두에서 정상적인 색깔을 보인다.	색깔은 노란오렌지에서 크림 핑크색 유두 혈관은 가늘다. 유두경계는 코쪽을 제외하고는 명확하다.
시각신경유두부종 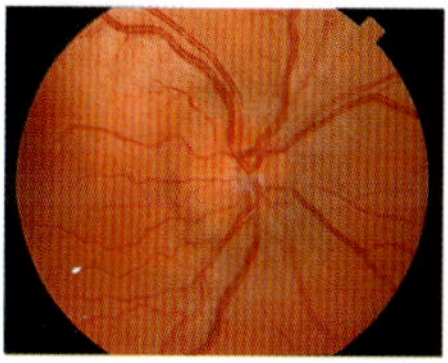	정맥의 울혈은 충혈과 부기를 유발	핑크색이며 충혈된 양상 유두혈관들은 더욱 잘 보이고, 혈관 수가 더 많이 보이고, 유두 경계부 위에서 휘어 보인다. 유두는 부어 있고 경계가 흐릿해 보인다.
녹내장성 패임 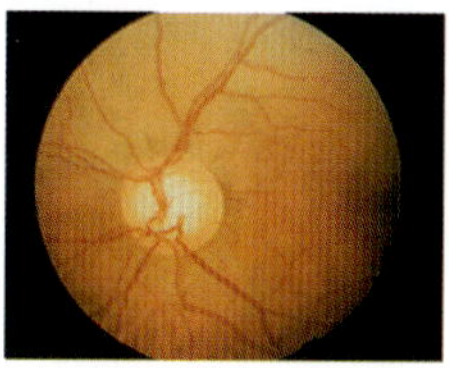	눈 내부의 압력이 증가할수록 유두 패임(유두가 뒤쪽으로 함몰)이 많이 일어나고 위축을 초래	커진 시각신경유두패임 부분의 기저부는 창백해 보임
시각신경유두 위축 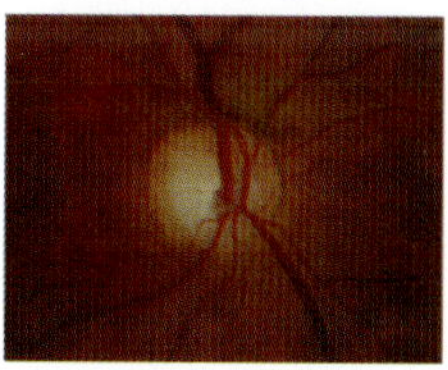	시각신경섬유가 죽게 되면 작은 유두 혈관들이 없어지게 된다.	하얀 색깔로 보인다. 유두 혈관들이 없어짐

표 6-5 당뇨망막병증 소견

비증식성망막병증, 중등도로 심함

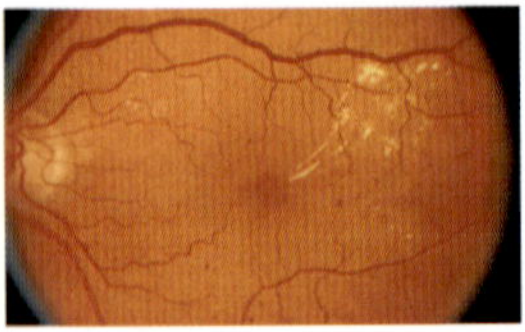

작은 붉은 반점 또는 미세동맥류를 확인한다. 또한 단단한 삼출물(백색점들)이 관자부위 상측에서 관찰된다. 단단한 삼출이 있는 부위의 망막은 두터워져 있거나 부종이 있어 이것이 황반의 중심부로 진행하면 시력을 저하시킬 수 있다(이것을 발견하기 위해서는 전문적인 입체검사가 필요하다).

비증식성망막병증, 심함

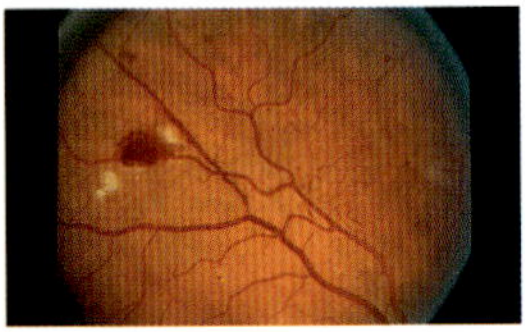

상관자사분역에서 두 개의 원면(면화반) 사이에 있는 커다란 망막출혈을 보이며, 이것들 바로 위에 있는 염주모양의 망막 정맥과 상관자동맥 바로 위에 있는 작은 망막 혈관들이 꾸불꾸불하게 있는 것(소위 망막내 미세혈관 이상)을 본다.

증식성망막병증, 신생혈관증식 동반

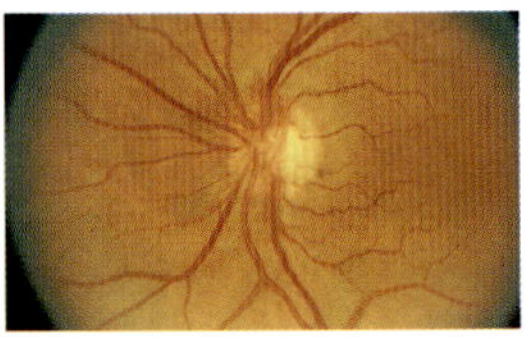

유두에서 생겨나오는 새로운 망막전 혈관들과 유두를 가로지르면서 확장하는 양상을 보아라. 시력은 최근까지 정상이지만, 심한 시력감소를 초래할 가능성이 높다(광응고술로 이런 위험성을 50 이상 줄일 수 있다).

증식성망막병증, 진행성

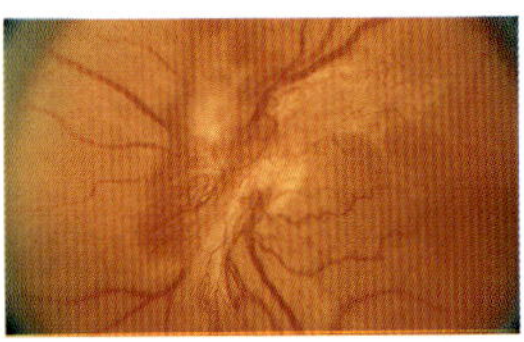

상기 기술과 같은 눈이다. 그러나 치료 없이 지낸 2년 후의 소견이다. 신생혈관증식이 많아 졌고, 지금은 섬유성증식, 황반의 비틀림과 시력 감소가 심해졌다.

Source: Early Treatment Diabetic Retinopathy Study Research Group. Courtesy of M. F. Davis, MD, University of Wisconsin, Madison.)

표 6-6 고막 이상 소견

천공

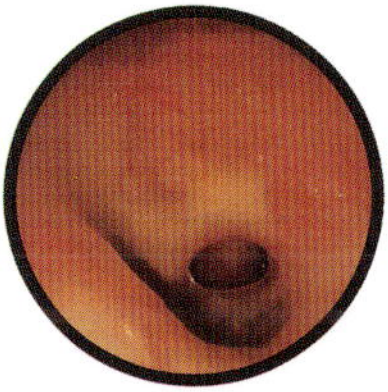

고막에 구멍이 생긴 것으로 중앙이나 가장자리에 생길 수 있다.
보통 가운데귀염이나 외상에 의해서 생긴다.

고실경화증

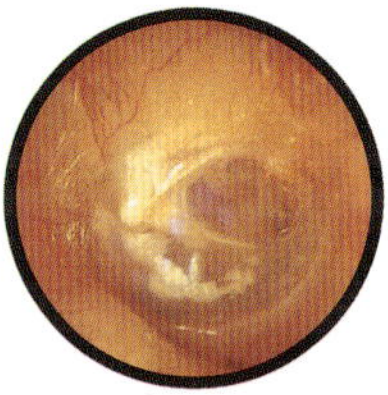

분필가루 같은 백색반점들이 보이고 오래된 가운데귀염의 흉터; 임상적 중요성은 없다.

장액성 삼출

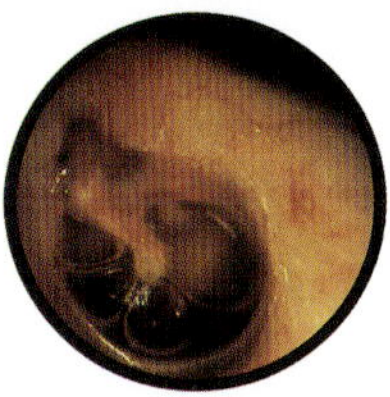

황갈색의 액체가 고막 뒤편에서 보이고 공기 방울이 같이 있거나 없을 수도 있다.
바이러스성 상기도 감염이나 잠수나 비행 같은 급작스런 기압변화에 의해 생긴다.

급성 가운데귀염

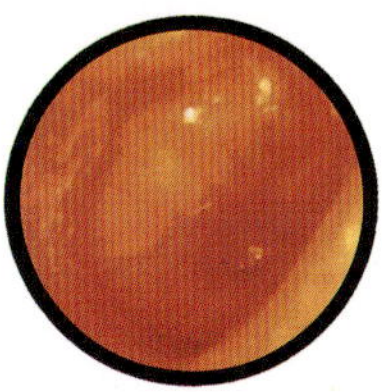

붉은 색을 보이며, 고막은 팽창되어 있고, 정상적인 고막의 표지 구조물들이 없어지게 된다.
세균성 감염에 기인한다.

표 6-7	난청의 유형	
	전음성 난청	**감각신경성 난청**
	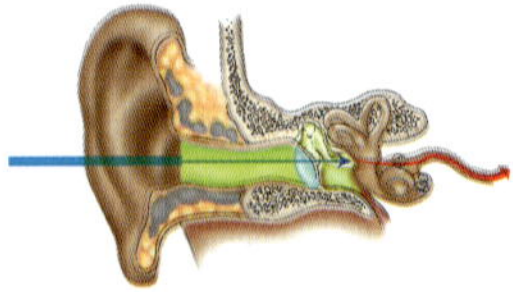	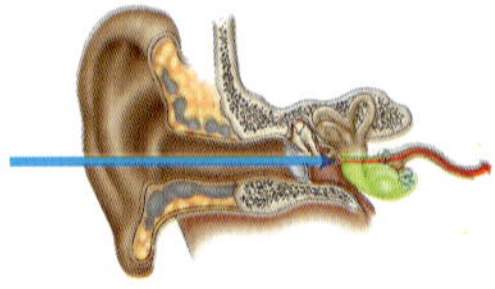
말소리 이해 능력의 감소	적은 편	보통 많은 편
소음 환경	청력이 호전될 수 있음	청력 감소가 심해짐
시작하는 호발 나이	소아, 젊은 성인	중년에서 고령
외이도와 고막	보통 이상 소견이 보임	이상 소견이 없음
웨버검사 (일측성 난청인 경우)	손상이 있는 쪽으로 치우침(편위됨)	이상이 없는 쪽으로 치우침(편위됨)
린네검사	BC>AC or BC=AC	AC>BC
가능한 원인	겉귀길이 막힘, 가운데귀염, 고막의 운동장애 또는 고막 천공, 귀경화증, 이물질	계속적인 소음 노출, 약물, 내귀감염, 외상, 유전성 질환, 노령

표 6-8 입술의 이상 소견

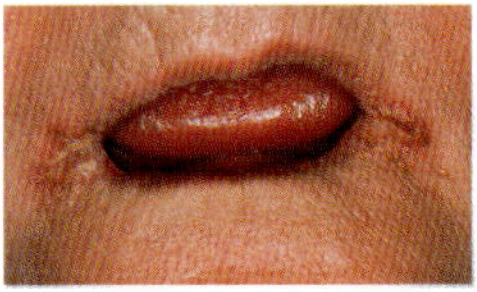

구석입술염

구각부위의 피부가 연화되고 균열이 생김

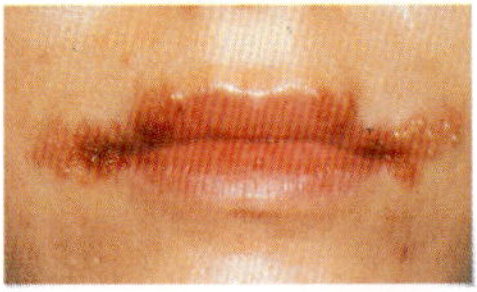

단순헤르페스

통증을 동반하는 잔물집이 생기고 나중에 딱지가 만들어 지며, 소위 입술헤르페스 또는 열물집이라고도 함

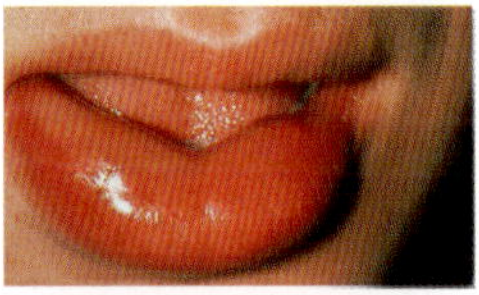

맥관부종

보통 알레르기에 의해 생기며 피하조직층이 넓고, 팽팽하게 부어오른다.

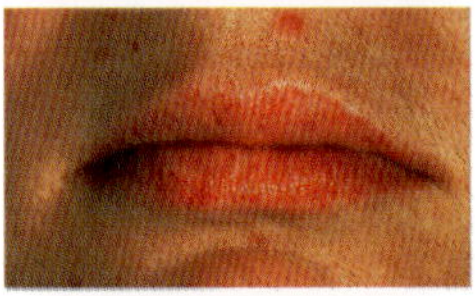

유전출혈모세혈관확장증

붉은 반점들이 코출혈이나 소화관출혈과 동반되어 나는 것이 특징

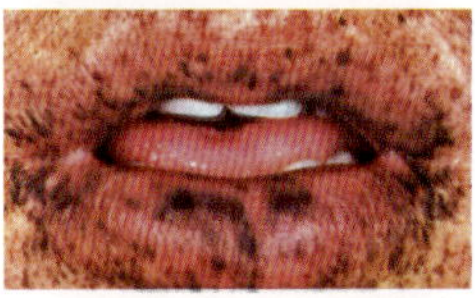

포이츠-예거 증후군

입술과 입안점막에 갈색 반점들이 창자 폴립증과 동반되어 나타나는 것이 특징

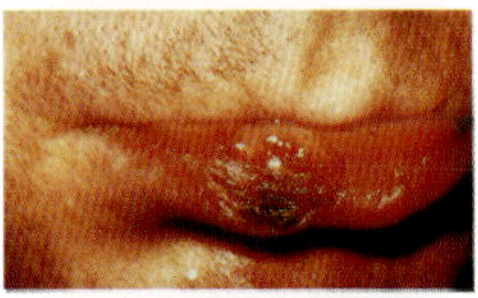

매독 굳은궤양

궤양이 있는 단단한 병변을 보이며 딱지가 생길 수도 있다.

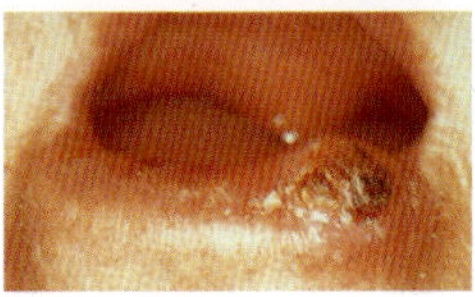

입술 암종

두터운 판이나 불규칙한 결절성 병변으로 궤양이나 딱지가 있을 수 있으며 악성이다.

표 6-9 혀의 이상 소견

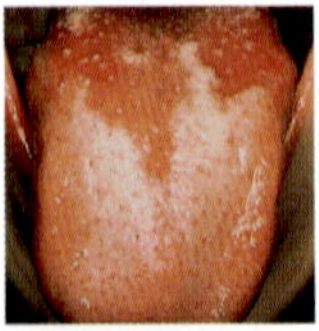

지도모양혀

혀의 유두가 군데군데 없어져 마치 지도모양으로 보임; 해는 없다.

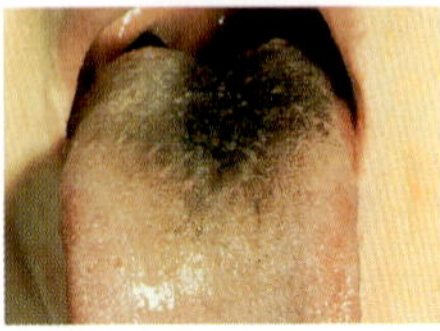

털혀

혀의 유두가 길어져서 생긴 것으로 노란색, 갈색, 또는 검은색으로 보일 수 있다: 해는 없다.

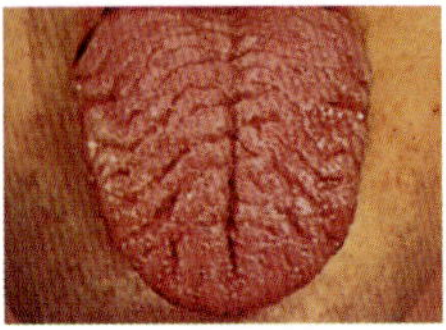

균열혀

나이에 따른 변화로 생각되며 해는 없다.

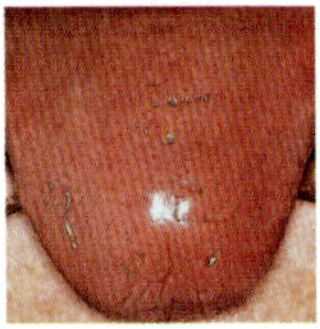

매끈혀

혀의 유두가 없어진 것으로 비타민 B 또는 철결핍 또는 항암제에 의해 생긴다.

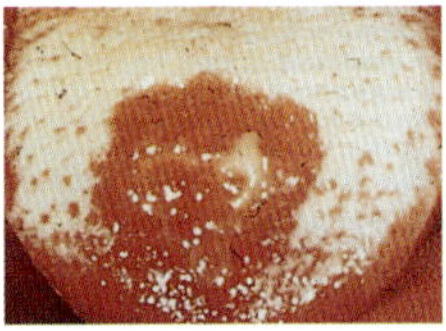

칸디다감염

두껍고 백색의 막을 보일 수 있고, 막을 벗겨내면 붉은 표면이 보인다; 또한 혀도 발적을 보일 수 있고; 항생제, 겉질스테로이드, AIDS 등에 의해 유발될 수 있다.

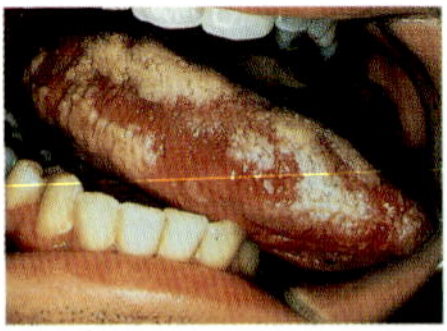

털백색판증

보통 혀의 한쪽에 생기며, 백색의 융기 양상을 보이며, 깃털에 덮인 것처럼 보인다.

(표 다음 페이지 계속)

표 6-9 혀의 이상 소견 *(계속)*

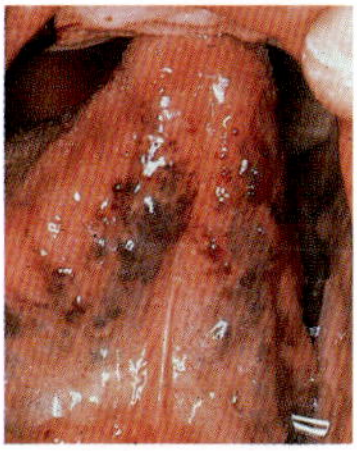

정맥류

혀의 아랫면에 검고 둥근 반점으로 나이가 들면서 생기게 된다; 캐비아(철갑상어알) 병변이라고도 한다.

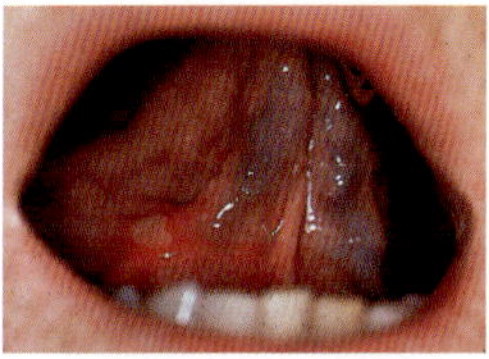

아프타궤양(아구창)

통증이 있으며, 작고 흰색의 궤양을 보이며, 주변으로 붉은 점막이 둘러싸는 모양; 7~10일내 치유

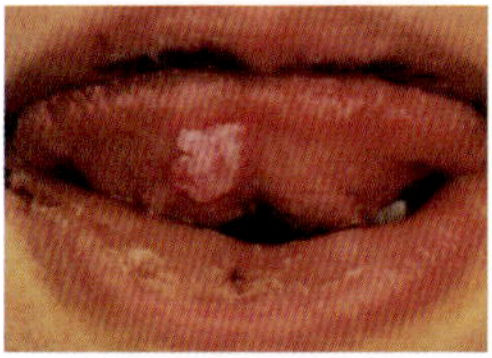

매독의 점막반

약간 융기되어 있고, 타원형 병변이며, 회색빛 막에 덮여있다.

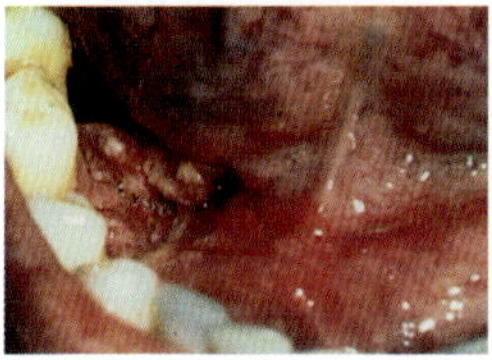

혀 또는 입안바닥의 암

입안의 바닥 또는 가장자리에 결정성 양상의 또는 치유되지 않는 궤양이 있으면 암을 의심해야한다.

표 6-10 인두의 이상 소견

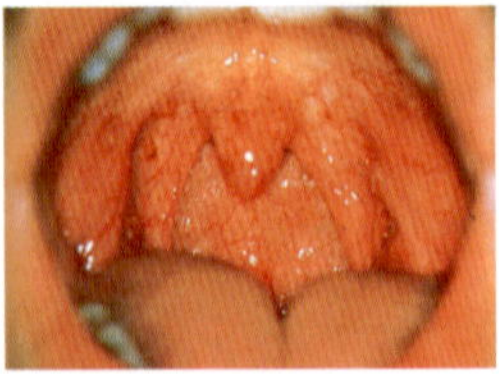

인두염, 경도에서 중등도

목젖과 인두기둥의 발적과 혈관분포 정도를 볼 수 있다.

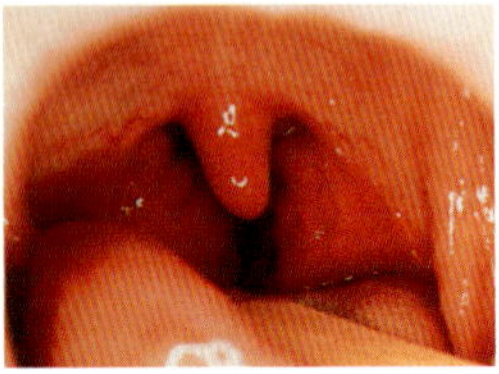

인두염, 광범위

발적이 광범위하고, 더욱 심한 것을 볼 수 있다. 원인은 바이러스 또는 열이 있다면 세균감염이다. 환자에게 발열, 삼출물, 목림프절병증이 없다면 바이러스 감염일 가능성이 많다.

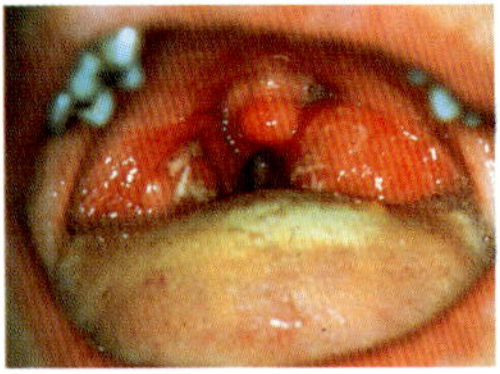

삼출인두염

목구멍에 통증을 호소하면서 인후가 붉게 충혈되어 있고 편도에 흰색의 삼출물이 덮여 있다. 사슬알균인두염과 일부 바이러스병에 의해 생긴다.

표 6-11 갑상샘 이상 소견

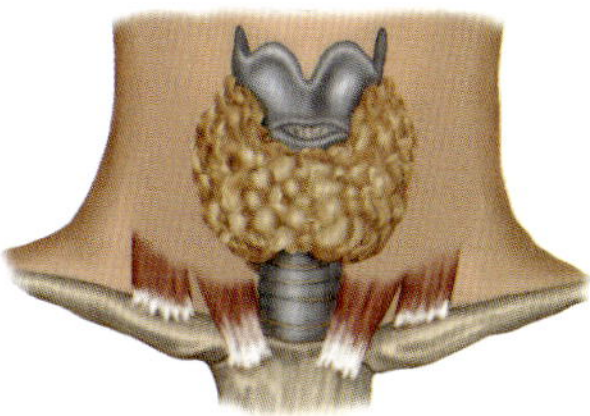

광범위 비대

그레이브 병, 하시모토 갑상샘염, 풍토병갑상샘종(요오드결핍), 또는 산발갑상샘종 등에 의해 생길 수 있다.

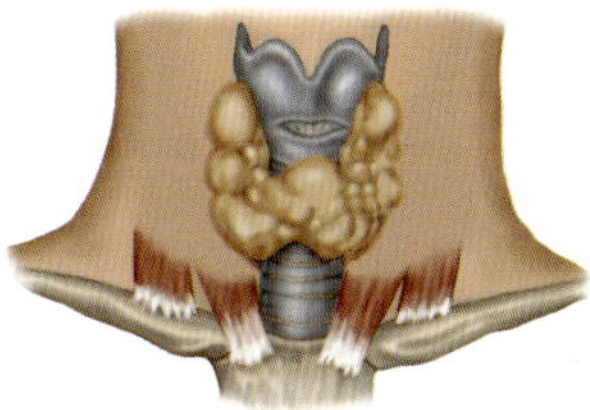

다결절갑상샘종

두 개 이상의 결절이 커진 것을 확인할 수 있으며, 보통 대사성 이상에 의한다.

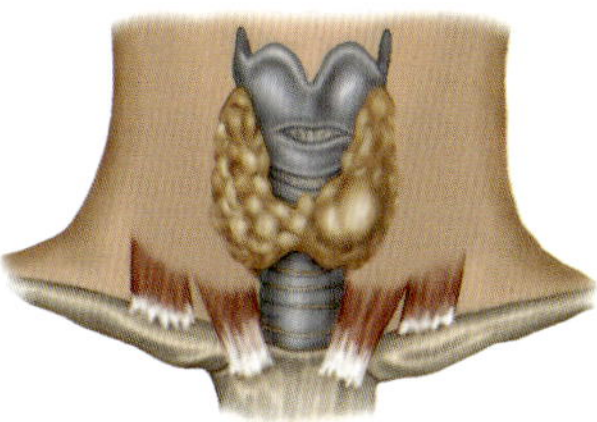

단결절

낭종, 양성종양, 또는 갑상샘암 등에 의해 생길 수 있으며, 임상적으로 촉진하지 못한 다결절갑상샘종 환자에서 단결절갑상샘종만을 촉진할 수도 있으므로 주의한다.

CHAPTER

가슴과 폐 7

건강력

일반적이거나 염려되는 증상들

- 가슴통증
- 호흡곤란(Shortness of breath)
- 쌕쌕거림(Wheezing)
- 기침
- 혈액이 섞인 가래(객혈)

가슴통증이나 불편감의 호소는 심장질환의 공포를 불러 일으키지만 대개 가슴이나 폐 상태 때문에 발생한다. 이런 중요한 증상들에 대해서 아래의 가능한 원인들을 잊지 않고 있어야 한다. 또한, 표 7-1, 가슴통증(133~135쪽)을 참조하시오.

■ 심장근육(The Myocardium)	협심증, 심근경색증
■ 심장막(The Pericardium)	심장막염(Pericarditis)
■ 기관과 큰 기관지 (The trachea and large bronchi)	기관지염
■ 벽쪽가슴막(The Parietal pleura)	심장막염, 폐렴
■ 근육골격계와 피부를 포함하는 가슴벽	갈비연골염(Costochondritis), 대상포진

■ 식도 — 역류성식도염, 식도경련

■ 목, 쓸개, 위같은 가슴외 구조물 — 목뼈관절염(Cervical arthritis)
쓸개급통증(biliary Colic)
위염

호흡곤란이 있는 환자에서는, 다음과 같은 폐성호소 같은 곳에 초점을 둔다.

■ 호흡곤란과 쌕쌕거림 — 표 7-2, 호흡곤란(135~137쪽)을 참조하시오.

■ 기침과 객혈 — 표 7-3, 기침과 객혈(137~141쪽)을 참조하시오.

건강증진과 상담

과거 수 십년 동안 흡연이 감소되었음에도 불구하고 미국인의 22% 이상이 여전히 담배를 피고 있다.* 모든 성인, 임산부, 부모, 금연한 청소년들에게 다섯가지 "AS"를 포함하여 정기적으로 상담하라.

- 방문할 때마다 흡연에 대해 물어보라.
- 분명하게 개인 전용 메시지로 금연할 것을 환자에게 정기적으로 충고하라.
- 환자가 금연할 의향이 있는지 평가하라.
- 금연날짜를 정하는데 있어 환자를 도와주고 자습할 수 있는 교육자료를 제공하라.
- 진행 상태를 유지하고 체크하기 위하여 추가 방문 날짜를 정해주어라.

*Centers for Disease Control (CDC) At A Glance. Targeting tobacco use: The nation' s leading cause of death, 2004. Available at:http//www.cdc.gov/nccdphp/aag/pdf/aag_osh2004.pdf. Accessed October 29, 2004.

검사의 기술

가슴의 조사

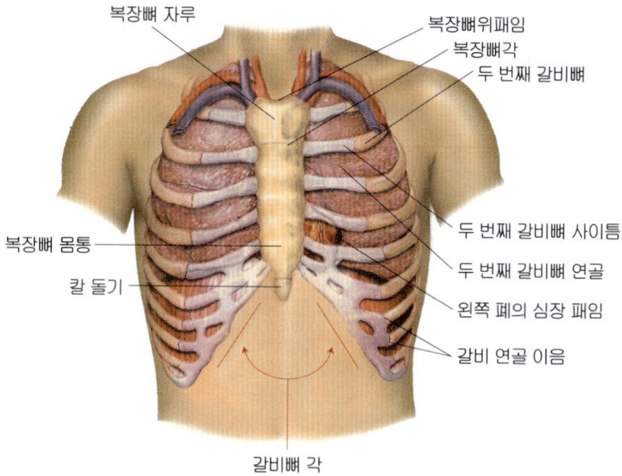

가슴과 그것의 호흡운동을 세밀하게 살펴보라.
주목할점:

검사기술	가능한 소견
■ 횟수, 리듬, 깊이, 호흡의 노력 정도	빠른호흡(Tachyphea), 과다호흡(hyperpnea), Cheyne-Strokes 호흡
■ 빗장뼈 위부분의 흡기성 뒤당김(retraction)	만성폐쇄성 폐질환(COPD), 천식, 상부기도폐쇄
■ 복장꼭지(Sternomastoid)의 흡기성 수축(contraction)	심한 호흡곤란을 나타낸다.
환자 가슴의 모양을 관찰하라.	정상 또는 술통형 가슴(barrel chest) 표 7-4, 가슴의 변형(141~143쪽)을 참조하시오.

검사기술	가능한 소견
다음사항에 대하여 환자의 호흡을 들어보라.	
■ 호흡 횟수와 리듬	성인에서 분당 14~16회의 호흡수 (제4장 61~62쪽, 69~70쪽을 참조하시오)
■ 협착음(Stridor)	이물질이나 후두개염(epiglottitis)으로 인한 상부기도 폐쇄시 협착음
■ 쌕쌕거림(Wheezes)	천식과 만성 폐쇄성 폐질환시 호기성 쌕쌕거림

뒷쪽가슴(THE POSTERIOR CHEST)

다음 사항에 대하여 가슴을 세밀하게 살펴보라.

■ 변형 또는 비대칭	척수뒤옆굽음증(Kyphoscoliosit)
■ 갈비뼈 사이틈의 비정상적인 흡기성 뒤당김	기도폐쇄시 뒤당김
■ 호흡운동의 장애 또는 한쪽지체(lag)	잠재적인 폐 또는 가슴막의 질환, 가로막신경마비(Phrenic nerve palsy)

다음 사항에 대하여 가슴을 만져보라.

■ 압통 부분	부러진 갈비뼈
■ 눈에 보이는 비정상의 평가	덩어리(masses), 굴길(Sinus tracts)

검사기술	가능한 소견
■ 가슴팽창(Chest expansion)	만성폐쇄성 폐질환과 제한성 폐질환시 양쪽면에서 장애

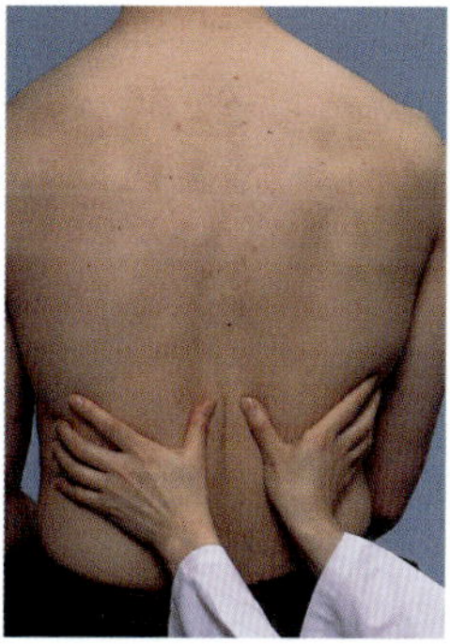

■ 환자에게 "aa" 또는 "blue moon" 이라고 말하게 할 때 진동촉감 (tactile fremitus)	국소적 또는 전신적으로 감소되거나 증가됨
좌우로의 "사다리 형태"를 사용하여 각각의 수준에서 한쪽면과 다른쪽면을 비교하면서, 도해된 부분의 가슴을 두드려 보아라.	체액이나 고형조직이 정상적으로 공기가 차있는 폐를 대체했을때 둔탁음(dulness), 폐공기증(emphysema) 또는 공기가슴증(pneumothorax)시 과다공명(hyperresonance)

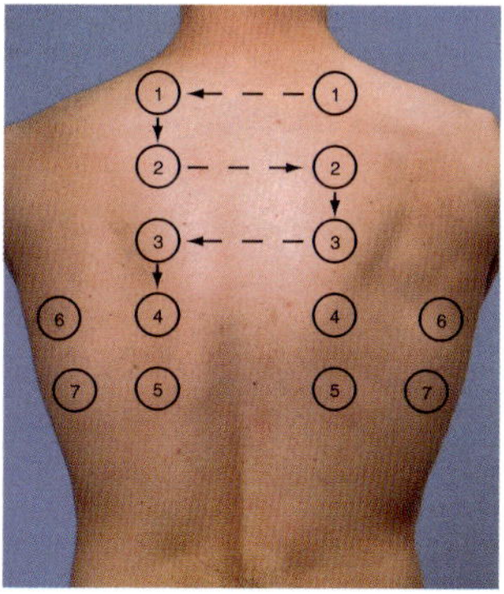

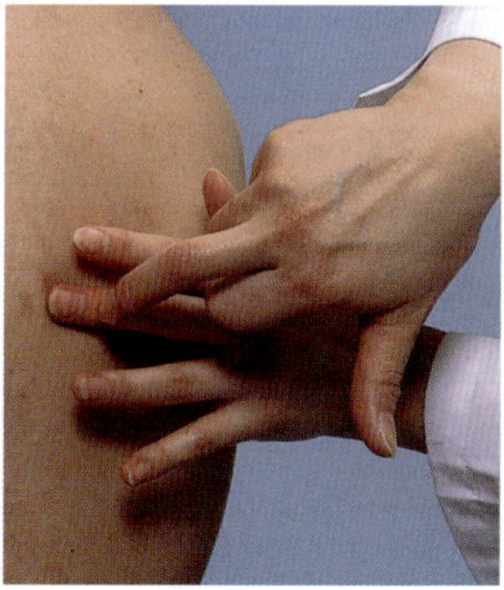

■ *타진 특징(Percussion Notes)*

	상대적인 강도(intensity), 음의 높낮이, 기간	예(Examples)
탁음(Flatness)	조용함/높음/짧음	많은 가슴막 삼출
둔탁음(Dullness)	중간/중간/중간	엽 폐렴(Lodar pneumnia)
공명음(Resonance)	시끄러움/낮음/길다	정상적인 폐, 단순 만성 기관지염
과다공명음(Hyperresonance)	더 시끄러움/더 낮음/더 길어짐	폐공기증, 가슴공기증
가스팽만음(Tympany)	시끄러움/높음 (음색이 음악적이다)	많은 가슴공기증

양쪽면에서 가로막 둔탁음의 높이를 확인하고 가로막의 하강(descent)을 어림해 보라.

가슴막 삼출이나 마비된 가로막은 둔탁음의 높이를 상승시킨다.

타진의 위치와 순서

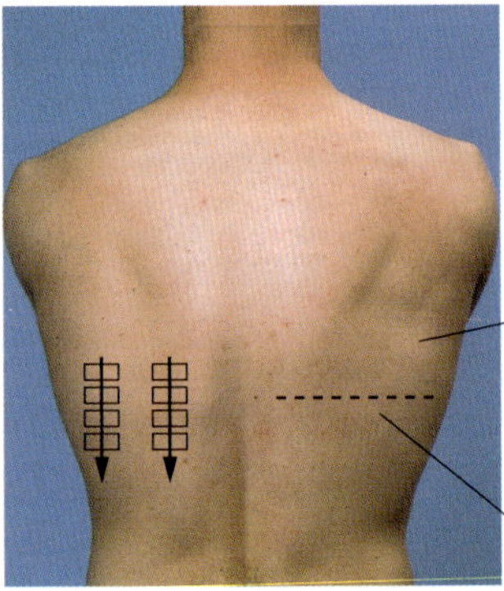

양쪽면을 비교하면서 사다리형태로 가슴을 청진기로 들어보라.

표 7-5, 선택적 가슴질환에서 신체적 소견(144쪽)을 참조하시오.

검사기술	가능한 소견
■ 호흡음을 평가하라.	폐포호흡음, 기관지 폐포호흡음, 또는 기관지 호흡음; 감소된 공기흐름으로 인해 감소되는 호흡음
■ 어떤 우발음 또는 부가음 (adventitious or added sounds)에 유의하라.	거품소리(Crackles, 미세하고 거친)와 연속적인 호흡음(쌕쌕거림과 삑삑거림(rhonchi))

그것들의 질(qualities), 호흡주기에서의 위치, 가슴벽의 위치를 관찰하라. 호흡음은 심호흡이나 기침으로 깨끗해지는가?

■ *호흡음(Breath Sounds)*

	기간	강도와 호기음의 높낮이	예의 위치 (Example Location)
폐포호흡음 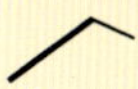	흡기>호기	조용함/낮음	대부분 폐
기관지 폐포호흡음 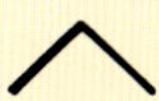	흡기=호기	중간/중간	첫 번째와 두 번째 갈비뼈 사이틈, 어깨사이부위
기관지음 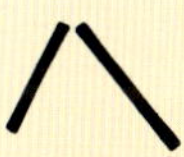	호기>흡기	시끄러움/높음	복장뼈 자루위; 엽폐렴
기관음 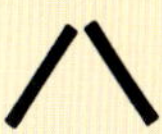	흡기=호기	매우시끄러움/높음	기관위

기간은 선의 길이에 의해, 강도는 선의 너비(width), 높낮이는 선의 경사도에 의해 표시된다.

■ 우발 또는 부가호흡음(Adventitious or Added Breath Sounds)

거품소리	쌕쌕거림과 빽빽거림
■ 비 연속적	■ 연속적
■ 간헐적이고, 비음악적이고, 짧은 호흡음	■ ≥250 msec, 음악적, 긴 호흡음 (하지만 반드시 호흡주기 내내 지속되는 것은 아니다)
■ 시간에서 점 같은	■ 시간에서 대시(dash) 같은
■ 미세한 거품소리: 조용하고, 고음조이며(Fine crackles) 매우 짧은(5~10 msec) • • • • •	■ 쌕쌕거림: 쉿쉿하는 소리(치찰음; hissing)이나 고음성질(Shrill quality)을 가진 상대적으로 고음조(≥400 Hz) 
■ 거친 거품소리(Coarse crackles): 다소 더 시끄럽고, 더 낮은 음조, 짧은 호흡음(20~30 msec) ● ● ● ● ●	■ 빽빽거림(Rhonchi): 코고는 소리음질을 가진 상대적으로 낮은 음조 (≤200 Hz) 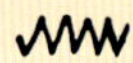

검사기술	가능한 소견
만일 당신이 비정상적인 장소에서 기관지 호흡음을 들었다면 전도되는 (transmitted) 성음(voice sounds)을 평가하라. 다음 사항을 환자에게 요청하라.	
■ "ninty-nine"과 "ee"를 말하게 하라.	기관지소리(bronchophony), 염소울음소리(egophony), 속삭임가슴소리(whispered pectoriloquy)
■ "ninty-nine"이나 "one, two, three"를 속삭이듯 말하게 해보라.	

■ 전도되는 성음(Transmitted Voice Sounds)	
정상적으로 공기가 차 있는 폐를 통해	공기없는 폐를 통해*
발성 단어들이 모호하고 불분명함	발성 단어들이 더 시끄럽고 더 분명함
"ee" 발성이 "ee" 로 들린다.	"ee" 발성이 "ey" 로 들린다(염소 울음소리).
만일 조금이라도 들린다면, 속삭이는 단어들이 어렴풋하고 불분명하다.	속삭이는 단어들이 더 시끄럽고, 더 분명함 (속삭임 가슴소리)
대개 폐포호흡음과 정상적인 진동촉감이 동반됨	대개 기관지 호흡음이나 기관지 폐포호흡음과 증가된 진동촉감이 동반됨

*엽폐렴과 많은 가슴막 삼출의 꼭대기 쪽에서처럼

환자가 여전히 앉아 있는 동안, 당신은 유방을 세심하게 살펴볼 수 있으며 도르래위 림프절(epitrochlear lymph nodes)을 검사할 수 있고, 턱관절(temporomandibular joint)과 위팔의 근육골격계를 검사할 수 있다.

앞쪽 가슴(THE ANTERIOR CHEST)

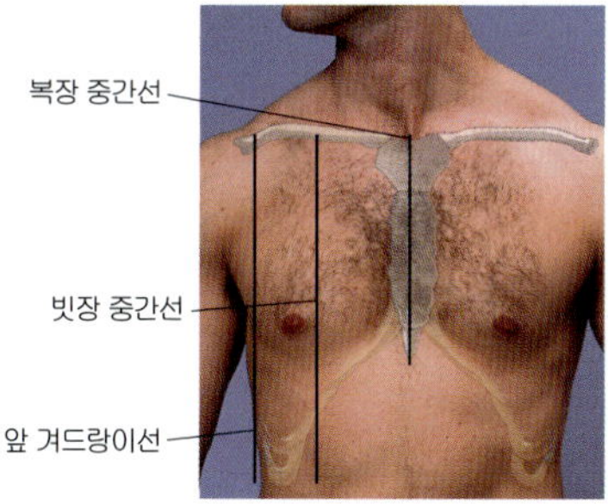

앞쪽에서 본 모양

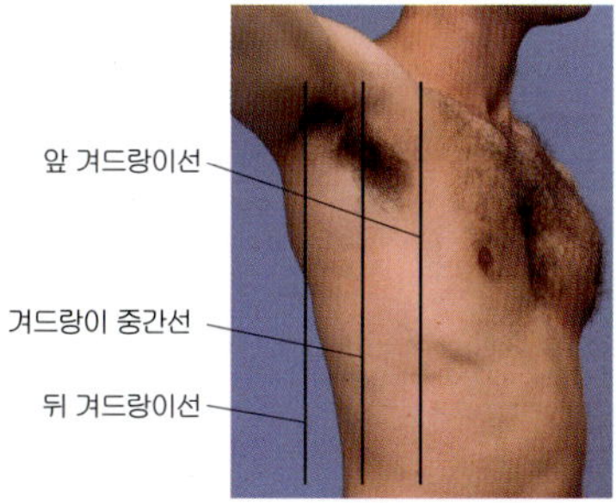

오른쪽 앞쪽에서 비스듬하게 본 모양

검사기술	가능한 소견
다음 사항에 대하여 가슴을 세심하게 살펴보라.	
■ 변형이나 비대칭성	오목가슴(Pectus excavatum)
■ 갈비뼈 틈사이 뒤당김	기도폐쇄에 의함
■ 호흡운동의 장애 또는 지체	잠재적인 폐나 가슴막의 질환, 가로막신경마비
다음 사항에 대하여 가슴을 만져보라.	
■ 압통부분	압통가슴근(Tender pectoral muscles) 갈비연골염
■ 눈에 보이는 비정상의 평가	동요가슴(Flail chest)
■ 호흡 팽창	
■ 진동 촉감	
사진에 표시된 부분에서 가슴을 타진하라.	정상적인 심장 둔탁음은 폐공기증에서 사라질 수도 있다.

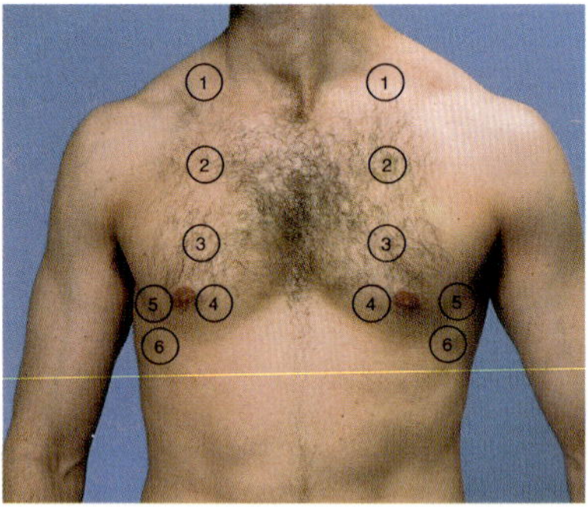

검사기술	가능한 소견
청진기로 가슴을 청진해 보라. 주목할 점: ■ 호흡음 ■ 우발음 ■ 만일 필요하다면, 전도되는 성음	

특 별 한 기 술

폐기능 검사(ASSESSMENT OF PULMONARY FUNCTION)

만일 적당하다면, 환자에게 로비로 걸어 내려가게 하거나 계단을 걸어 올라가게 하라. 호흡횟수, 노력정도, 호흡음을 관찰하고, 증상에 대해서 질문하라.

노력성 호기시간(FORCED EXPIRATORY TIME)

환자에게 숨을 깊게 들여마시게 하고 가능한 한 빠르게 그리고 완전히 입을 벌린 채로 숨을 내쉬게 하라. 청진기의 판형(diaphragm)쪽으로 기관위에서 청진하고 가청호기의 시간을 재라. 필요하다면 휴식시간을 두고 세 번의 일치된 판독을 얻을 수 있도록 노력해야 한다.

만일 환자가 잘 이해하고 협조한다면, 6초 이상의 노력성 호기시간은 폐쇄성 폐질환을 강력히 의심하게 한다.

소견 기록

신체검사 기록—가슴과 폐

"가슴은 잘 팽창되며 대칭적이다. 폐는 공명음이다. 호흡음은 폐포호흡음임; 거품소리나 쌕쌕거림, 삑삑거림은 들리지 않음; 가로막은 양쪽으로 4 cm 내려온다."

또는

"가슴은 중등도 척추뒤굽음증과 증가된 앞뒤방향직경(anteroposterior), 감소된 팽창을 가지고 있으며, 대칭적이다. 폐는 과다공명음이다. 호흡음은 지연된 호기단계와 산재된 호기성 쌕쌕거림과 함께 멀리 떨어져 들림 진동 촉감은 감소됨; 기관지소리, 염소울음소리 또는 속삭임 가슴소리는 들리지 않음. 가로막은 양쪽에서 2 cm 내려온다.

만성폐쇄성 폐질환(COPD)이 의심된다.

해석에 대한 도움

표 7-1 가슴통증(Chest Pain)

문제와 위치	특징, 심한 정도, 시기, 연관된 증상들
심장혈관계	
협심증(Angina Pectoris) 복장뼈 뒤 또는 앞쪽가슴을 가로질러서, 때때로 어깨, 팔, 목, 아래턱, 위쪽배로 방사됨	**특징:** 압박, 쥐어짜는 것같은, 단단히 죄는, 묵직한, 때로는 타는 듯함 **심한 정도:** 경증에서 중등도, 때로는 통증보다는 불편함으로 느낌 **시기:** 대개는 1~3분이지만 경우에 따라 10분까지; 지연성 증상 발현은 20분까지 **연관된 증상들:** 때로는 호흡곤란, 욕지기(mausea), 부기(swelling)
심근 경색증(Myocardial Infarction)	**특징:** 협심증과 동일 **심한 정도:** 종종 그러나 항상은 아닌 심한 통증 **시기:** 20분에서 수시간 **연관된 증상들:** 욕지기, 구토, 땀흘림, 쇠약(weakness)
심장막염(Pericarditis) *명치부위의(Precordial):* 어깨끝과 목으로 방사될 수 있다.	**특징:** 예리하고, 칼에 베인 것 같은 **심한 정도:** 종종 심함 **시기:** 지속적임 **연관된 증상들:** 잠재적인 질환의 증상들
복장뼈 뒤의(Retrosternal)	**특징:** 압착(crushing) **심한 정도:** 심함 **시기:** 지속적임 **연관된 증상들:** 잠재적인 질환의 증상들

(표 다음 페이지 계속)

표 7-1	가슴통증(Chest Pain) *(계속)*
문제와 위치	**특징, 심한 정도, 시기, 연관된 증상들**
박리 대동맥자루 *(Dissectiong aortic Aneurysm)*	**특징:** 쪼개지는 것 같은, 찢어지는 것 같음 **심한 정도:** 매우 심함 **시기:** 갑자기 시작, 조기에 최고점에 이르고, 수시간 이상 지속됨 **연관된 증상들:** 실신, 반마비, 하반신마비
호흡기계(Pulmonary)	
기관기관지염(Tracheobronchitis) 상부 복장뼈 또는 복장뼈의 양측면	**특징:** 타는 듯함 **심한 정도:** 경증에서 중등도 **시기:** 다양함 **연관된 증상들:** 기침
가슴막 통증(Pleural pain)	**특징:** 예리하고, 칼에 베인듯 함 **심한 정도:** 종종 심함 **시기:** 지속적임 **연관된 증상들:** 잠재적인 질환의 증상
위창자관계와 기타	
역류식도염(Reflex Esophagitis) 복장뼈 뒤, 등으로 방사할 수 있다.	**특징:** 타는 듯한, 쥐어짜는 듯할 수도 있음 **심한 정도:** 경증에서 중등도 **시기:** 다양함 **연관된 증상들:** 때로는 역류, 삼킴곤란
광범위 식도 연축 *(Diffuse Esophageal Spasm)*	**특징:** 대개 쥐어짜는 듯함 **심한 정도:** 경증에서 중등도 **시기:** 다양함 **연관된 증상들:** 삼킴곤란
가슴벽 통증(Chest Wall Pain) 종종 왼쪽 유방 아래 또는 갈비연골을 따라서; 또는 그밖의 다른 곳에	**특징:** 칼로 찌르는 듯한, 달라붙는 듯한, 또는 둔하거나 쑤시는 통증 **심한 정도:** 다양함 **시기:** 수시간 또는 수일까지 순식간에 지나감 **연관된 증상들:** 종종 국소적 압통

(표 다음 페이지 계속)

표 7-1 가슴통증(Chest Pain) *(계속)*

문제와 위치	특징, 심한 정도, 시기, 연관된 증상들
불안(Anxiety) 명치부위의, 왼쪽유방아래, 또는 앞쪽 가슴을 가로질러	**특징:** 칼로 찌르는 듯한, 달라붙는듯한, 또는 둔하거나 쑤시는 통증 **심한 정도:** 다양함 **시기:** 수시간 또는 수일까지 순식간에 지나감 **연관된 증상들:** 숨이참, 두근거림, 쇠약, 불안

주의: 가슴통증은 목(관절염)과 배(쓸개급통증, 급성 쓸개염)같은 가슴외 구조물과 연관될 수도 있다는 것을 기억하라. 가슴막 통증은 가로막하 고름집과 같은 배상태 때문에 발생할 수도 있다.

표 7-2 호흡곤란(Dyspnea)

문제	시기	유발과 완화요인들
왼쪽 심장 기능상실 [왼심실 기능상실 (Left ventricular failure) 또는 승모판협착증 (Mitral stenosis)]	호흡곤란은 천천히 진행할 수 있으며, 또는 급성 폐부종에서처럼 갑자기 진행할 수도 있다.	↑ 운동, 눕기 ↓ 비록 호흡곤란이 지속되더라도, 휴식, 일어나 앉기 **연관된 증상들:** 종종 기침, 앉아숨쉬기(Orthopnea), 발작야간호흡곤란(paroxysmal nocturnal dyspnea), 때때로 쌕쌕거림
만성기관지염 (만성폐쇄성 폐질환에서 보일 수 있다.)	만성 젖은기침 다음에 천천히 진행하는 호흡곤란	↑ 운동, 흡입된 자극물질들, 호흡기감염 ↓ 가래배출, 비록 호흡곤란이 지속되더라도 휴식시 **연관된 증상들:** 만성젖은 기침, 반복적인 호흡기 감염; 쌕쌕거림도 가능함

(표 다음 페이지 계속)

표 7-2 호흡곤란(Dyspnea)*(계속)*

문제	시기	유발과 완화요인들
만성 폐쇄성 폐질환(COPD)	천천히 진행성의 호흡곤란; 나중에 상대적으로 가벼운 기침	↑운동에 의해 ↓비록 호흡곤란이 지속될 수도 있지만 휴식에 의해 **연관된 증상들:** 약간의 점액성 가래가 있는 기침
천식(Asthma)	급성의 증상이 있는 시기와 없는 시기가 분리되는 증상발현; 야간 증상발현이 일반적이다.	↑알레르기 항원, 자극물질, 호흡기감염, 운동, 감정에 의해 ↓악화인자로부터 격리에 의해 **연관된 증상들:** 쌕쌕거림, 기침, 단단히 죄는 가슴
광범위 사이질 폐병(Diffuse Inteerstitial Lung Diseases) (유육종증 (Sarcoidosis), 널리 퍼져 있는 종양, 석면증, 특발성 폐섬유증)	진행성의 호흡곤란, 원인에 따른 전개율이 다양하다.	↑운동에 의해 ↓비록 호흡곤란이 지속될 수도 있지만 휴식에 의해 **연관된 증상들:** 종종 쇠약, 피로; 다른 폐 질환에 비해 덜 일반적인 기침
폐렴(Pneumonia)	급성질환; 시기는 원인인자에 따라 다양하다.	**연관된 증상들:** 가슴막통증, 기침, 가래, 발열, 비록 반드시 나타나는 것은 아니지만

(표 다음 페이지 계속)

표 7-2 호흡곤란(Dyspnea) *(계속)*

문제	시기	유발과 완화요인들
자발성 공기가슴증 (spontaneous pneumothorax)	갑작스런 호흡곤란의 시작	**연관된 증상들:** 가슴막통증, 기침
급성폐색전증 (Acute Pulmonary Embolism)	갑작스런 호흡곤란의 시작	**연관된 증상들:** 대개 없음; 만일 폐쇄가 대량이면 복장뼈뒤 압박 통증; 만일 폐경색이 발생한다면, 가슴막 통증, 기침, 객혈이 색전증 다음에 나타날 수도 있다.

표 7-3 기침과 객혈(Cough and Hemoptysis)

문제	기침, 가래, 연관된 증상들과 환경
급성염증	
후두염	**기침과 가래:** 마른기침, 또는 다양한 양의 가래 **연관된 증상들과 환경:** 급성, 쉰목소리를 동반한 꽤 가벼운 질환, 바이러스성 코인두염과 연관될 수도 있다.
기관기관지염	**기침과 가래:** 마른 또는 젖은 가래 (위에서 봤듯이) **연관된 증상들과 환경:** 급성, 종종 바이러스성 질환, 타는 듯한 복장뼈 뒤 불편감을 동반함

(표 다음 페이지 계속)

표 7-3 기침과 객혈(계속)

문제	기침, 가래, 연관된 증상들과 환경
Mycoplasma와 바이러스성 폐렴	**기침:** 마른 기침과 잦은 마른 기침 **가래:** 종종 점액성 **연관된 증상들과 환경:** 종종 권태감, 두통 어쩌면 호흡곤란을 동반한 급성 열성 질환
세균성 폐렴	**기침과 가래:** 폐렴알균감염(Pneumococcal infection)시, 점액성 또는 고름성; 피가 섞일 수도 있으며, 광범위하게 분홍색이거나 녹이 슨 것 같을 수도 있음. Klebsiella 감염시, 폐렴알균감염시와 유사하며, 또는 끈적끈적한 빨간색과 젤리같은 가래 **연관된 증상들과 환경:** 오한, 고열, 호흡 곤란과 가슴통증을 동반한 급성질환; 종종 급성상기도 감염이 선행된다. Klebsiella는 나이가 많은 알코올중독 남자 환자에서 흔하다.
만성 염증(Chronic Inflammation)	
후비루(Postnasal Drip)	**기침:** 만성적 **가래:** 점액성 또는 점액고름성 **연관된 증상들과 환경:** 반복적인 목구멍 청소. 후비루, 분비물은 있을 수 있으며 또한 뒤쪽 인두에서 모일 수도 있다. 굴염(sinusitis)을 동반하거나 동반하지 않은 만성코염(chronic rhinitis)과 연관성이 있음

(표 다음 페이지 계속)

표 7-3 기침과 객혈(계속)

문제	기침, 가래, 연관된 증상들과 환경
만성 기관지염	**기침:** 만성적 **가래:** 점액성에서 고름성; 피가 섞이거나 또는 심지어 혈성일 수도 있음 **연관된 증상들과 환경:** 종종 오랜 흡연 **반복되는 중복감염(Recurrent superimposed infections):** 종종 쌕쌕거림과 호흡곤란
기관지 확장증	**기침:** 만성적 **가래:** 고름성, 종종 많은 양과 악취가 남; 피가 섞이거나 혈성 **연관된 증상들과 환경:** 반복적인 기관지 폐감염이 일반적이고 굴염이 동반될 수 있음
폐결핵	**기침과 가래:** 마르고 점액성이거나 고름성; 피가 섞이거나 혈성 **연관된 증상들과 환경:** 초기에는 증상이 없음. 나중에는 식욕부진, 체중감소, 피로, 발열, 야간땀
폐고름집(Abscess)	**기침과 가래:** 고름성과 심한 악취가 남; 혈성일 수도 있음 **연관된 증상들과 환경:** 열성 질환, 종종 불량한 구강위생과 이전의 의식장애의 증세 발현

(표 다음 페이지 계속)

표 7-3 기침과 객혈*(계속)*

문제	기침, 가래, 연관된 증상들과 환경
천식	**기침과 가래:** 진하고 점액성, 특히 발작 말기 근처 **연관된 증상들과 환경:** 간헐적인 쌕쌕거림과 호흡곤란, 하지만 기침만 단독으로 발생할 수도 있다. 종종 알레르기의 과거력
위 식도 역류	**기침과 가래:** 만성적이고 특히 밤이나 이른 아침 **연관된 증상들과 환경:** 쌕쌕거림. 특히 밤에(종종 천식으로 오인됨), 이른 아침 쉰목소리와 목구멍을 청소하려는 반복적인 시도, 종종 가슴쓰림과 역류의 과거력이 동반됨
신생물 폐암	**기침:** 마른기침에서 젖은기침 **가래:** 피가 섞일 수도 있고 혈성일 수도 있다. **연관된 증상들과 환경:** 종종 흡연의 오랜 과거력
심장혈관 질환들 왼쪽 심실기능상실증 또는 승모판 협착증	**기침:** 종종 마른 기침, 특히 운동시 또는 밤에 **가래:** 폐부종에서처럼 분홍색이고 거품이 많은 가래로 진행할 수도 있으며, 또한 실제 객혈로 진행할 수도 있다. **연관된 증상들과 환경:** 호흡곤란, 앉아 숨쉬기, 발작야간 호흡곤란

(표 다음 페이지 계속)

표 7-3 기침과 객혈(계속)

문제	기침, 가래, 연관된 증상들과 환경
폐색전	**기침:** 마른 기침에서 젖은 기침 **가래:** 검은색, 밝은붉은색, 또는 혈액과 섞일 수 있음 **연관된 증상들과 환경:** 호흡곤란, 불안, 가슴통증, 발열; 깊은 정맥혈전증(deep vein thrombosis)이 선행요인
자극성 물질들, 화학 물질들, 또는 가스	**기침과 가래:** 다양함, 노출과 증상 사이에 잠복기가 있을 수 있다. **연관된 증상들과 환경:** 자극 물질들에 대한 노출; 눈, 코, 목구멍 증상들

표 7-4 가슴의 변형(Deformities of the Thorax)

가슴의 가로단면 정상성인 (Cross Section of Thorax Normal Adult)

정상성인에서 가슴은 깊이보다 넓이가 크다. 가슴의 가쪽지름(lateral diameter)이 앞뒤 지름(anteroposterior diameter)보다 크다.

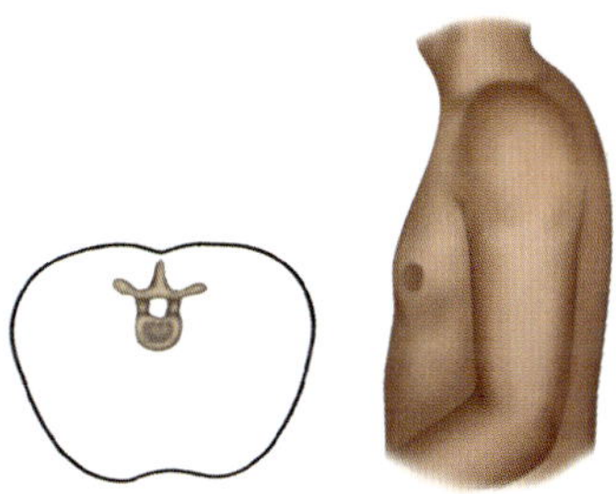

(표 다음 페이지 계속)

표 7-4 가슴의 변형(Deformities of the Thorax)

술통형 가슴(Barrel Chest)

술통형 가슴은 앞 뒤 지름이 증가된다. 이러한 모양은 영아(infants)에서는 정상이며 정상적인 노화와 만성 폐쇄성 폐질환(COPD)에서 종종 보인다.

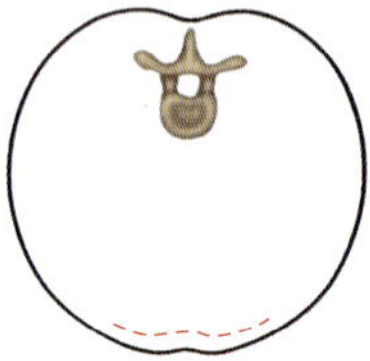

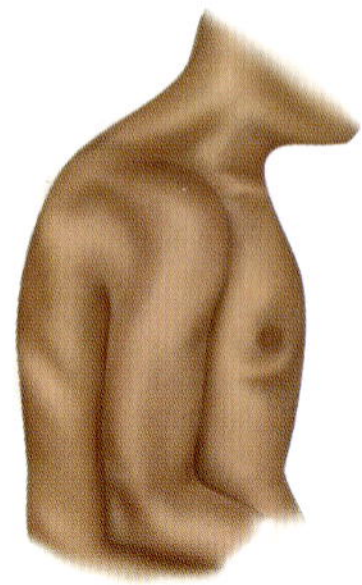

외상성 동요 가슴 (Traumatic Flail Chest)

여러개의 갈비뼈가 골절되면, 가슴의 모순운동(paradoxical movements)이 보일 수도 있다. 흡기시에 가로막이 내려가면, 가슴내 압력은 감소한다; 손상된 부분은 안쪽으로 함몰 될 수 있다; 호시기에 손상된 부분은 바깥쪽으로 움직인다.

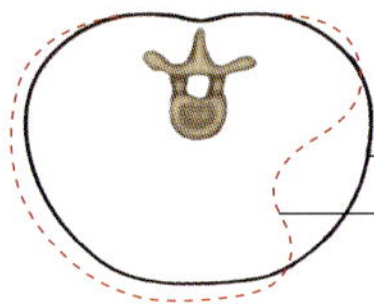

오목가슴 (Funnel Chest, Pectus Excavatum)

오목가슴은 복장뼈의 아랫부분의 함몰이 특징이다. 심장과 큰혈관의 압박은 심장잡음을 일으킬 수 있다.

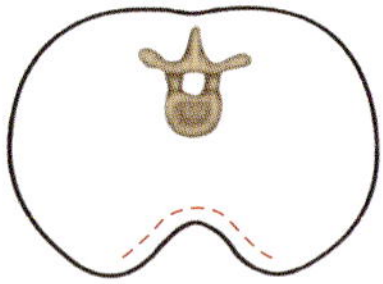

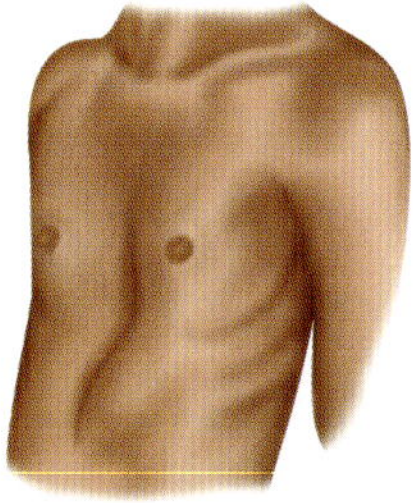

(표 다음 페이지 계속)

표 7-4 가슴의 변형(Deformities of the Thorax) *(계속)*

가슴의 가로단면 새가슴
(Pigeon Chest, Pectus Carinatum)

새가슴에서 복장뼈는 앞쪽으로 변위되어 있고, 앞 뒤 지름은 증가되어 있음. 튀어나온 복장뼈 주위의 갈비연골은 함몰되어 있음

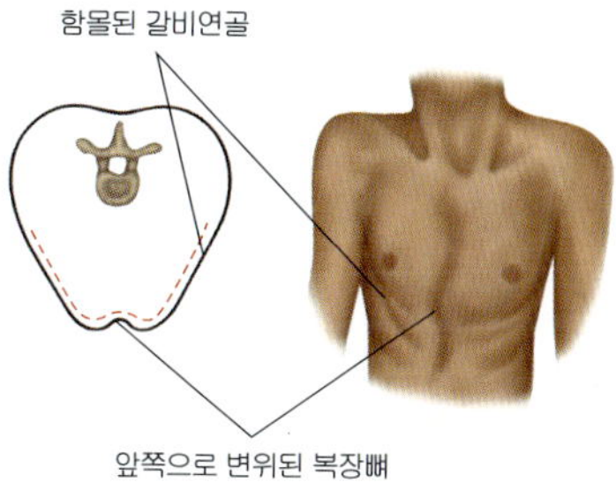

가슴 척추뒤옆 굽음증
(Thoracic Kyphoscoliosis)

가슴 척추뒤옆 굽음증에서 비정상적인 척추 굽이(spinal curvature)와 척추뼈 회전(Vertebral rotation)이 가슴을 변형시킨다. 아래 놓여있는 폐의 뒤틀림은 폐검진 소견의 해석을 어렵게 할 수도 있다.

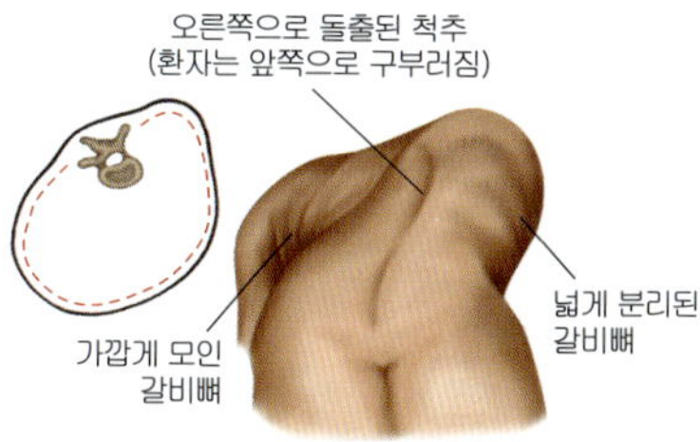

표 7-5 선별된 가슴질환의 신체적 소견(Physical Findings in Selected Chest Disorders)

	기관	타진특징	호흡음	전도되는 성음	부가음
만성기관지염	중앙	공명음	정상	정상	없거나 또는 쌕쌕거림, 삑삑거림, 거품소리
왼쪽심장기능상실(초기)	중앙	공명음	정상	정상	호기말 아래쪽 폐에서 거품소리; 쌕쌕거림도 가능함
경화(consolidation)*	중앙	둔탁음	기관지음	증가됨**	호기말 거품소리
무기폐(엽성)	병변이 있는 쪽으로 이동될 수 있음	둔탁음	일반적으로 없음	일반적으로 없음	없음
가슴막 삼출액(많은양)	병변이 있는 반대쪽으로 이동될 수 있음	둔탁음	감소됨에서 없음	감소됨에서 없음	일반적으로 없으며, 가슴막 마찰음(rub)이 가능함
공기가슴증	병변이 있는 반대쪽으로 이동될 수 있음	과다공명 또는 공기 팽만음	감소됨에서 없음	감소됨에서 없음	가슴막 마찰음이 가능함
만성폐쇄성폐질환	중앙	과다공명음	감소됨에서 없음	감소됨	기관지염이 또한 없다면 없음
천식	중앙	공명음에서 과다공명음	쌕쌕거림에 의해 가려질 수 있음	감소됨	쌕쌕거림, 어쩌면 거품소리가 나타날 수 있음

*엽성폐렴, 폐부종 또는 폐출혈의 경우에서와 같이

**증가된 진동촉감, 기관지 소리, 염소울음소리, 속삭임가슴소리가 동반됨

CHAPTER 8

심혈관계

건강력

일반적이거나 염려되는 증상들

- 흉통
- 두근거림(심계항진)
- 호흡곤란, 앉아숨쉬기: 좌위호흡(orthopnea), 발작야간호흡곤란
- 부종

흉통, 또는 흉부 불쾌감을 호소하는 경우 협심증(가슴조임증, angina pectoris), 심근경색 또는 박리동맥자루(박리동맥류)와 같은 중한 병을 염두에 두어야 한다. 또한 심계항진, 앉아숨쉬기, 좌위호흡(orthopnea), 발작야간호흡곤란, 부종 등의 증상에 대하여 질문하여야 한다.

- 심계항진: 심장박동 증가로 인한 불쾌감
- 숨참: 호흡곤란, 앉아숨쉬기: 좌위호흡(orthopnea), 발작야간호흡곤란 등을 의미할 수 있다.
  - 호흡곤란: 운동 정도와 무관한 호흡의 불편감을 의미한다.
  - 앉아숨쉬기: 좌위호흡(orthopnea): 환자가 누운 자세에서는 호흡곤란이 나타나고 앉으면 호전된다. 이는 좌심실 부전 또는 승모판막 협착, 또는 폐쇄성 폐질환을 의미한다.
  - 발작야간호흡곤란: 갑작스런 호흡곤란과 좌위호흡으로 환자가 잠에서 깨어나는 경우, 특히 잠들고 1~2시간 후 발생하며 자다가 호흡곤란으로 앉거나 서거나 답답하여 환기를 위하여 창문을 여는 것을 의미한다.

- 부종: 잉여분의 수분이 간질조직에 축적되어 붓는 것. 체위부종(dependent edema)은 몸의 가장 낮은 부분에 부종이 나타나는 현상을 말한다. 앉은 자세에서는 다리나 발에, 누운 자세에서는 음낭에 부종이 생기는 것을 말한다.

건강증진과 상담

일반적이거나 염려되는 증상들

- 고혈압 예방
- 심혈관질환과 뇌졸증의 예방
- 콜레스테롤과 저밀도 지단백 콜레스테롤(LDL-cholesterol) 감소
- 건강식, 체중과 운동에 대한 조언 등 생활태도의 변화와 위험관리

위험인자에 대한 주의에도 불구하고 심혈관계 질환은 남녀 모두에 있어 중요한 사망원인 중 하나이다. 1차 예방은 심혈관 질환이 없는 사람에서, 2차 예방은 협심증과 같이 이미 질환이 있는 경우이며 혈압, 콜레스테롤, 체중, 운동의 적정수준 유지에 대한 적절한 교육과 카운슬링을 통해 심혈관 질환과 뇌졸중의 위험성을 감소시킬 수 있다.

고혈압의 예방

미국은 18세 이상 성인에서 고혈압에 대한 예방대책을 마련한 바 있다. [고혈압에 대한 예방, 발견, 교육, 치료에 대한 Joint national committee의 7차 보고]에 따르면 (JNC7) 혈압에 대한 좀 더 엄격한 지침을 마련한 바 있다(60쪽 참조).

- 정상혈압의 정의: 120/80 mmHg 이하로 정의한다.
- 건강한 생활태도는 모든 사람에게 필수 불가결하다.

고혈압과 뇌졸중의 예방

미국 심장학회(AHA)는 모든 20세 이상부터 위험인자에 대한 선별검사를 권유한 바 있고, 40세 이상 모든 성인에서 전반적인(절대 관상동맥 심질환) 위험평가를 권유한 바 있다.

■ 20세 이상 성인에서 위험평가

위험인자	선별검사 빈도
심장병의 가족력	
흡연 정도 식사 음주 육체적 행동범위	매 정기 방문시 마다
혈압 체질량지수(BMI) 허리둘레 맥박 [심방잔떨림(심방세동)] 을 감지	매 정기방문 마다 (적어도 2년에 한번)
금식시 지단백검사	적어도 매 5년 마다
금식시 혈당	만일 고지혈증이나 당뇨가 있을 경우 매 2년 마다

40세 이상 성인에서 10년간 심혈관질환의 전반적인 위험성 판정

연령, 성별, 흡연상태, 수축기(때로는 이완기) 혈압, 총(때로는 LDL)콜레스테롤, HDL콜레스테롤, 당뇨 등 여러 위험요인 평가

국제 심혈관계위험인자계산(다음 웹사이트를 통하여)

http://www.americanheart.org/presenter.jhtml?identifier=3003499

http://hin.nhlbi.nih.gov/atpiii/calculator.asp?usertype=prof

콜레스테롤과 LDL낮추기

LDL은 일차적으로 콜레스테롤을 낮추는 치료의 목표이다.
10년 위험률은 다음과 같다.

- 고위험군(10년 위험률 20%): 관상동맥심질환 위험률이 비슷하다고 알려짐

■ *최신 성인치료패널 III 가이드라인*

10년 위험군	LDL 목표	약물치료 고려
고위험(>20%)	<100 mg/dL 적정목표: <70 mg/dL	≥100 mg/dL (<100 mg/dL 경우: 목표는 LDL을 30~40% 감소)
중등도 이상 위험군 (10~20%)	<130 mg/dL 적정목표: <100 mg/dL	≥130 mg/dL (100~129 mg/dL 경우: 목표는 100 mg/dL 미만으로 줄이도록)
중등도 위험군(<10%)	<130 mg/dL	≥160 mg/dL

(계속)

■ *최신 성인치료패널 III 가이드라인 (계속)*		
10년 위험군	**LDL 목표**	**약물치료 고려**
저위험군 (0~1 위험인자)	<160 mg/dL	>190 mg/dL (160~189 mg/dL 경우: 약물치료)

자료: 국제 콜레스테롤교육패널. Recent clinical trials for the National Cholesterol Education Program Adult Treatment Panel III Guidelines. Grundy SM, Cleeman JI, Merz NB, et al., Circulation 119; 227-239, 2004)

- 중등도위험군(10년 위험률 10~20%): 다인자 또는 2가지 이상 위험인자

- 저위험군(10년 위험률 <10%): 0~1가지 위험인자

고위험군 환자에서는 LDL 목표수치를 70 mg/dL 이하로 낮추고 적극적인 지방치료를 해야한다.
위험군의 정의: 관상동맥심질환 경험, 관상동맥심질환과 비슷한 위험도(당뇨, 말초혈관질환), 참고: Bates' s Guide to Physical Examination and History Taking, 9th edition, Chapter 8.

생활패턴 바꾸기와 위험관리

JNC 7과 미국 심장병학회의 연구에 따르면 생활패턴 바꾸기와 위험관리만으로 고혈압, 관상동맥심질환 그리고 뇌졸중을 예방할 수 있다고 하였다.

심혈관계건강을 위한 생활패턴 개선

- 적정 체중유지(BMI 18.5~24.9 kg/m^2)
- 염분섭취제한(1일 염화나트륨으로써 6 g 이하, 나트륨으로써 2.4 g 이하 섭취)
- 적어도 1일 30분 이상, 또는 거의 매일의 규칙적인 유산소 운동(즉, 활기차게 걷기)
- 적정한 음주(남성 1일 2잔 이하, 여성 1잔 이하)
- 과일, 야채가 풍부한 식사. 저지방유, 포화지방섭취 줄이기 등
- 식사로 칼륨 3,500 mg 이상 섭취
- 적정 혈압유지(60쪽 참조)
- 지방조절
- 혈당조절(공복혈당 110 mg/dL, HgA1C 7% 이하 유지)
- 금연
- 심방세동이 있으면 동율동으로 전환, 필요시 항응고제

제4장은 건강한 습관과 식이요법에 대해 보다 자세히 기술하였다. 환자의 체지방을 측정하고 가족력의 식습관과 체중패턴을 확인해야 한다. 관상동맥심질환의 위험을 낮추기 위해서는 매일 적어도 30분 이상 유산소운동을 하여야 하며 건강과 웰빙의 잇점에 대해 강조하고 격려하여야 한다.

검사의 기술

심박동수와 혈압

노동맥(radial a.)과 심첨부박동(apical pulse)을 측정한다.

촉진을 통해 수축기혈압을 측정하고 여기에 30 mmHg을 더한다. 다음부터는 이것을 기준으로 혈압대를 팽창시킨다.

이 과정은 청진간극(auscultatory gap)을 알아내게 하고 비정상적으로 낮은 혈압이 기록되지 않도록 한다.

혈압계로 혈압을 측정하며 필요시 다시 측정한다.

기립성 저혈압은 누웠다가 일어났을 때 수축기 혈압 20 mmHg 이하로 감소하거나 맥박이 분당 20회 이상 증가하는 경우로 정의된다.

목정맥(Jugular veins)

목정맥박동과 목에서 가장 높은 지점을 인지한다. 침대각도는 30도에서 시작해야 하며 필요시 적절한 각도를 조절한다.

정맥파형을 확인한다. a파는 심방수축, v파는 정맥채움(venous filling)을 의미한다.

a파가 없는 경우 심방세동, 너무 뚜렷한 v파의 경우 삼첨판역류를 의미한다.

검사기술	가능한 소견
목정맥압(Jugular venous pressure; JVP)은 흉골각(sternal angle)과 최고점과의 수직거리를 잰다-정상은 3~4 cm 이하	목정맥압의 증가는 우측심장부전을 의미하고 감소는 탈수나 위장관출혈로 인한 저혈류량을 의미한다.

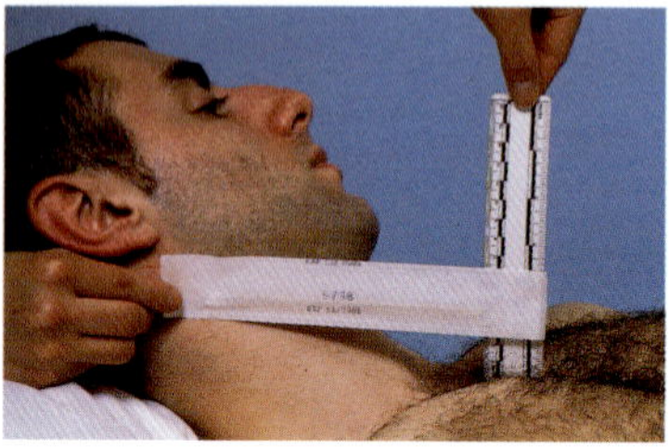

목동맥(carotid pulse)

목동맥의 폭과 윤곽, 상승운동(upstroke)을 측정한다.	상승운동이 지연되는 경우 대동맥협착을 의미하고 도약성인 경우 대동맥 판막역류를 의미한다.
잡음을 듣는다.	목동맥 잡음은 죽경화성 협착을 의미한다.

심장

■ 신체검사 순서

환자자세	검사
누운자세, 고개를 30° 듬	명치부부터 2번째 늑간부위를 시진, 촉진한다; 우심실, 좌심실, 심첨부 등(넓이, 위치, 진폭, 시간)

(계속)

■ *신체검사 순서 (계속)*

환자자세	검사
좌로 누운자세	심첨부를 촉진한다. 청진기의 bell로 낮은 강도의 추가 심잡음을 듣는다(S3. 열림음, 승모판 협착때의 이완기 심음 등)
누운자세로 고개를 30° 듬	청진기의 bell로 삼첨판부위를 청진한다. 모든 부위를 diaphragm으로 듣는다.
앉아서 약간 몸을 앞으로 기울이고 충분히 호기	왼쪽 흉골을 따라 심첨부에서 대동맥역류 때 나타나는 부드러운 감쇄성 이완기심잡음을 듣는다.

시진과 촉진

앞가슴의 부풀림, 들어올리는 느낌, 떨림 등을 시진과 촉진한다.

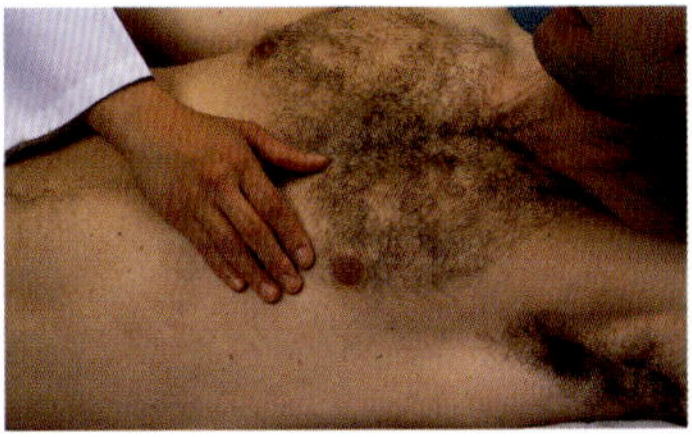

심첨부의 확인. 필요시 좌측으로 돌려 눕혀서 촉진한다.

■ 박동의 위치

임신시 좌측으로 눕힌다.

검사기술	가능한 소견
■ 직경	직경이 증가된 경우 좌심실의 확장을 의미하며 울혈성 심부전 또는 허혈성 심근병증을 의미
■ 진폭—보통 가볍게 침	지속성: 좌심실비대 의미, 분산성: 울혈성 심부전
■ 지속시간	
좌측 흉골연과 상복부를 따라 우심실의 맥을느낀다.	뚜렷한 맥박은 우심실확장 의미
좌, 우 2번째 흉골연을 촉진한다. 이 부위에서 떨림음이 나타나는지 확인한다.	대혈관의 박동을 촉진, S_2의 강화; 대동맥과 폐동맥 협착시 떨림음

청진

그림에 나온 부위를 청진한다.

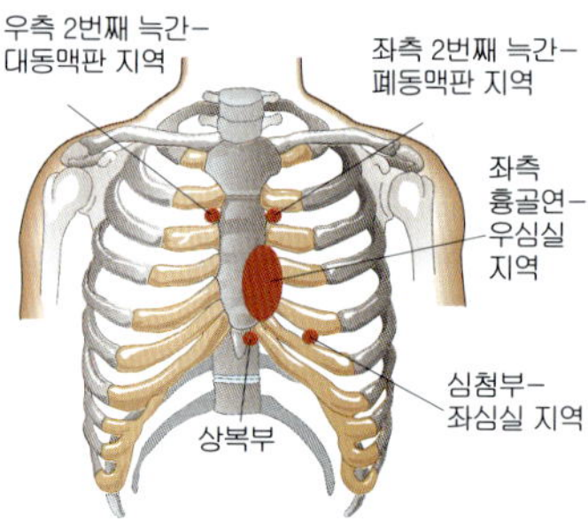

Diaphragm을 이용하여 위 그림대로 S_1과 S_2와 같이 높은 강도의 소리를 듣는다.	대동맥과 승모판역류의 심잡음 및 심장막 마찰음
Bell을 이용하여 좌측 흉골연과 심첨부 사이의 낮은 강도의 소리를 듣는다.	S_3, S_4, 승모판 협착시 잡음

검사기술	가능한 소견
각각의 위치에서의 소리	표 8-1, 심잡음(160쪽), 표 8-2, (161쪽) S_1의 변동 표 8-3, (162~163쪽) S_2의 변동
■ S_1	
■ S_2. 좌 2~3번째 늑간의 흉골연에서 정상분열음을 들을수 있는지?	생리적(흡기) 또는 병적(호기) 분열음
■ 수축기시 추가음	수축기 클릭
■ 이완기시 추가음	S_3, S_4
■ 수축기 심잡음	수축기 중간, 범수축기, 수축기 후반 심잡음
■ 이완기 심잡음	조기, 중간, 말기 이완기 심잡음

심잡음의 평가와 기술

검사기술	가능한 소견
심잡음의 평가	
■ 심장주기에서의 시기 (수축기, 이완기)	표 8-4, 심잡음(164~165쪽)을 참조하시오.
■ 모양	평편, 점점세짐, 점점 약해짐
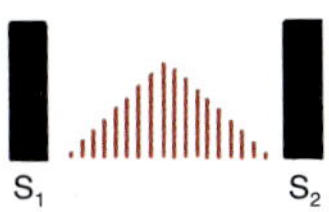	점점 커지다가 작아지는 심잡음: 처음에는 커지다가 점차 작아짐

검사기술	가능한 소견
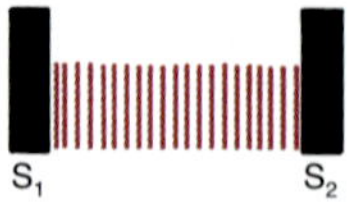	평편한 심잡음: 같은 강도로 지속
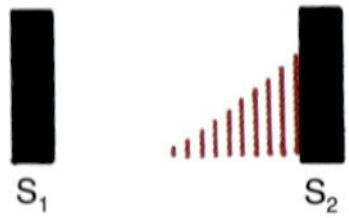	점차 커지는 심잡음: 점차 커짐
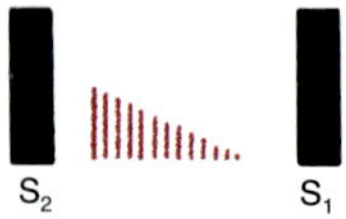	점차 작아지는 심잡음: 점차 작아짐
■ 최대강도의 위치	
■ 방사	
■ 강도	고, 중간, 저
■ 질적	분출음, 거친음, 음악적인, 우르릉거리는
■ 강도(6단계)	[심잡음의 강도] 참조

듣기

환자를 왼쪽으로 뉘여 낮은 강도의 소리를 듣는다.

좌측 S_3, S_4와 승모판 협착 등의 이완기 심잡음을 듣는다.

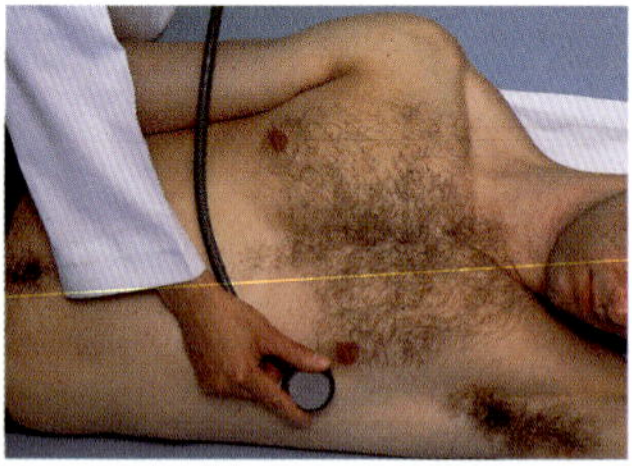

■ *심잡음의 강도*

단계	기술
1단계	매우 미약
2단계	약하나 청진기를 갖다댄 직후 들림
3단계	중등도로 크게 들림
4단계	크게 들림, 촉진시 떨림음이 느껴짐
5단계	매우 크게 들림, 떨림음이 느껴짐, 청진기를 부분적으로 떼어도 들림
6단계	매우 크게 들림, 떨림음이 느껴짐, 청진기를 완전히 떼어도 들림

듣기

환자를 앉은자세로 앞으로 기울여 호기후 숨을 참게 하여 좌흉골하연을 듣는다.

대동맥판 역류의 이완기, 점차 작아지는 심잡음을 듣는다.

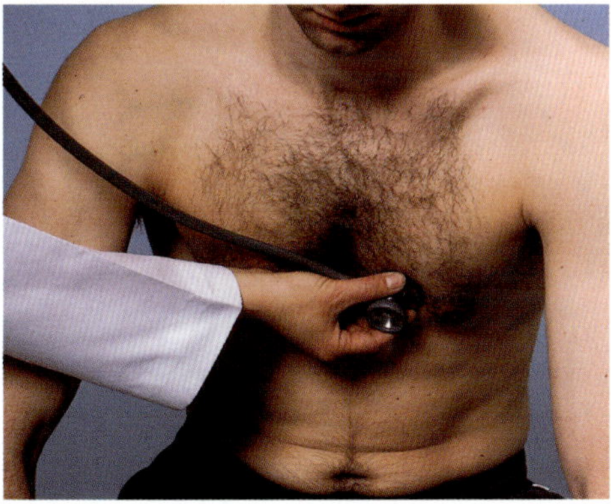

특별한 기술

교대맥박(pulsus alterance)

맥박의 강도가 교대로 바뀌는 것. 청진기를 위팔동맥에 대고 혈압대를 천천히 수축기 수준까지 내리면서 듣는다.

맥박의 진폭이 교대로 나타나거나 또는 갑자기 코로코프음이 두배로 되는 경우를 교대맥박이라고 하며 좌심실부전을 의미한다.

역설맥박(paradoxical pulse)

혈압대를 천천히 내리면서 2가지 혈압수준을 관찰: (1) 코로코프음이 처음 들린 지점, (2) 호흡주기동안 처음 지속된 지점. 정상적으로는 3~4 mmHg 이상 떨어지지 않는다.

흡기시 10 mmHg 이상 떨어지는 경우 역설맥박이라고한다. 폐쇄성 폐질환, 심막압전(pericardial tampon) 또는 협착 심장막염을 의미한다.

수축기 심잡음을 들을때 도움이 되는 방법

발살바조작(Valsalva maneuver)

환자에게 strain down시킨다.

심실충만이 감소되어 승모판탈출증의 수축기클릭이 조기에 들리고 심잡음이 길어진다.

승모판탈출증이 의심되면 클릭과 심잡음을 듣는다.

대동맥협착과 비대성심장근육병증을 구분하기 위해서 심잡음의 강도를 듣는다.

대동맥협착에서는 심잡음은 감소하고 비대성심장근육병증은 증가한다.

웅크리고 앉기와 서기(squatting and standing)

승모판탈출증이 의심되면 두 자세 모두에서 심잡음을 듣는다.

웅크리고 앉는 자세는 심실 충만이 증가되어 클릭과 심잡음이 지연된다. 서는 자세는 반대현상이 나타난다.

대동맥협착과 비대성심장근육병증을 구분하기 위해서 두 자세 모두에서 심잡음을 듣는다.

웅크리고 앉는 자세는 대동맥협착에서 심잡음이 증가되고 비대성심장근육병증에서 감소된다. 서는 자세는 반대현상이 나타난다.

소견 기록

신체검사기록-심혈관계

경정맥은 고개를 약 30° 든 후 흉골각(sternal angle)으로부터 3 cm이고 경동맥 상승운동은 활발하며 잡음은 들리지 않고 최대맥박은 우측 5번째 갈비뼈사이의 늑골중앙선에서 약 7 cm 떨어진 곳에서 두드리듯 들린다. S_1과 S_2는 좋으며 심잡음이나 비정상음은 들리지않는다.

또는

경정맥은 고개를 약 50° 든 후 흉골각(sternal angle)으로부터 약 5 cm이고 경동맥 상승운동은 활발하며 왼쪽 경동맥에서 잡음이 들린다. 최대맥박은 미만성으로 직경 3 cm 크기로 왼쪽 5~6번째 빗장뼈사이의 겨드랑이 앞선에서 만져진다. S_1과 S_2는 부드럽고 S_3가 들린다. 거친 2° 의 범수축기잡음이 심첨부에서 들리고 좌측 흉골연을 따라 퍼진다. S_4나 이완기 심잡음은 들리지 않는다.

울혈성 심부전 및 왼쪽 경동맥 폐쇄과 승모판역류를 의미한다.

해석에 대한 도움

표 8-1 심음

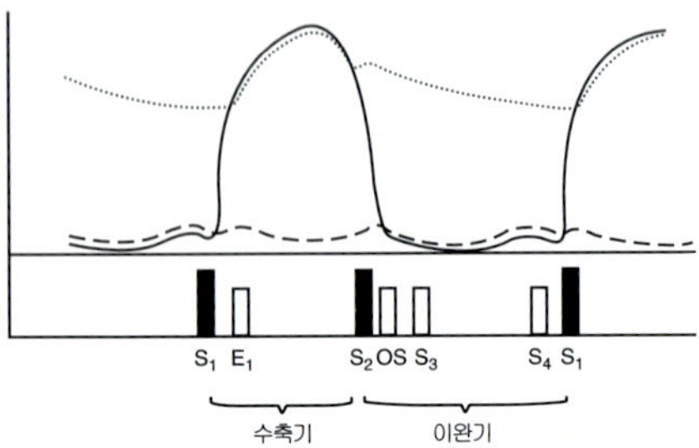

소견	가능한 원인
S_1 증가	빈맥, 심박출 증가, 승모판막협착
S_1 감소	1도 방실차단, 좌심실수축력 감소, 움직이지 않는 승모판막(승모판막역류)
수축기 클릭	승모판막탈출
우측 제2 늑간에서 S_2 증가	고혈압, 대동맥판의 확대
우측 제2 늑간에서 S_2 감소 또는 안들림	움직이지 않는 대동맥판막 (석회화된 대동맥협착 등)
P_2 증가	폐동맥고혈압, 폐동맥확장, 심방중격결손
P_2 감소 또는 안들림	고령, 폐동맥협착
opening snap(열린음)	승모판협착
S_3	생리적(보통 소아나 청소년기), 병적(심근부전, 승모판 역류 등 심실의 용적부하)
S_4	신체적으로 건강한 운동선수, 순응도의 감소로 심실충만에 대한 저항의 증가 (고혈압성 질환, 좌심실비대 등)

표 8-2	S_1의 변화
정상변화 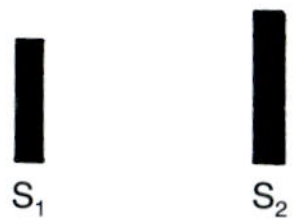	S_1은 S_2보다 심저부(좌, 우 2번째 늑간부)에서 부드럽다.
S_1의 증가 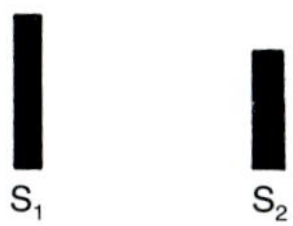	S_1은 보통 심첨부에서 S_2보다 크게 들린다.
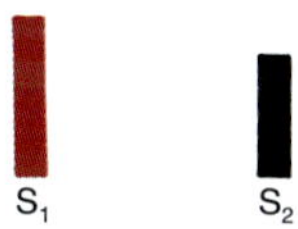	S_1의 증가 (1) 빈맥, PR 간격이 짧은 경우, 고박출 상태(운동, 빈혈, 갑상선기능 항진증), (2) 승모판막 협착
S_1의 감소 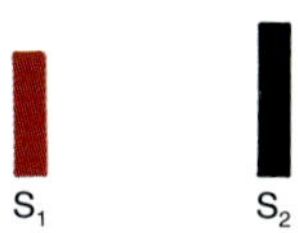	S_1의 감소: 1도 방실차단, 승모판막역류의 승모판막 석회화, 울혈성 심부전또는 관상동맥 심질환에서의 좌심실 수축력
다양한 S_1 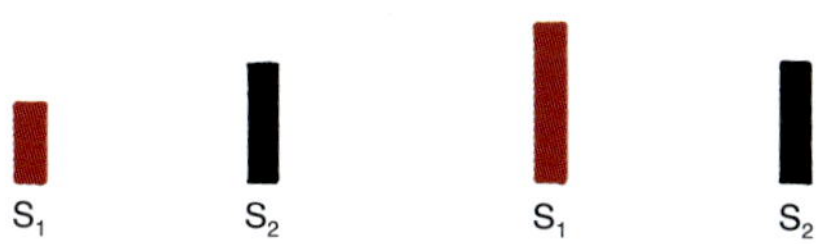	완전방실차단, 부정맥(심방세동)
S_1의 분열 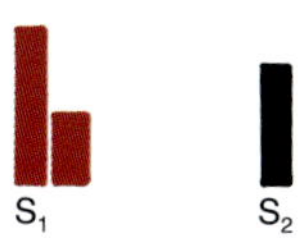	삼첨판막소리를 들을수 있다면 좌측흉골연에서, 대동맥 박출소리인 S_4가 있다면 심첨부위에서 정상적으로 들림. 조기수축기 클릭, 완전 우각차단, 심실조기 수축 의미

표 8-3 S2의 변화

흡기 호기

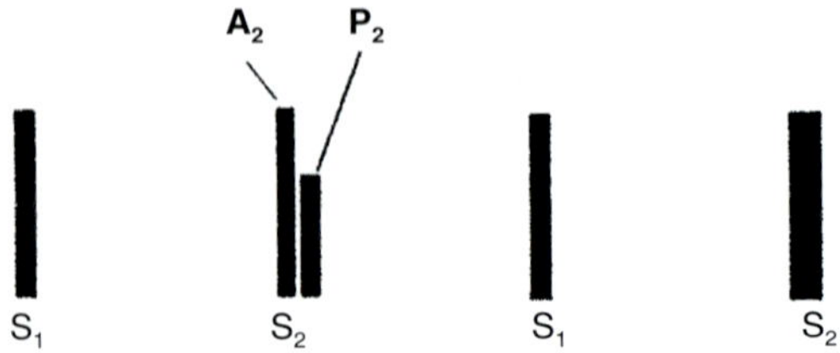

생리적 S_2 분열: 좌측 2~3번째 늑간에서 정상적인 S_2 분열음이 들린다. S_2의 폐동맥판막 소리는 심첨부나 대동맥부위에서는 잘 들리지 않는다. 반면 S_2는 하나로 대동맥판막 닫히는 소리만 들린다. 흡기 때 분열이 커지고 보통 호기 때 분열이 사라진다.

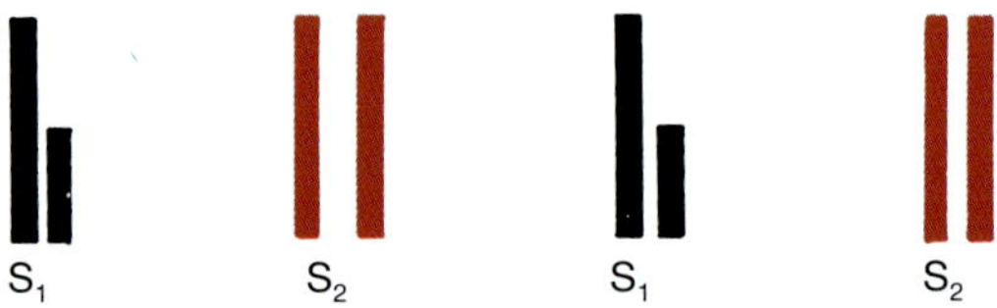

병적 S_2 분열: S_2가 병적으로 전 호흡주기에 걸쳐 들림, 폐동맥판이 늦게 닫히거나(폐동맥판 협착, 완전 우각차단) 또한 대동맥판이 조기에 닫히는 경우(승모판막 역류)의 경우 나타남

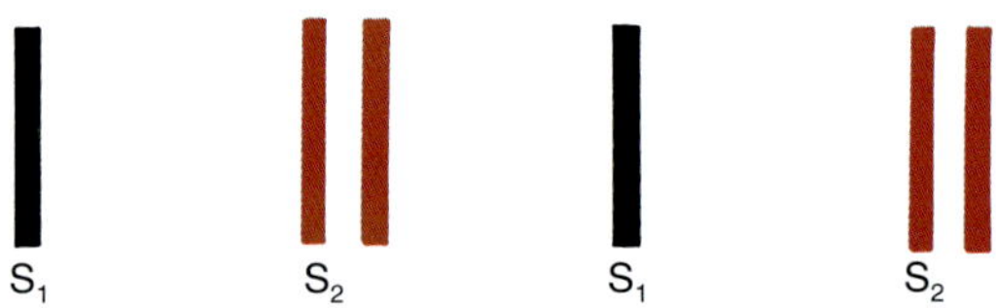

고정 S_2 분열: 호흡에 무관하게 항상 분열이 되는 경우, 심방중격결손, 우심실부전 등의 경우 나타남

(표 다음 페이지 계속)

표 8-3 S2의 변화 (계속)

흡기 호기

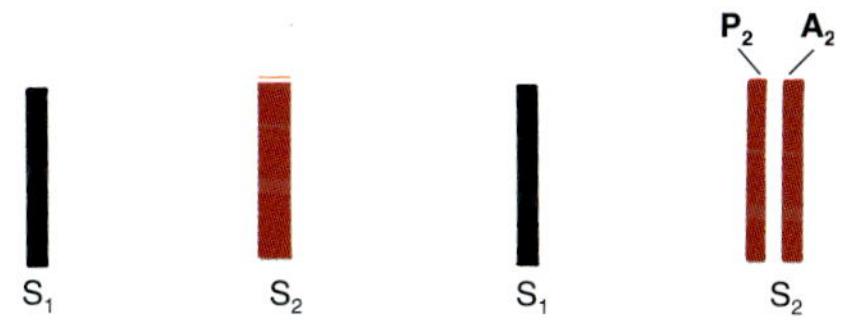

기이성 S_2 분열: 호기에 나타나고 흡기에 사라짐, 대동맥판막폐쇄가 비정상적으로 늦게 나타나서 P_2 뒤에 A_2가 나타나는 경우, 완전 좌각차단의 경우 나타남

A_2와 P_2에 관해 더 자세히

우측 제2번 늑간부에서 A_2가 증가되어 들리는 경우

(보통은 A_2만 들림)는 고혈압때 나타나는 데 대동맥 root가 늘어나 있는 경우, 특히 대동맥판막이 흉벽에 가까이 있는 경우 들린다.

우측 제2번 늑간부에서 A_2가 감소되어 들리는 경우

대동맥판이 석회화되어 잘 움직이지 않을 때 나타난다. 만일 S_2가 들리지 않으면 분열음은 들리지 않는다.

P_2의 증가

P_2가 A_2와 비슷하거나 더 크게 들리는 경우는 폐동맥 고혈압이 의심되는 경우이다. 그 외 폐동맥이 늘어난 경우, 심방중격결손 등의 경우에도 나타난다. S_2의 분열음이 넓은 부위(심첨부와 우측 심저부위)에서도 들린다면 P_2가 항진되었음을 의미한다.

P_2가 감소 또는 안들리는 경우

가장 흔한 원인은 나이가 듦에 따라 흉곽의 전후직경이 늘어난 경우로 폐동맥협착때도 감소되어 들린다. 만일 P_2가 안들린다면 분열음 역시 들리지 않는다.

표 8-4 심잡음과 유사심음

	가능한 원인
중기수축기 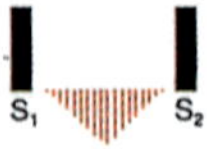	무해성 심잡음(정상심장) 생리적 심잡음(반달판막을 지나는 혈류량의 증가, 임신, 고열, 빈혈 등) 대동맥판 협착 대동맥판 협착과 비슷한 심잡음 (대동맥판막 경화증, 이엽성 대동맥판막, 대동맥의 확장, 대동맥판을 지나는 수축기혈류량의 비정상적 증가) 비대심근병증 폐동맥협착
범수축기 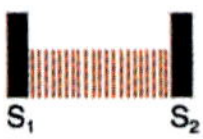	승모판역류 삼첨판역류 심실중격결손
후기수축기 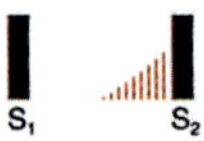	승모판막탈출
조기이완기 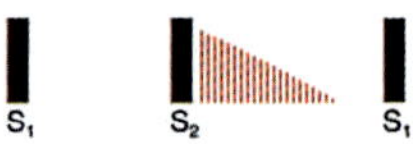	대동맥역류
중기이완기와 전수축기 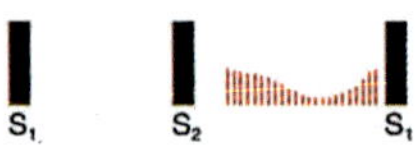	승모판협착

(표 다음 페이지 계속)

표 8-4 심잡음과 유사심음 *(계속)*

	가능한 원인
지속성 심잡음	
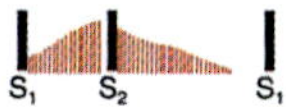	동맥관개존
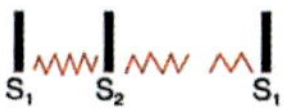	심막낭마찰음(비비는 듯한 소리)
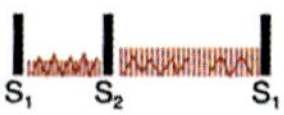	정맥성 잡음

CHAPTER

9

유방과 겨드랑이

건강력

일반적이거나 염려되는 증상들

- 유방 덩이
- 유방 통증
- 젖꼭지 분비물

환자에게 "유방을 자가 검진하십니까?"... "얼마나 자주?" 라고 물어본다. 유방에 어떤 불편한 증상, 통증, 또는 덩이가 있는지 문진한다. 또 젖꼭지에서 어떤 분비물이 있는지에 대해서도 물어본다.

건강증진과 상담

건강증진과 상담에 관한 중요한 주제

- 유방암의 위험인자들
- 유방암 선별검사
- 유방의 자가검진(brest self-examination, BSE)

유방 덩이의 원인은 젊은 여성에서 섬유샘종과 낭종에서 고름집, 유방염, 원발성 유방암까지 다양하다. 모든 유방 덩이에 대해서는 신중한 평가를 하여야 하며, 확진을 위한 검사 방법들을 모색하여야 한다.

■ *유방에서 만져지는 덩이들*

나이	흔한 원인	특성
15~25	섬유샘종	보통 경계가 뚜렷하고, 둥글고, 유동성, 압통이 없다.
25~50	낭종	보통 딱딱하기는 부드러운 편이고, 둥글고, 유동성이며; 보통 압통이 있다.
	섬유낭 변화	결절성, 밧줄모양
	암	불규칙하고, 별모양, 단단하고, 주변 조직과 경계가 명확하지 않다.
50세 이상	다른 원인이 판명되기 까지는 암으로 간주	상기 기술과 동일
임신/수유	유즙분비샘종, 낭종, 유방염, 그리고 암	상기 기술과 동일

(Adapted from Schultz MZ, Ward BA, Reiss M Ch. 149. Breast Diseases. In Noble J, Greene HL, Levinson W, Modest GA, Young MJ, eds: Primary Care Medicine, 2nd ed. St. Louis, Mosby, 1996.) See also Venet L, Strax P, Venet W, et al. Cancer. 28:1546,1971.

유방암의 위험인자. 비록 유방암 환자의 70% 정도가 알려진 위험인자를 가지고 있지는 않지만, 분명한 위험인자들은 잘 증명되어 있다. 미국 국립암 연구소의 유방암 위험평가도구(National Cancer Institute의 Breast Cancer Risk Assessment Tool)(www.brca.nci.gov)나 또는 Gail model과 같은 다른 임상모델을 이용할 수도 있다.

유방암의 선별검사. 최근의 지침들은 건강에 대한 자각을 고취시키기 위한 방법으로 유방 자가검진(brest self-examination, BSE)을 지지하고 있다. American Cancer Society*는 다음 사항을 권고한다.

*Smith RA, Saslow D, Sawyer A, et al. American Cancer Society Guidelines for breast cancer screening; update 2003. Ca Cancer J Clin 93(3):141-169, 2003.

- 20세에서 39세 여성은 매 3년마다, 40세 이상 여성은 해마다 전문의에 의한 임상적 유방검사(CBE, clinical breast examination)를 받아야 한다.
- 40세 이상 여성은 해마다 유방촬영검사를*, 유방암의 위험도가 높은 30세에서 40세 사이의 여성에게는 초기 선별검사로의 유방촬영검사를 시행하고, 그 다음 50세가 되기까지는 2년에서 3년마다 유방촬영검사를 한다.

■ 유방암 위험인자의 요약

인자	상대 위험률(%)
가족력	
유방암이 있는 일촌 가족	1.2~3.0
폐경전	3.1
폐경전과 양측성	8.5~9.0
폐경후	1.5
폐경후와 양측성	4.0~5.4
BRCA1/BRCA2 genes	3.0~7.0
생리	
12세 이전에 초경	1.3
55세 이후에 폐경	1.5~2.0
임신	
25-29세에 첫 출산	1.5
30세 이후에 첫 출산	1.9
35세 이후에 첫 출산	2.0~3.0
출산 없음	3.0
유방 상태와 질환	
비증식성 질환	1.0
증식성질환	1.9
비정형증식을 동반한 증식성 질환	4.4
엽상상피내암	6.9~12.0
유방촬영술에서 치밀유방	1.8~6.0

(Adapted from Bilmoris MM, Morrow M. The woman at increased risk for breast cancer: evaluation and management strategies. Ca Cancer J Clin 45(5):263, 1995, and from Clemons M, Goss P, Estrogen and the risk of breast cancer, NEJM 344(4):276-285, 2001.)

검사기술

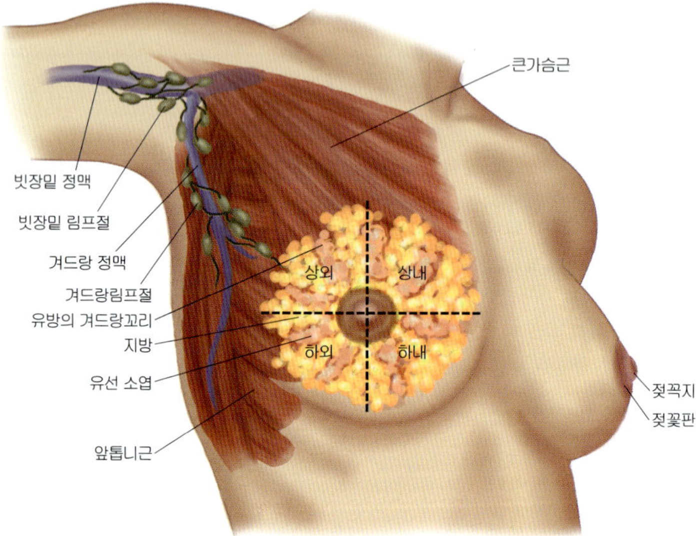

여성 유방

네 가지 자세로 유방을 검사

주의:

■ 크기와 대칭성	발달, 비대칭성
■ 윤곽	평평한지, 움푹하게 들어간 것
■ 피부 모양	유방암에서 부종(peau d'orange)

검사기술	가능한 소견

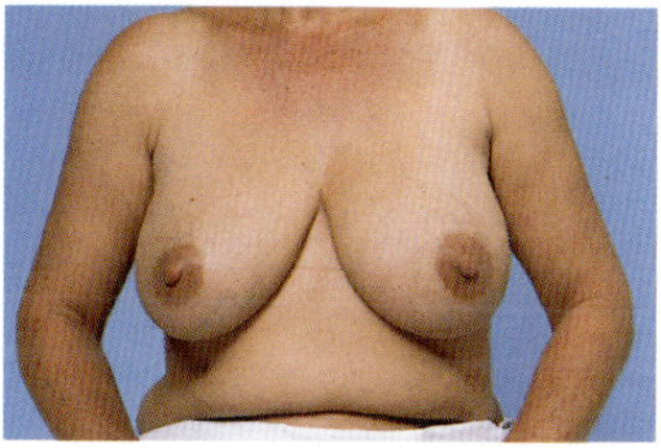

양팔을 양측으로 내린 상태

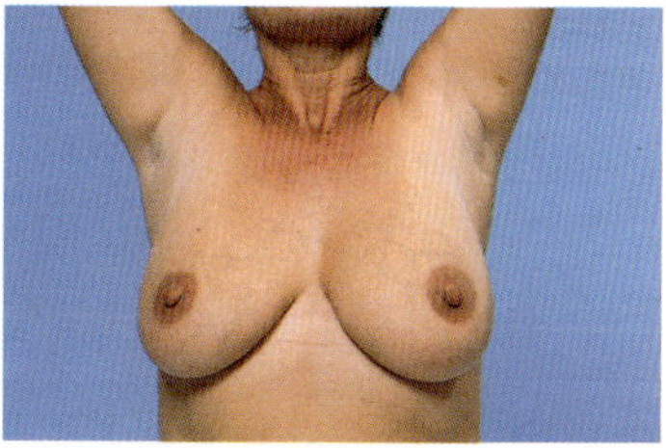

양팔을 머리위로 뻗은 상태

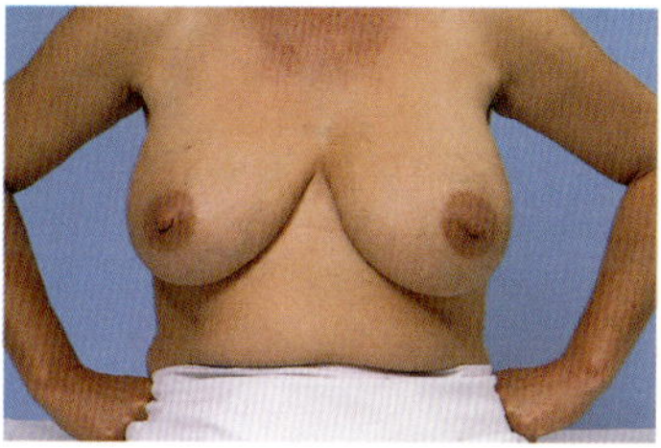

양팔로 골반 옆구리를 누르는 상태

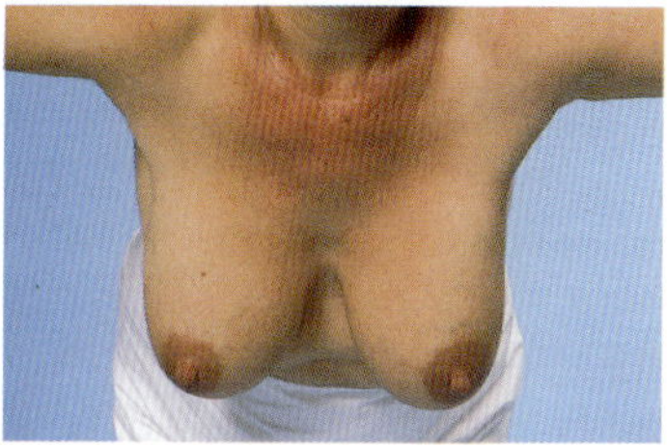

상체를 앞으로 숙인 상태

젖꼭지 검사

검사기술	가능한 소견
■ 양쪽의 크기, 모양, 방향 등을 비교	내번, 뒷당김, 편위
■ 발적, 궤양, 또는 분비물이 있는지 확인	젖꼭지의 파제트병, 젖흐름증

유방 촉진

유방 조직은 누운 상태에서 평평한 상태로 만져야 한다. 빗장뼈에서 시작하여 유방아래 주름(브라 라인)까지, 그리고 복장뼈 중간부터 뒤쪽겨드랑선까지의 직사각형 구역과 유방꼬리(tail of Spence)가 있는 겨드랑이까지 촉진한다.

검사기술	가능한 소견
주의사항:	
■ 유방 조직의 경도(일관성)	생리적인 결절성
■ 압통	감염, 생리전 압통
■ 결절들. 만져진다면 위치, 크기, 모양, 경도, 경계, 압통 유무 그리고 유동성을 확인한다.	낭종, 섬유샘종, 암

수직띠방법(vertical strip pattern, 최근에 가장 좋은 방법이라고 입증)이나, 원형으로 또는 쐐기형 촉진법을 이용한다. 작고 원심형으로 촉진한다.

■ 유방의 외측 부분을 촉진할 때는 환자에게 손을 환자의 이마에 올리면서 엉덩이는 반대쪽으로 돌리게 하면서, 어깨는 침대에 붙어 있도록 한다.

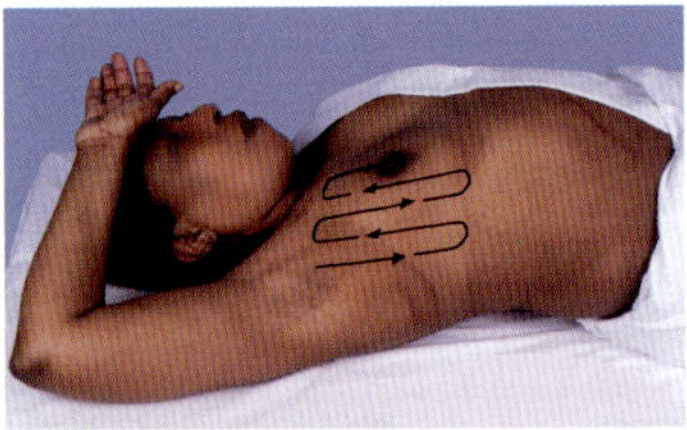

■ 유방의 내측을 촉진할 때는 어깨를 침대에 붙이게 하고, 손을 목에 대게 하면서, 팔꿈치를 어깨 높이까지 들어 올리게 한다.

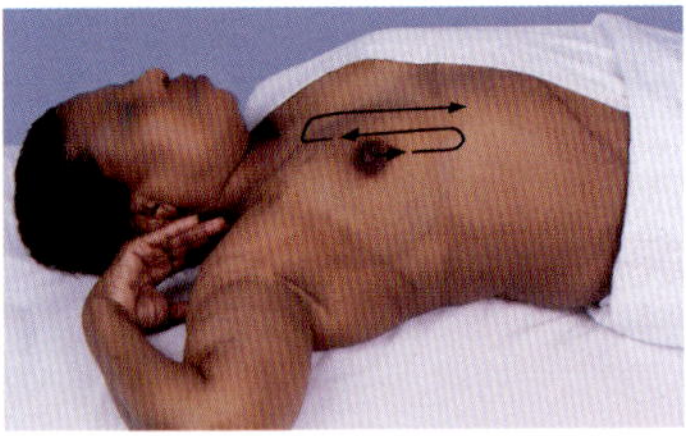

양쪽 젖꼭지 촉진	암인 경우 두꺼워짐

검사기술	가능한 소견

남성 유방

시진과 촉진: 젖꼭지와 젖꽃판	여성형유방증, 암, 지방

겨드랑

시진: 발적, 감염 그리고 색소침착	화농성한선염, 흑색극세포증
촉진: 중심겨드랑 림프절	림프절병증

적응증이 되면 다른 겨드랑 림프절을 촉진

- 큰가슴근 부위
- 가쪽(외측면) 부위
- 어깨밑(견갑하) 부위

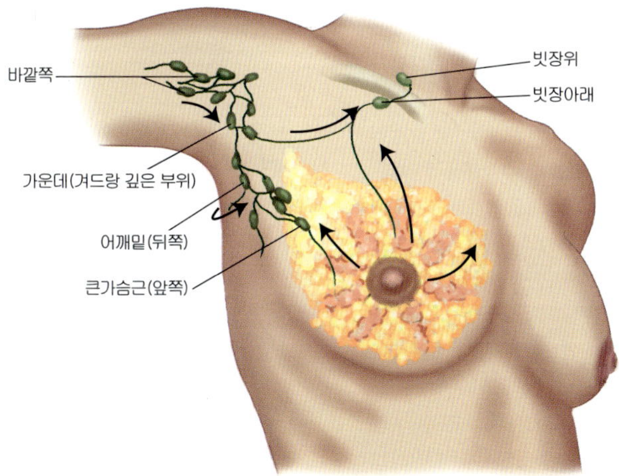

화살표는 림프액 흐름을 표시함

유방 분비물

젖꽃판을 방사형으로 눌러본다.
분비물이 있는지 확인

분비물의 형태와 위치를 확인한다.

유방 자가검진(BSE)

유방 자가검진에 대한 환자 교육

누운자세

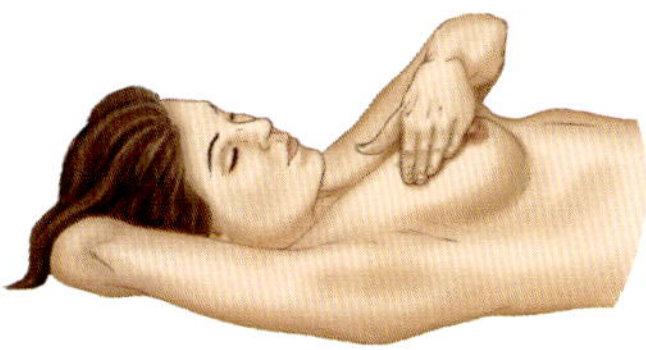

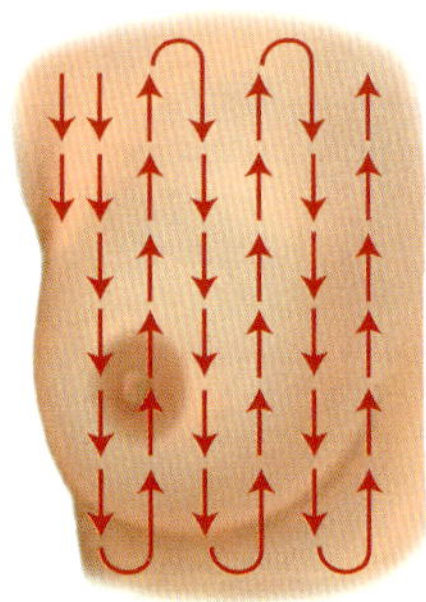

1. 오른쪽 어깨 밑에 베개를 넣고 누운 다음 오른팔을 머리 밑으로 올린다.
2. 왼손 가운데 세 손가락의 끝 부분을 사용하여 우측 유방에 덩이가 있는지를 느껴본다. 손가락 끝 부분이라 함은 각 손가락의 끝에서 1/3 부분을 말한다.
3. 유방 조직이 느껴질 때까지 충분히 눌러본다. 각 유방의 아래쪽 곡선을 이루는 단단한 융기는 정상적인 것이다. 얼마나 눌러야 할 지 확실하게 모른다면 의사나 간호사가 하는 방법을 따라 해 본다.
4. 위에서 아래로 또는 띠 모양(strip pattern)으로 유방을 단단히 눌러 본다. 또한 원형이나 쐐기 모양의 촉진법을 이용할 수도 있다. 그렇지만 매번 똑같은 방법으로 검사를 해야 한다. 유방 전체 부위를 검사하고, 매달 유방이 어떻게 느껴졌는 지를 기억해 둔다.
5. 오른 손을 이용하여 왼쪽 유방도 똑같은 방법으로 검진한다.
6. 어떤 변화가 있다면 바로 의사를 만나도록 한다.

(계속)

유방 자가검진에 대한 환자 교육 (계속)

선자세

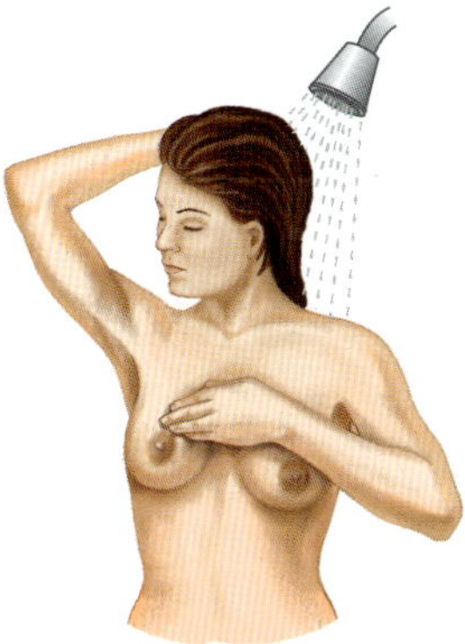

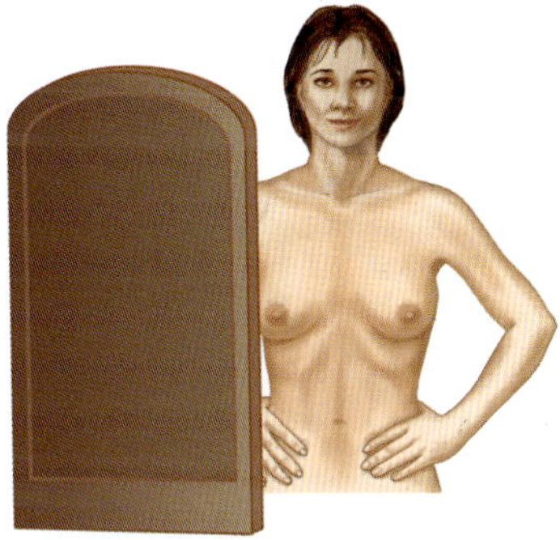

1. 선 자세에서, 한 쪽 팔을 머리 뒤쪽으로 올리고 양쪽 유방 검사를 반복한다. 이런 선 자세에서의 검사 방법은 유방의 상외측 부분을 검사하기에 더욱 용이하다. 실제 유방암의 절반 정도가 이 부위에서 발견된다. 샤워 중에 유방 자가검진을 할 수도 있다. 비누거품을 손에 묻힌 다음 젖은 피부 위를 미끄러지듯 검사하면 더욱 쉽게 유방이 어떻게 느껴지는 지를 알 수 있다.
2. 더 안정성을 기하기 위해, 매달 자가검진 후에 거울 앞에 서서 유방을 검사할 수 있다. 피부의 함몰, 젖꼭지의 변화, 발적 또는 부종 등의 어떠한 변화가 있는 지를 검사한다.
3. 어떠한 변화라도 발견되면 바로 의사를 찾도록 한다.

(Adapted from the American Cancer Society, www.cancer.org. Accessed November 17, 2004.)

진찰 소견의 의무기록

진찰 소견의 기록 - 유방과 겨드랑이

"대칭적인 유방, 덩이 없음. 젖꼭지 분비물 없음"(겨드랑 림프절병증은 경부 림프절부분 참조, 103쪽 참조)

또는

"유방은 쳐져있고, 광범위 섬유낭성 변화, 우측 유방의 상외측 11시 방향에 한 개의 1 X 1 cm 크기의 단단한 덩이가 유동성이 있고 압통은 없음, 피부 표면은 오렌지껍질 소견을 보임"

유방암 가능성이 있음

해석에 대한 도움

표 9-1 유방암에서 볼 수 있는 소견

뒷당김 소견들

유방암이 진행됨에 따라 섬유증이 일어나고 뒷당김 소견을 초래: 피부함몰, 윤곽의 변형, 그리고 젖꼭지의 뒷당김 또는 편위. 뒷당김의 다른 원인들로는 지방괴사와 유선관확장증 등이 있다.

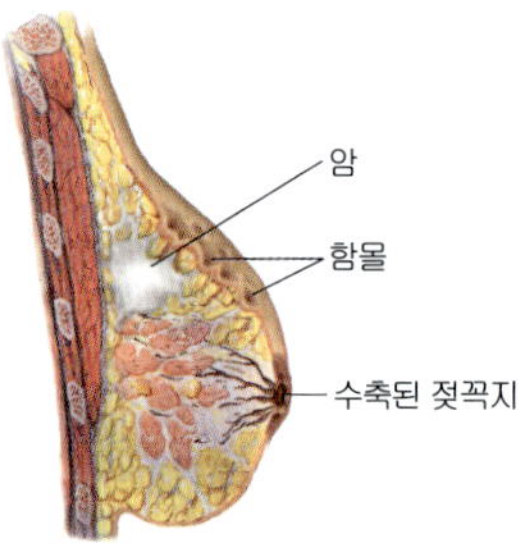

피부함몰

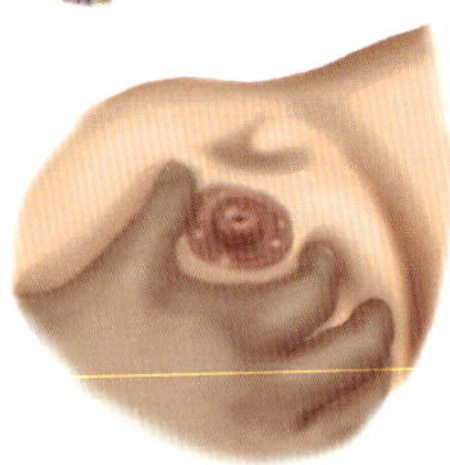

(표 다음 페이지 계속)

비정상적인 윤곽

정상적인 볼록면의 변화를 각 유방에서 확인하고 양쪽을 비교한다.

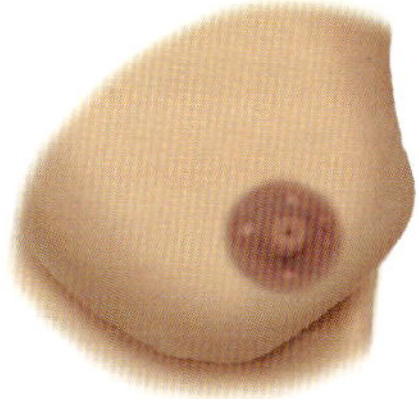

젖꼭지 뒷당김과 편위

뒷당김이 있는 젖꼭지는 평평하거나 안쪽으로 당겨져 있다. 젖꼭지는 넓게 퍼져 있거나 두껍게 느껴진다. 젖꼭지는 편위되어 있을 수 있으며, 암이 있는 쪽으로 편향되어 있다.

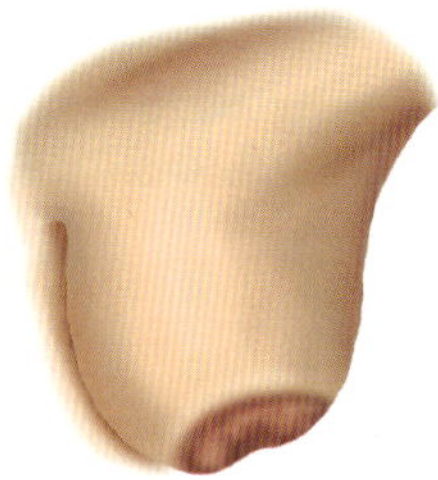

피부 부종

림프관이 막히게 되면, 피부가 두터워지게 되고 피부 구멍이 커지게 된다—소위 오렌지껍질소견 (peau d' orange, orange peel)

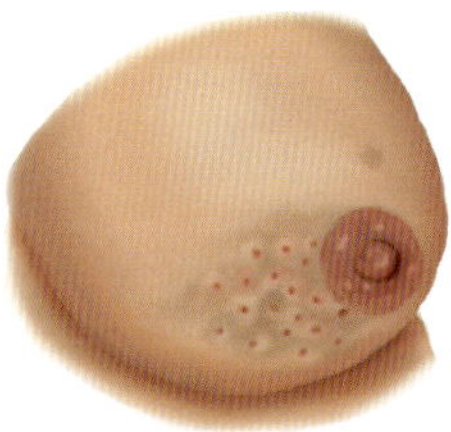

젖꼭지 파제트병

유방암의 드문 형태로 비늘모양의 습진 같은 병소. 또한 피부는 진물이 나거나, 딱지가 생기거나 또는 부식되는 양상을 보일 수 있다. 유방 덩이가 있을 수도 있다. 젖꼭지와 젖꽃판에 지속적인 피부염이 있다면 파제트병을 의심해야 한다.

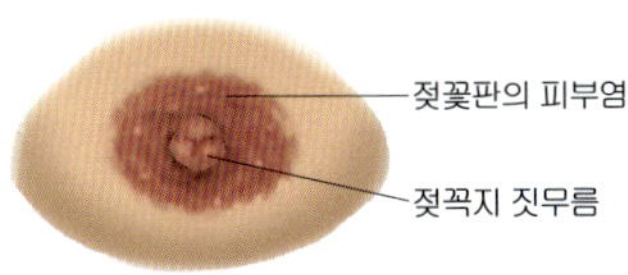

CHAPTER 10

복부

건강력

일반적이거나 염려되는 증상들

위창자길 장애

- 소화불량; 식욕부진
- 욕지기, 구토, 토혈
- 복통
- 삼킴곤란; 삼킴통증
- 창자 기능의 변화
- 변비 또는 설사
- 황달

요로와 콩팥 장애

- 두덩위 통증
- 배뇨통, 긴박 또는 빈뇨
- 남자에서 소변 주저, 소변 흐름의 감소
- 다뇨증 또는 야뇨증
- 요실금
- 혈뇨
- 콩팥 또는 옆구리 통증
- 요관 급통증

위창자길

환자들은 보통 소화불량이라고 호소한다. 환자가 의미하는 것이 무엇인지를 정확하게 찾아내야 한다. 가능성이 있는 것들은

표 10-1 설사, 197쪽 참조

- 가슴쓰림

위산역류를 의심

- 과도한 가스, 특히 잦은 트림, 복부가스팽만 또는 직장을 통해 가스가 나오는 방귀가 많음

- 정상적인 식사나 과식 후 불쾌한 복부 포만감, 한 끼 식사량을 다 먹지 못하는 경우

당뇨병위마비, 항콜린제, 위날문부폐쇄, 위암 등을 의심한다. 간염환자에서 조기포만감이 나타날 수도 있다.

- 욕지기와 구토

- 복부통증—임상적인 평가를 신중하게 해야 한다. 잘 알려져 있는 세 가지 큰 범주가 있다.

내장통증—창자나 담도관 같은 복강내 소화관이 평소와는 다르게 심하게 수축을 하거나 확장을 하거나 또는 길이가 늘어났을 때 나타난다.

- 통증이 있는 부위를 명확하게 구분하기 어렵다.
- 통증의 양상이 다양하다. 에는 듯한 통증, 화끈거리는 통증, 경련성 통증 또는 쑤시는 듯한 통증
- 통증이 심할 때, 발한, 창백, 욕지기, 구토, 초조함 등의 증상을 동반하기도 한다.

알코올 간염으로 간이 커지면서 간피막이 자극되어 우상복부의 내장통이 생기게 된다.

벽쪽복막통증—벽쪽복막에 염증이 있기 때문에 생긴다.

- 지속적인 통증, 쑤시는 양상
- 보통 통증이 심한 편
- 내장통과는 달리, 침범된 장기 근처에 위치가 정확하게 국한되어 나타남

막창자꼬리에 염증이 시작되어 팽창이 되는 초기 급성막창자꼬리염 때는 내장통증으로 인한 배꼽주변부의 통증으로 나타난다. 그 다음 막창자꼬리염의 염증이 근처 벽쪽복막으로 파급되면 우하복부의 벽쪽복막 통증으로 나타나, 통증이 이동하는 양상을 보이게 된다.

연관통증—통증의 원인이 되는 장기와 떨어진 부위에서 통증을 느끼는 것으로, 이는 침범된 장기와 같은 척수 부위에서 신경의 지배를 받기 때문에 나타난다.

샘창자나 이자에서 기인하는 통증은 등쪽으로 연관통이 생길 수 있다. 담도계에서 기인하는 통증은 우측 어깨나 우측 가슴 뒤쪽에 연관통이 생길 수 있다.

가슴, 척추, 또는 골반에서 기인하는 통증이 복부쪽으로 연관통이 생길 수도 있다.

가슴막염 또는 급성심근경색증에 의한 연관통이 상복부 부위에 생기기도 한다.

환자에게 복부 통증을 느끼는 그대로 이야기하도록 하고, 그 다음에 아픈 지점을 가리켜 보도록 한다.

중요한 다음의 세부사항들을 추가로 질문한다;
"어느 부위에서부터 통증이 시작 되었나요?" "통증이 퍼져나가는 양상이었는지 또는 이동을 하는 양상이었나요?" "통증이 구체적으로 무엇과 같은 느낌인지요?" "통증의 정도가 어느 정도인가요?" "통증의 정도가 1에서 10까지의 등급 중 어느 정도 인가요?" "통증이 어떨 때 완화되는지 또는 더 악화되는지요?"

통증과 같이 동반하여 나타나는 발열이나 오한이 있는지 확인하여야 한다: 이들 증상이 나타난 순서도 확인한다.

어떤 환자는 혈색소가 파괴되면서 생긴 담즙색소인 빌리루빈이 높아져서 피부나 공막의 색깔이 노랗게 되어 황달을 보이는 경우가 있다. 간내황달의 원인은 아래와 같다.

쓸개돌이나 이자암에 의해 온쓸개관 폐쇄

- 간세포의 파괴에 의해
- 간세포나 간내담관의 손상에 의해 담즙의 배설에 장애가 있는 담즙울체

간외황달은 간외담관에 폐쇄가 일어나 생기게 되는 데, 흔한 부위는 쓸개주머니관과 온쓸개관이다.

동반되는 증상에 대해서도 물어봐야 한다: "소변색깔이 어떻습니까?"

소변 색깔이 검은 갈색이거나 검은 것은 결합빌리루빈이 장내로의 배설에 장애가 생겨 소변으로 배출되기 때문이다.

"대변색깔은 어떻습니까?"

담즙이 장내로의 배출되는 것이 완전히 막히게 되면, 대변 색깔은 회색 또는 담즙 색깔이 연해지거나 전혀 담즙 색깔이 없어지게 된다.

무담즙 양상의 대변을 보이는 것은 바이러스간염에서는 일시적이지만, 폐쇄성황달에서는 흔히 나타난다.

간질환의 위험 요소들

- A형 간염: 비위생적인 환경에서 식사를 하였거나 여행, 오염된 물이나 식료품을 먹은 경우
- B형 간염: 약물남용자와 주사바늘을 공유하거나, 감염된 성적인 상대자로부터 감염된 체액(혈액, 혈청, 정액, 그리고 침)에 비경구로 또는 점막이 노출된 경우
- C형 간염: 불법약물을 정맥 주사하는 사람 또는 수혈을 받은 경우
- 알코올 간염 또는 알코올 경화: 알코올 중독자인지를 확인
- 독성간손상: 약물, 공업용제, 또는 환경적인 독성물질에 의해 생김
- 간외담도계폐쇄: 쓸개질환이나 수술에 의해 생김
- 유전적인 장애: 가족력

요로

소변 볼 때 통증이 있는지 물어 본다. 보통 화끈감, 때로 배뇨곤란(소변보기 어렵다고도 함) 등을 문진한다.

또한 방광 안에 돌이나 이물질, 암 그리고 급성전립샘염 등을 생각하여야 한다. 여성에서, 요도염은 요도안쪽에서 화끈거리는 통증을, 음문질염은 요도바깥쪽에서 화끈거리는 통증을 호소한다.

- 여성들은 요도안쪽에 불쾌감을 호소할 수도 있으며, 염증이 있는 외음부에 소변이 지나가면서 압박감이나 화끈거리는 통증을 호소할 수도 있다.

- 남성들은 전형적으로 음경귀두 부위에서 화끈거리는 통증을 느낀다. 반대로 전립샘 통증은 샅(회음) 부위에서, 드물게는 직장부위에도 통증을 느낀다.

다른 동반되는 증상은 아래와 같다.

- 긴박뇨, 비정상적인 강하고 급박한 배뇨 욕구를 말하며, 때로는 불수의적인 배뇨나 긴박요실금을 초래하기도 한다.

- 빈뇨, 비정상적으로 소변을 자주 봄

- 발열 또는 오한; 혈뇨

- 복부, 옆구리 등 부위의 통증

남성에서 소변을 보기 시작하기가 어려운 소변주저, 긴장성 배뇨, 소변줄기와 요류 힘의 감소 또는 배뇨 후에 소변을 방울방울 흘리는 누출을 볼 수 있다.

다음에 대해서도 평가한다.

표 10-2, 요실금(199~200쪽)을 참조하시오.

- 다뇨증, 24시간 동안 소변량이 증가한 경우

- 야간뇨, 밤에 소변이 자주 마려운 경우

- 요실금, 불수의적으로 소변이 나오는 경우

기침, 재채기, 웃음 또는 물건을 들 때 소변이 조금이라도 새는지 환자에게 물어보아야 한다.

복압요실금은 요도조임근의 수축력이 떨어지거나, 방광목의 지지가 약해서 복압이 올라가면 생기게 된다.

- 배뇨 동안에 소변을 멈출 수 있는지, 얼마나 많은 양의 소변이 새는지, 환자에게 물어본다.

만일 배뇨근과활동성 때문에 소변을 멈출 수 없다면 긴박요실금이다.

- 방광이 가득 차는 것을 느끼는지, 그리고 실금이 얼마나 자주 나타나는지 또는 배뇨량이 적은지, 방광을 완전히 비우는 데 어려움이 있는지 물어 본다.

전립샘비대나 요도협착과 같은 해부학적 폐쇄에 의해, 또는 신경성 이상에 의해 방광압력이 요도압력보다 높지 않아 방광을 완전히 비울 수 없는 경우 과다유출요실금이 생긴다.

요도는 정상적이지만 환자의 기능적인 상태로 인해 배뇨행위가 영향을 받을 수도 있다.

기능성요실금은 인지능력의 이상, 근골격계 이상, 움직이지 못하는 상태 등에서 볼 수 있다.

옆구리 통증, 전형적으로 둔하고 찌르는 그리고 지속적인 통증을 호소할 수 있다.

콩팥의 통증은 급성깔때기콩팥염에 나타난다.

요관통증은 보통 심하고 경련성이다.

콩팥통증 또는 요관통증은 요관돌이나 혈액덩이 때문에 요관이 갑자기 막히면서 생긴다.

건강증진과 상담

건강증진과 상담에 관한 중요한 주제

- 술과 약물남용에 대한 선별검진
- A, B 그리고 C형 간염에 대한 위험 인자
- 잘룩창자암에 대한 선별검진

알코올 중독이나 약물중독성을 평가하는 것은 임상의사에게는 중요한 의무이다. 중독성 여부를 확인하는 것, 상담하는 것, 그리고 특정한 증상이나 이상이 있는지 여부, 치료가 필요한 지에 대해에 중점을 둬야 한다. 청소년, 성인 그리고 임산부에서 알코올의존성이나 약물중독성을 선별검사하기 위해 CAGE라는 네 가지 질문을 하도록 한다(2장, 31쪽 참조). 간단한 상담만으로도 알코올 소비를 6개월에서 12개월 이상에 걸쳐 13%에서 34%까지 줄일 수 있다는 보고가 있다.*

감염성 간염을 예방하는 방법에는 전파되는 과정을 교육해 주는 것이 필요하다.

- A형 간염: 전염은 분변-입 과정으로 전파된다. 노출 된지 약 30일이 지나면 증상을 보이기 시작한다. 전염병 유형 지역으로 여행을 한다면 A형 간염백신을 권장한다; 음식물 조리사; 군인; 보모, 아메리카와 알래스카 원주민; 환자와 접촉하는 의료인, 공중위생 관리하는 사람, 검사실 연구원, 동성애자, 마약중독자 등도 백신을 권장한다.

---

*Ewing JA. Detecting alcoholism: the CAGE questionnaire. JAMA 252(14):1905-1907, 1984; Whitlock EP, Green CA, Polen MR. Behavioral counseling interventions in primary care to reduce risky/harmful alcohol use, systematic evidence review. No 30. (Prepared by the Oregon Evidence-based Practice Center under Contract No. 290-97-0018). Rockvill, MD: Agency for Healthcare Research and Quality. April 2004. Available at: www.ahrq/gov/clinic/serfiles.htm; Whitlock EP, Orleans CT, Pender N, Allan J. Evaluating primary care behavioral counseling interventions. An evidence-based approach. Am J Prev Med 22(4):267-284, 2002; Fiellin DA, Reid MC, O' Connor PG. Screening for alcohol problems in primary care: a systematic review. Arch Intern Med 160(13):1977-1989, 2000.

- B형 간염: 혈액, 정액, 침, 그리고 질분비물 등의 감염된 체액에 접촉함으로써 전파된다. 감염이 되면 전격간염, 만성간염, 그리고 간경화와 간암으로까지 진행될 위험성이 높다. 29세에서 39세 사이의 성인이 호발 연령이며, 특히 마약중독자와 성관련직업을 가진 사람에서 가능성이 많다. 위험성이 높은 환자에게는 조심해야 할 행동에 대해 교육하고 혈청 선별검사를 시행한다. 과거 접종을 받지 않은 모든 젊은이들, 마약중독자와 성적인 상대자, 성병감염의 위험성이 큰 사람들, 유행지역을 여행할 사람들, 혈액투석과 같이 혈액성분을 수혈 받는 사람들, 혈액 성분을 취급하거나 노출이 잦은 병원 종사자들 등은 B형 간염백신을 받아야 할 대상이다. 또한 이런 그룹의 대다수에게, 특히 임신 후 처음으로 검사하는 산모에게도 반드시 HIV(사람면역결핍바이러스) 감염에 대한 선별검사를 시행해야 한다.
- C형 간염: 최근 가장 흔한 형태인 C형 간염은 감염된 혈액을 통해, 그리고 주사제 약물 중독자에게 흔하게 생긴다. 아직까지 백신이 없다.

잘룩창자, 직장암의 위험인자에 대한 선별검사를 한다. 여기에 관련된 위험인자에는 잘룩창자폴립의 가족력, 부모형제에게 잘룩창자나 직장암이나 샘종의 가족력 그리고 궤양잘룩창자염, 샘종폴립, 또는 과거에 자궁내막암, 난소암, 또는 유방암 진단을 받은 개인적인 과거력 등이 있다. 미국암학회(American Cancer Society)는 잘룩창자암이나 직장암에 대한 선별검사로써 일반적으로 남성과 여성이 50세가 되면 다음 중 한 가지를 검사하도록 권장하고 있다.*

- 매년 분변잠혈검사(FOBT, fecal occult blood test)
- 매 5년마다 연성구불창자내시경검사
- 매년 분변잠혈검사와 매 5년마다 연성구불창자내시경검사
- 매 5년마다 이중대비바륨관장술
- 매 10년마다 대장내시경검사

내시경의 삽입 깊이와 잘룩창자, 직장암의 발견율은 다음과 같다. 20 cm까지 들어갔을 때 25%에서 30%; 35 cm까지 삽입했을 때 50%에서 55%; 40 cm에서 50 cm까지 삽입했을 때 40%에서 65%까지 발견되었다. 전체 대장에 내시경이 들어간 경우, 또는 공기대비바륨관장술을 한 경우에는 잘룩창자, 직장암의 발견율이 80%에서 95%였지만. 환자에게 불편감을 많이 주고 비용이 비싼 검사이다.

---

*American Cancer Society. ACS Cancer Detection Guidelines. Available at: www.cancer.org. Accessed November 18, 2004.

검사의 기술

복부

시진

복부시진에 다음을 포함하여야 한다.

검사기술	가능한 소견
▪ 피부	흉터, 임신선, 정맥
▪ 배꼽	탈장, 염증
▪ 복부의 형태, 대칭성, 커진 장기 또는 덩이	불룩한 옆구리, 불룩한 두덩부위, 커진 간이나 지라, 종양
▪ 꿈틀운동파	위창자길막힘증
▪ 박동	커진 대동맥자루

청진

복부 청진에 다음을 확인

검사기술	가능한 소견
▪ 창자소리	증가 혹은 감소된 창자운동
▪ 잡음	콩팥동맥 협착에 의한 잡음
▪ 마찰음	간종양, 지라경색

■ *창자소리와 잡음*

변화	나타나는 경우
창자소리 증가	설사 창자막힘증의 초기
창자소리가 감소되었다가 없어짐	무력창자막힘증 복막염
고음의 찰랑거리는 창자소리	창자내의 장액 팽창된 창자내의 공기가 확장
고음의 격렬한 창자소리와 경련을 동반	창자막힘증
간의 잡음	간의 악성종양 알코올간염
동맥 잡음	대동맥이나 콩팥동맥의 부분적인 폐쇄

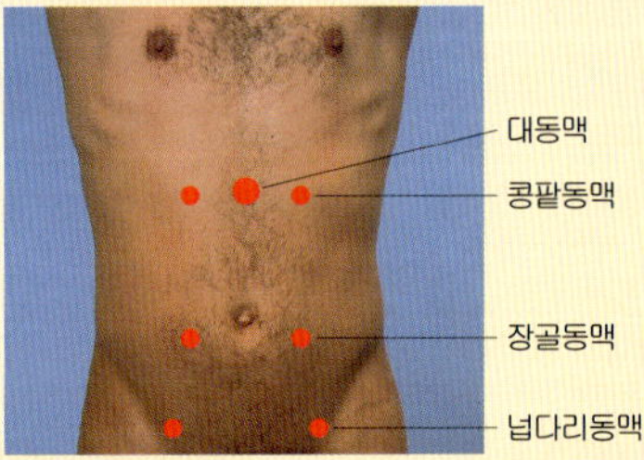

타진

가스팽만음과 둔탁음의 양상을 확인하기 위해 복부를 타진

복수, 창자막힘증, 임신한 자궁, 난소종양

검사기술	가능한 소견
촉진 복부의 모든 사분구역을 촉진	
■ 근육보호, 반발압통 그리고 압통을 확인하기 위해 가벼운 촉진	복막의 염증

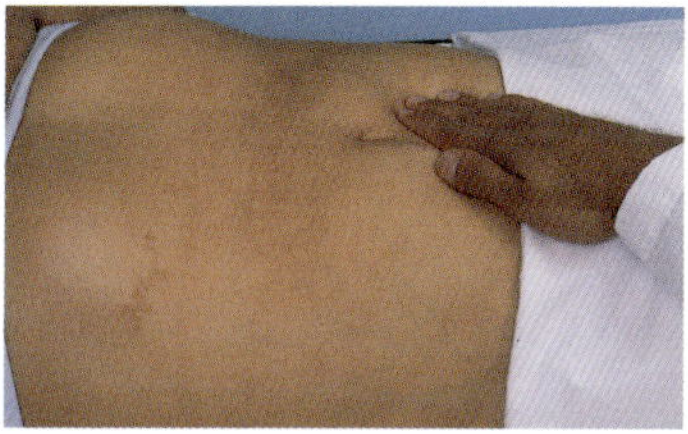

검사기술	가능한 소견
■ 덩이나 압통을 확인하기 위해 심부 촉진	종양, 확장된 내장들

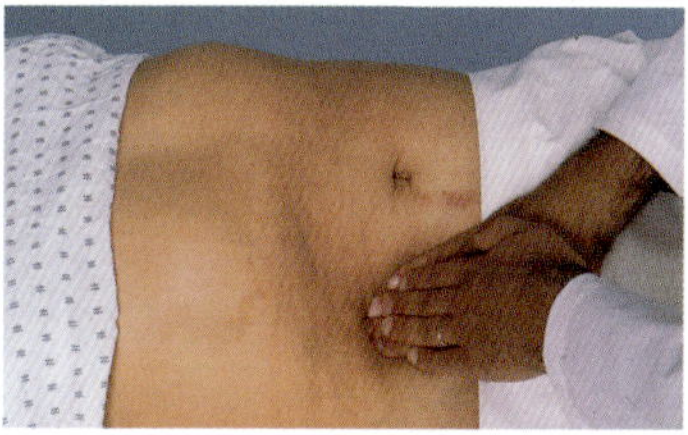

특별한 기술

복막염에 대한 접근

가벼운 촉진과 심부 촉진을 한다.	복벽이 판자같이 단단하면 복막에 염증이 있다는 것을 의심할 수 있다. 촉진할 때 환자가 움찔하거나, 인상을 찡그리거나, 통증을 호소하면서 근육보호가 일어난다.

검사기술	가능한 소견
누를 때보다 손을 뗄 때 통증을 더 심하게 느끼는 반발압통이 있는지 확인한다. 압통이 있는 부위를 서서히 누른 다음 갑자기 손을 땐다.	반발압통은 복막 염증을 암시한다.

간

빗장뼈중간선(midclavicular line, MCL) 상에서 간의 둔탁음으로 간의 크기를 타진한다.

간비대

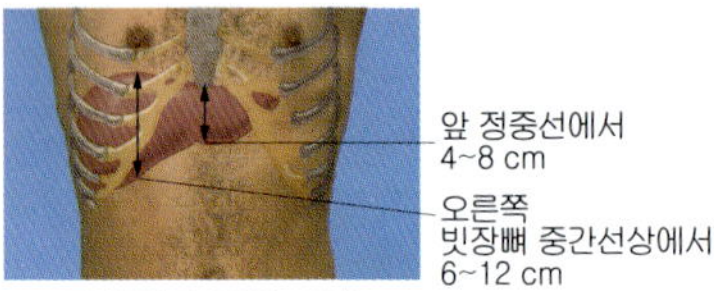

정상적인 간의 크기

환자가 숨을 들여 마실 때 가능하다면 간의 가장자리를 느껴본다.

간경화가 있으면 가장자리가 단단하다.

빗장뼈중간선상에서 갈비뼈 모서리로부터 떨어진 거리를 잰다.

간비대가 있으면 거리가 증가한다— 너무 위쪽의 우상복부에서 촉진을 하다보면 아래 사진처럼 간비대를 놓칠 수 있다.

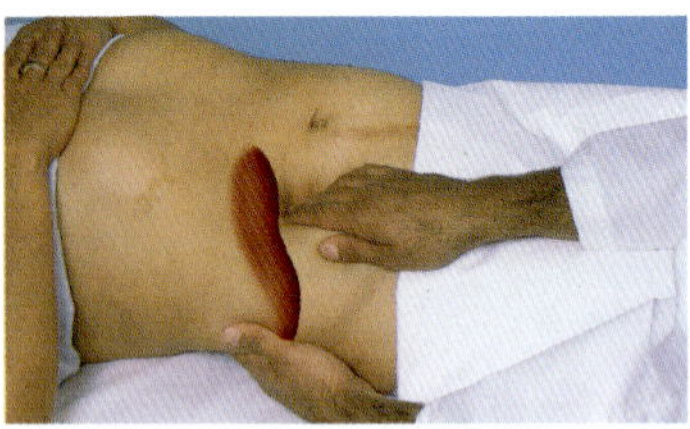

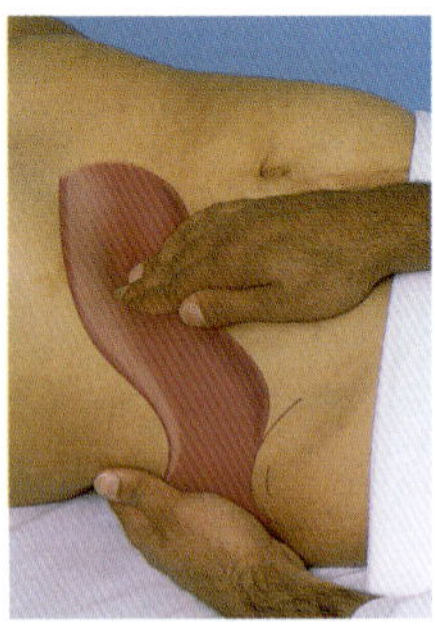

검사기술	가능한 소견
어떤 압통이나 덩이라도 놓치지 않도록 한다.	간염 또는 울혈성심장기능상실 때 간부위의 압통; 종양덩이

지라

좌측 앞가슴의 아래쪽을 지나가면서 타진을 한다. 가스팽만음에서 둔탁음으로 바뀌는 것을 확인한다.

지라가 타진되는 신호를 확인하라.

검사기술	가능한 소견
환자에게 자세를 바꾸게 하면서 지라를 느껴보도록 한다.	지라비대

- 바로누운자세
- 오른쪽으로 돌아누우면서 양쪽 엉덩이와 무릎이 접히게 다리를 구부리게 한다.

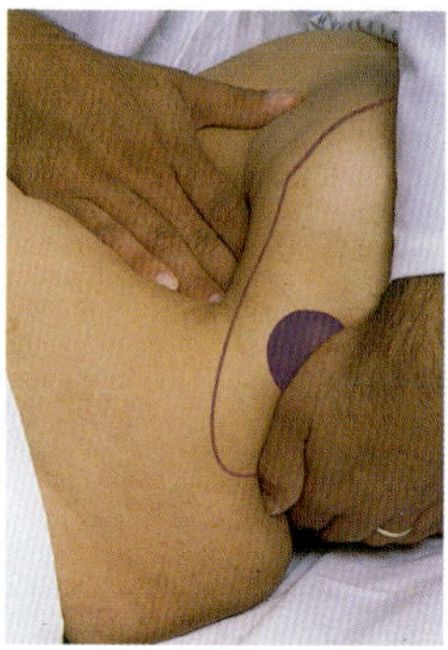

검사기술	가능한 소견

콩팥

양쪽의 콩팥을 만져본다. — 물주머니, 암, 물콩팥증 등에 의해 커짐

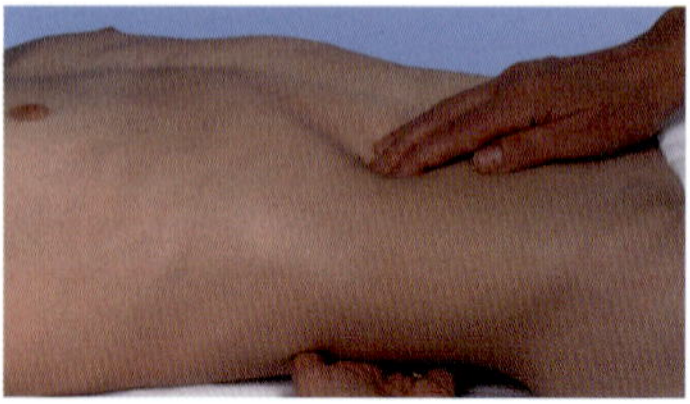

갈비척추각(CVA) 압통을 검사한다. — 콩팥 감염이 있을 때 압통

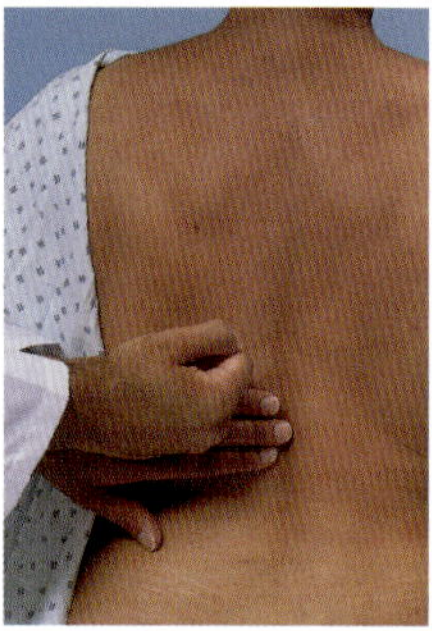

대동맥

대동맥의 박동을 만져본다. 노인에서 그 직경을 재어본다.

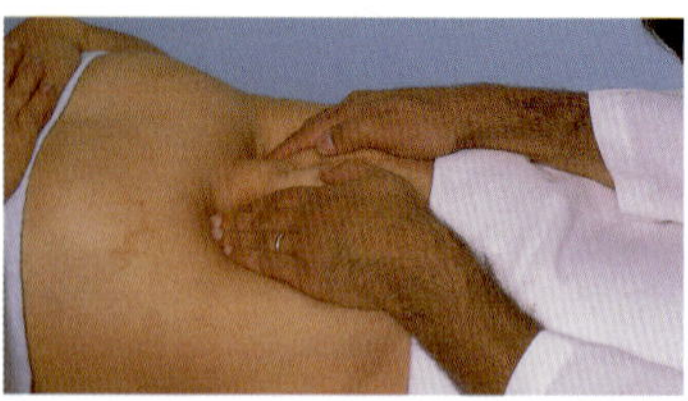

검사기술	가능한 소견

복수의 평가

이동하는 둔탁음을 촉진한다. 환자가 바로 누운 자세와, 그리고 옆으로 누운 자세에서 가스팽만음과 둔탁음이 있는 부위를 표시한 것이다(아래 사진).

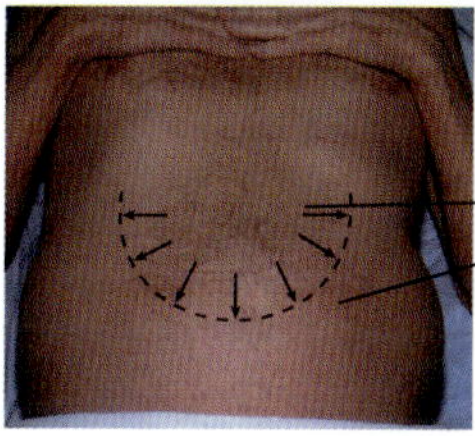

복수는 보통 자세에 따라 낮은 부위로 이동하며 둔탁음의 경계부도 변하게 된다(아래 사진).

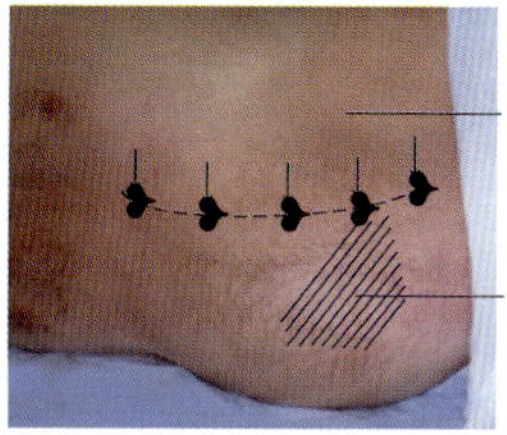

액체파동을 확인한다. 환자에게 또는 보조원에게 복부중앙에 양손을 세워 누르게 한다. 한쪽에서 가볍게 두드리고 반대쪽에서 파동이 느껴지는 것을 확인한다.

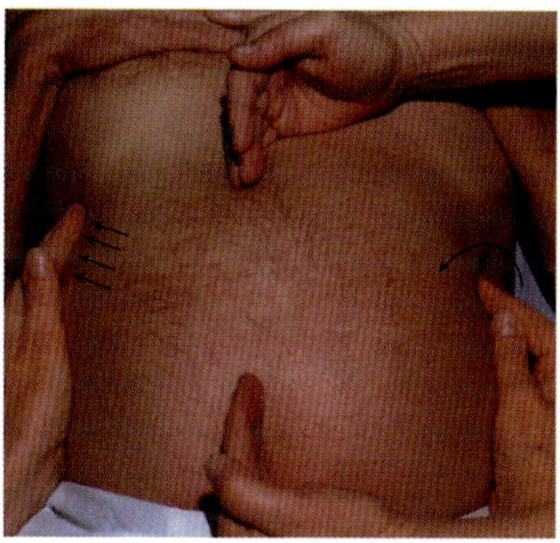

파동이 만져진다면 복수가 있다는 것을 의미한다.

검사기술	가능한 소견
○— 복수가 있는 복부에서 장기나 덩이를 촉진하기 위해 "뜬느낌법"이 있다. 검사자의 손가락을 펴고 단단히 힘을 주어 복벽에 댄 다음, 만지고자 하는 장기를 향해 쿡 질러, 장기의 표면을 느껴본다.	검사자의 손이 액체를 옆으로 이동시키게 되고, 손가락 끝이 장기의 표면을 만져지는 느낌이 있을 때 누르는 것을 갑자기 멈춘다.

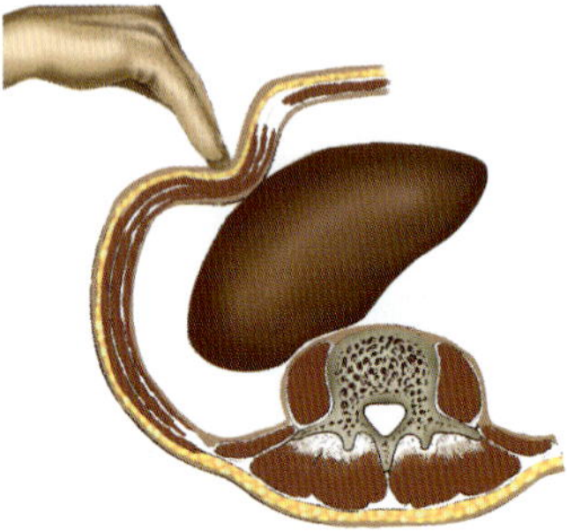

막창자꼬리염의 평가

문진:	전형적인 막창자꼬리염인 경우:
"어느 부위에서부터 아프기 시작했나요?"	배꼽 주변
"지금은 어디가 아픈가요?"	우측하복부
환자에게 기침을 해보도록 한다: "어느 부위가 아픈가요?"	우측하복부
국소적인 압통을 확인하기 위해 촉진한다.	우측하복부 압통
근육 경직이 있는지 촉진한다.	우측하복부 경직
직장검사를 한다. 여성에서는 골반진찰을 하도록 한다(11장과 13장 참조).	국소적인 압통. 특히 막창자꼬리가 막창자뒤쪽에 있는 경우
■ *Rovsing's 징후:* 좌측하복부를 일정하게 깊이 누른다. 그 다음 갑자기 손을 뗀다.	좌측하복부를 누를 때 우측하복부에 통증이 있으면 막창자꼬리염을 의심(Rovsing's 징후 양성)

검사기술	가능한 소견
▪ *Psoas 징후:* 환자의 우측 무릎 위에 검사자의 손을 올려놓는다. 환자에게 검사자의 손 쪽으로 우측 넓적다리를 올리게 한다. 또는 환자에게 왼쪽으로 돌아눕게 한다. 그리고 허리근이 펴지게 하기 위해 환자의 오른쪽 엉덩관절 부위의 다리를 신전시킨다.	허리근이 자극되어 통증이 있다면 막창자꼬리염을 의심할 수 있다 (Psoas 징후 양성).
▪ *Obturator 징후:* 환자의 우측 넓적다리를 엉덩관절에서 구부리게 하면서 무릎도 구부리게 한 다음, 엉덩관절에서 다리를 내회전시킨다. 이렇게 하면 내폐쇄근이 펴지게 된다.	우측 하복부의 통증은 obturator 징후 양성이며, 염증이 있는 막창자꼬리에 의해 내폐쇄근이 자극을 받는 것을 의미한다.

급성 쓸개염의 평가

검사기술	가능한 소견
복부를 청진하고 압통이 있는가를 알기 위해 타진 그리고 촉진한다.	창자소리는 활동적일 수도 있고 떨어져 있을 수도 있다; 창자막힘증이 있으면 가스팽만음이 있을 수 있다; 우측 상복부 압통이 있다.
Murphy's 징후를 확인한다. 우측 갈비뼈아래쪽과 배곧은근의 가장자리가 만나는 지점에 검사자의 엄지손가락을 누르면서 환자에게 숨을 깊이 들여 마시게 한다.	압통을 더욱 심하게 호소하면서 숨을 들여 마시는 것을 갑자기 중단하게 되면 Murphy's 징후 양성이다.

깔때기콩팥염의 평가

검사기술	가능한 소견
복부를 청진하고 압통이 있는가를 알기 위해 타진 그리고 촉진한다.	창자소리는 활동적일 수도 있고 떨어져 있을 수도 있다; 창자막힘증이 있으면 가스팽만음이 있을 수 있다; 염증이 있는 콩팥 쪽에서 압통이 있다.
가슴 뒤쪽에서 갈비척추각 압통을 확인한다.	염증이 있는 콩팥 부위에서 압통

진찰소견의 의무 기록

진찰소견의 기록 - 복부

"복부는 불룩하고 창자소리는 활발하였다. 복부는 물렁하고 압통은 없다;
덩이나 간비대와 지라비대 없음. 간은 우측 빗장뼈중간선상에서 전장이 7 cm이었다;
간의 가장자리는 부드럽고, 우측 갈비뼈모서리 아랫쪽 1 cm에서 만져진다.
지라와 콩팥은 만져지지 않는다. 갈비척추각 압통은 없다."

또는

"복부는 편평하다. 창자소리는 들리지 않는다. 복부는 판자같이 단단하고, 우측 중간구역의 복부에 압통이 증가되어 있고, 근육보호와 반발압통이 있다.
간은 우측 빗장뼈 중간선상에서 전장이 7 cm로 타진되었다; 간의 가장자리는 촉지되지 않는다. 지라와 콩팥은 만져지지 않는다. 갈비척추각 압통은 없다."

막창자꼬리염일 가능성이 있으며 동반된 복막염이 의심됨(194~195쪽 참조)

해석에 대한 도움

표 10-1 설사

문제점/과정	대변의 양상
급성 설사	
분비감염	
바이러스, 세균독소 *(Staphylococcus aureus, Clostridium perfringens, toxigenic Escherichia coli, Vibrio cholerae, cryptosporidium, Giardia lambia)*	혈액, 고름 또는 점액이 없는 물설사
염증감염	
창자점막에 침범 또는 집락형성 (nontyphoid *Salmonella, Shigella, Yersina, Campylobacter, enteropathic E. coli, Entamoeba histolytica)*	무른변에서 물설사까지 양상, 보통 혈액, 고름, 또는 점액이 동반
약물유도설사	
많은 약제가 작용(마그네슘이 포함된 제산제, 항생제, 항신생물제 그리고 설사제)	무른변에서 물설사까지 양상
만성설사	
설사증후군	
■ 과민대장증후군: 창자운동의 장애로 설사와 변비가 번갈아 반복	무른변; 점액을 보일 수도 있지만, 혈액은 보이지 않는다. 작고 딱딱한 변을 보는 변비
■ 구불창자암: 악성신생물에 의해 부분적인 폐쇄	혈액 줄무늬가 보일 수 있음

(표 다음 페이지 계속)

표 10-1 설사 *(계속)*

문제점/과정	대변의 양상
염증창자질환	
■ 궤양잘룩창자염: 직장과 잘룩창자의 점막과 점막밑층에 궤양을 동반한 염증; 원인 불명	부드러운 변에서 물설사까지의 양상, 보통 혈액이 섞임
■ 작은창자(국소창자염) 혹은 잘룩창자(육아종창자염)의 크론병: 창자벽의 만성 염증, 전형적으로 말단 돌창자, 잘룩창자 근위부 또는 양쪽을 모두 침범	작고, 부드러운 변에서 무른변까지, 또는 물설사 양상. 보통 육안적으로 혈액은 없거나 (창자염) 궤양잘룩창자염(잘룩창자염) 보다는 혈액이 적게 나옴
다량의 설사	
■ 흡수장애증후군: 지방 및 지용성 비타민의 흡수장애로 지방변증(지방의 과도한 배출)을 동반하는 것으로, 이자기능 부족, 쓸개즙염 부족, 세균 과번식 등이 원인이다.	일반적으로 다량이면서, 부드럽고, 연한노란색에서 회색빛의 대변, 죽 같고 기름진, 때로 거품이 있는 대변; 특히 악취가 나고, 변기의 물에 뜨는 양상
■ 삼투성설사	
• 젖당못견딤증: 창자내 젖당분해 효소 부족	다량의 물설사
• 삼투성설사제 남용: 습관성설사제 사용, 대개 은밀하게 사용	다량의 물설사
■ 세균감염, 분비성융모샘종, 지방 또는 쓸개즙염흡수장애, 호르몬과 관련된 질환[졸린거-엘리슨증후군, 혈관작용 창자펩티드(VIP)] 등에 의한 분비설사: 과정은 다양함	다량의 물설사

표 10-2 요실금

문제점	기전
복압요실금 요도조임근이 약해짐. 일시적인 복압의 상승으로 방광내압이 요도의 저항을 초과함. 웃거나, 기침, 그리고 재채기를 할 때 적은 양의 소변 유출	여성에서 방광과 요도근위부를 지지해주는 골반바닥근육의 약화로 방광과 요도사이의 각도가 변해서 생김. 출산, 수술 그리고 내요도조임근에 영향을 주는 국소적인 상태(폐경후 점막의 위축, 요도감염) 등에 의해 이런 각도의 변화를 초래하게 된다. 남성에서는 전립샘 수술 후에 생길 수 있다.
긴박요실금 배뇨근수축이 정상보다 강해서 정상적인 요도의 저항을 이기는 상태이다. 전형적으로 방광은 작다. 중간 정도 양의 소변유출, 긴박요, 빈뇨 그리고 야간뇨 등을 초래한다.	■ 뇌중풍, 뇌종양, 치매, 그리고 엉치신경상부의 척수병변 등으로 인해 뇌겉질의 배뇨근수축을 억제하는 기능이 떨어짐. ■ 방광내 감염, 종양, 그리고 분변매복 등으로 감각신경 경로의 과도한 홍분 ■ 방광용적이 떨어진 상태에서 빈번하게 맘대로 소변을 봄으로써, 배뇨반사가 망가짐
과다유출요실금 배뇨근수축이 요도의 저항을 이기지 못하는 상태이다. 일반적으로 방광이 큰 편이고, 배뇨 후에도 역시 크고, 소변이 계속적으로 방울방울 흘리는 양상을 보인다.	■ 양성전립샘비대 또는 종양에 의해 방광의 출구가 막힘

(표 다음 페이지 계속)

표 10-2	요실금 *(계속)*
문제점	**기전**
	■ 엉치신경 부위의 말초신경에 병이 있는 경우에 배뇨근이 약화 ■ 당뇨신경병증 같은 경우에서, 반사활을 방해하는 방광감각에 손상이 있음
기능성 요실금 전신상태가 나쁘거나 환경적인 상태 때문에 제시간에 화장실을 가지 못하는 경우	쇠약, 관절염, 시력장애, 기타 상태 (낯선 시설, 멀리 떨어진 화장실, 침대난간, 신체적인 구속 등과 같은 환경적인 요인) 등으로 활동을 하지 못하는 경우
약물에 의한 이차적인 요실금 약물에 의해 어떤 형태의 요실금이 생길 수 있다.	진정제, 신경안정제, 항콜린제, 교감신경차단제, 강력한 이뇨제

표 10-3 복부 압통

내장 압통

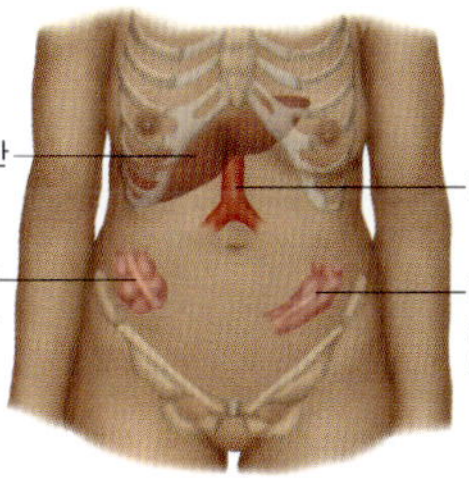

복막 압통

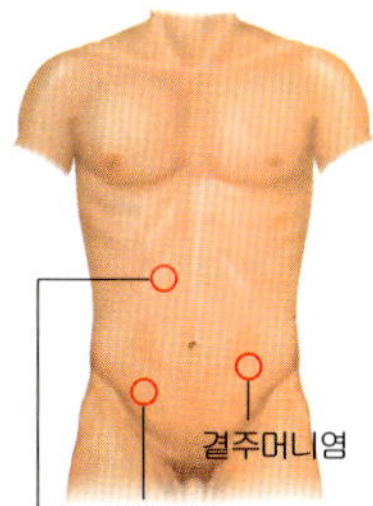

가슴과 골반의 질환에서 압통

급성가슴막염

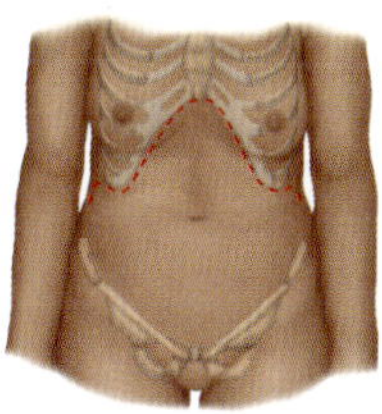

급성자궁관염

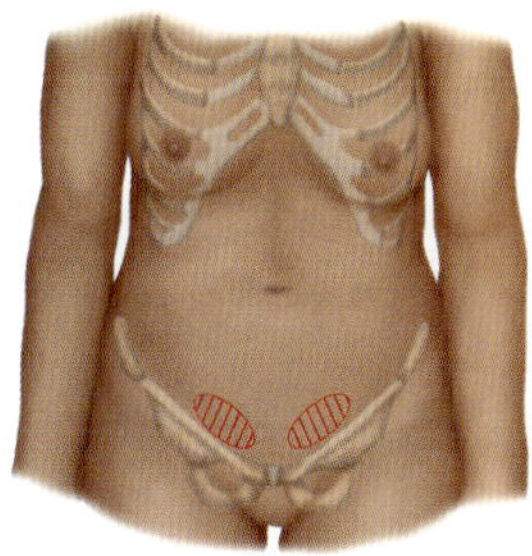

CHAPTER 11

남성생식기와 탈장

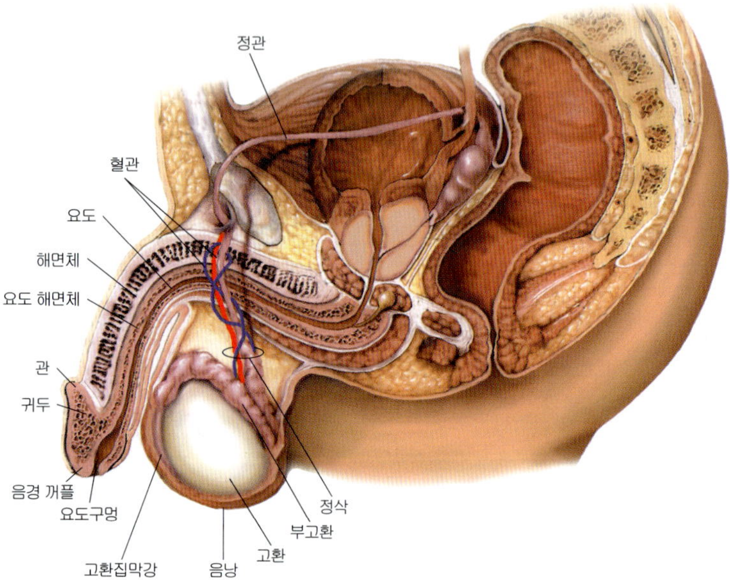

건강력

일반적이거나 염려되는 증상들

- 성기능과 성적 반응의 변화
- 성기 분비물 또는 병변
- 음낭 통증, 부종 또는 병변

일반적인 질문들:

- "당신의 성기능은 어떤 편인가요?"
- "당신의 성생활에 만족 하나요?, 당신의 성행위 능력은 어떤지요?
- 성적 욕구나 성적 행위의 수준에 대한 변화가 있는지 질문한다.

리비도나 성적 욕구에 대한 평가를 위해: "성에 대한 관심이 계속 있습니까?"

우울증 같은 정신적인 원인, 내분비장애, 또는 약물의 부작용으로 성에 대한 관심이 떨어질 수 있다.

각성단계를 알기 위해: "발기가 되고 유지시킬 수 있습니까?"

아침 일찍 발기가 된다면 정신적인 원인들에 의해 생기는 발기부전증이며; 또한 남성호르몬의 감소, 하복 동맥계의 혈류감소, 신경지배의 손상 등에 의해 발기부전증이 생긴다.

만일 사정이 너무 빠르거나 일찍 일어난다면: "마지막 성관계 때 얼마 정도 시간이 걸렸는지요?, 너무 일찍 절정에 도달하지 않았는지요? 사정이 감소하거나 없다면: 발기가 되어있는데도 극치감을 느끼지 못한다고 보는지요?" "극치감이란 즐거운 감각에 문제가 있는지, 정액의 사정에 문제가 있는지, 아니면 두가지 모두에 문제가 있는가요?"

조기사정은 특히 젊은 남성에서 흔하다. 중년 또는 노년에서 볼 수 있는 사정이 감소하거나 없는 경우는 드물다. 가능한 원인은 약물, 수술, 신경학적 결핍, 또는 남성호르몬의 부족 등이다. 정상적인 사정에도 극치감이 없다면 보통 정신적인 원인에 의한 것이다.

성관계로 전염되는 감염(STD)의 가능성을 알아보기 위해, 음경으로부터 분비물의 종류에 대해 질문한다.

임균성 요도염(보통 노란색) 그리고 비임균성 요도염(맑거나 흰색)에서 음경 분비물

음경에 짓무른 상처나 자라는 병변이 있는지, 음낭에 통증이나 부종이 있는지 조사한다.

표 11-1, 음경의 이상 소견(210쪽)과 표 11-2 음낭의 이상 소견(211쪽)

STD는 신체의 다른 부위를 침범하기도 한다. 구강성교와 항문성교를 하는지 물어봐야하며, 구강 가려움증 또는 구강통증, 설사나 직장출혈이 있는지 물어본다.

건강증진과 상담

건강증진과 상담에 관한 중요한 주제

- STD와 사람면역결핍바이러스(HIV) 예방
- 고환의 자가검진

STD와 HIV에 대해 환자를 교육시키는 것에 중점을 두어야 하며, 병력청취와 진찰하는 동안 감염을 조기에 발견하고, 감염된 성교 상대방을 확인하고 치료하여야 한다. 환자의 성적인 동향을 확인하고, 과거 몇 개월 동안의 성교 상대자의 수, 그리고 STD에 대한 과거병력을 확인하여야 한다. 또 음주나 마약, 특히 주사제 마약을 사용하는지 알아내야한다. 위험성이 있는 환자에게는 성 상대방의 수를 제한하게 하며, 콘돔을 사용하게 하고, STD와 HIV 치료를 위해 정규적인 의료혜택을 받도록 한다.

HIV를 위한 검사와 상담을 다음 군에 대해 권장하고 있다: HIV, STD 또는 둘 다 감염의 위험성이 높은 모든 사람은 다음과 같다;

동성애 남자; 과거 또는 현재 마약을 주사 맞은 사람; HIV에 감염된 사람의 과거나 현재의 성 상대자들, 양성애자들, 또는 주사용 마약 사용자들; 그리고 1978년에서 1985년 사이에 수혈을 받았던 과거력이 있는 환자들이다.

그 외 특히 15세와 35세 사이의 남성들에게는 매달 고환자가검진을 하도록 한다.

검사기술

검사기술	가능한 소견

남성 생식기

장갑을 착용하고, 환자는 서 있는 또는 누워있는 자세

음경

시진

검사기술	가능한 소견
■ 음경의 발달과 피부 그리고 치모의 기저부	성적발달, 이
■ 음경꺼풀	포경
■ 귀두	귀두염, 굳은궤양, 헤르페스사마귀, 암
■ 요도구멍	요도밑열림증, 요도염분비물

촉진

검사기술	가능한 소견
■ 보이는 병변은 모두	굳은궤양, 암
■ 음경줄기	요도협착 또는 암

음낭과 그 내용물

시진

검사기술	가능한 소견
■ 음낭과 윤곽	탈장, 물음낭종, 잠복 고환증
■ 음낭의 피부	발진

검사기술	가능한 소견
촉진, 양쪽 모두	
■ 고환	
■ 덩이	암
■ 압통	고환염, 꼬임

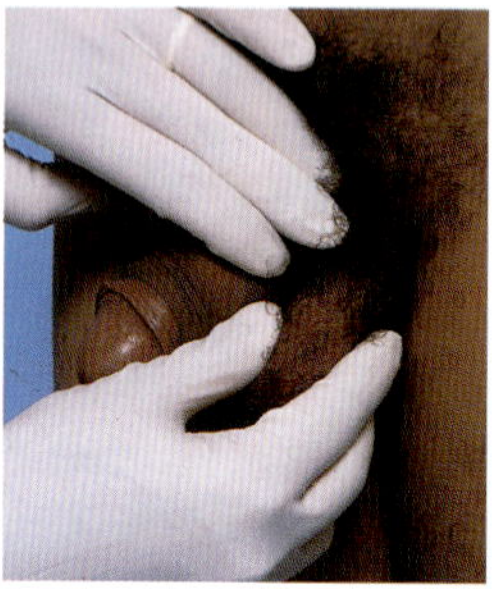

■ 부고환	부고환염, 낭종
■ 정삭과 주변부	덩굴정맥류

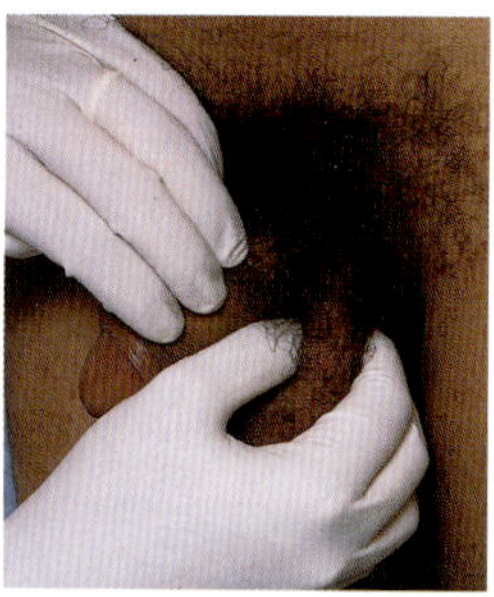

탈장

환자는 보통 선 자세

시진

환자에게 아래쪽에 힘을 주라고 하면서 샅굴부위와 넙다리를 관찰

살굴탈장과 넙다리 탈장

촉진

음낭의 피부를 통해 바깥샅굴고리를 촉진하면서 환자에게 아래쪽에 힘을 주라고 시킴

간접 그리고 직접 샅굴탈장

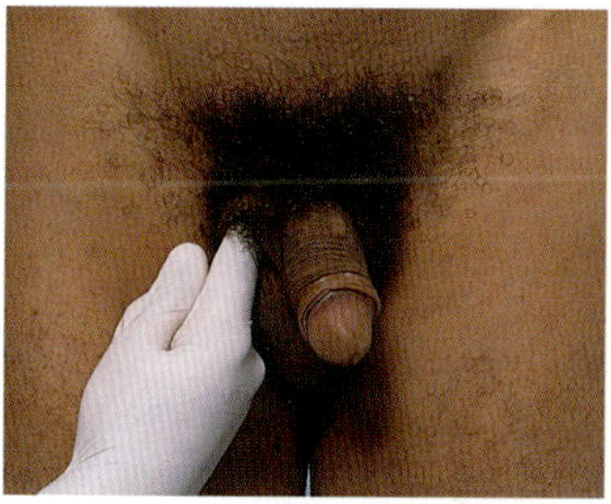

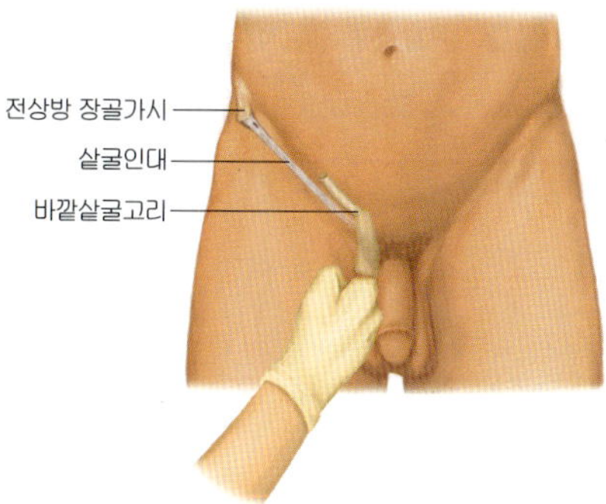

고환자가검진

고환자가검진을 위한 환자 교육

이 검사는 따뜻한 물로 목욕이나 샤워를 한 후 하면 좋다. 열은 음낭을 이완시켜주어 이상 소견을 쉽게 발견하게 해준다.

- 거울 앞에 선 자세로, 음낭 피부에 어떤 부종이 있는지 확인한다.
- 두 손으로 각각의 고환을 검사한다. 검지와 중지를 고환의 아래쪽에서 컵 모양으로 하여 엄지가 위쪽으로 오게 한다.
- 엄지와 손가락 사이의 고환을 부드럽게 굴리면서 만진다. 한쪽의 고환이 다른 한쪽보다 클 것이다. 이것은 정상적인 소견이며, 어떤 덩이나 통증이 있는 부위가 있는지 확인한다.
- 부고환을 찾아야 하는데, 이것은 고환 뒤쪽에 있는 부드럽고 관 같은 구조물로 정액을 모아서 운반하는 역할을 하며. 비정상적인 덩이가 아니다.

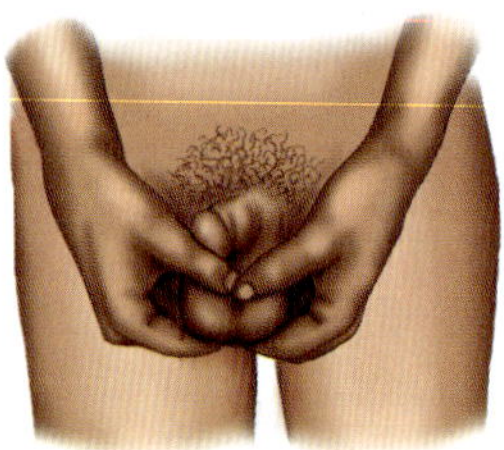

- 비정상적인 덩이가 발견되면 지체하지 말고 의사를 찾아야 한다. 덩이는 단지 감염에 의해 생긴 것일 수 있지만, 만일 암이라면 치료하지 않을 경우 퍼질 수 있다.

Medline plus U.S National Library of Medicine and National Cancer Institute. Medical Encyclopedia-Testicular self-examination. Available at: www.nlm.nih.gov/medlineplus/ency/article/003909.htm. Accessed October 31, 2004.

진찰소견의 의무 기록

진찰 소견의 기록 - 남성생식기와 탈장

"포경수술한 남자; 음경 분비물이나 병변 없음. 음낭부종이나 변색 없음. 고환은 양측으로 내려와 있고 부드러우며 덩이는 없음. 부고환에 압통은 없음. 샅굴 또는 넙다리 탈장 없음"

또는

"포경수술을 받지 않았음; 음경꺼풀은 쉽게 뒤로 젖혀짐. 음경 분비물이나 병변 없음. 음낭 부종이나 변색 없음. 고환은 양측으로 내려와 있고; 우측은 부드러우며; 왼쪽고환의 바깥쪽에 1x1 cm의 단단한 덩이가 만져지며, 이는 고정되어 있으며 압통은 없음. 부고환에 압통은 없음. 샅굴 또는 넙다리 탈장 없음"

고환암이 의심되며, 15세에서 35세 사이의 남자에서 생기는 가장 흔한 형태의 암

해석에 대한 도움

표 11-1 음경의 이상 소견

성병 사마귀

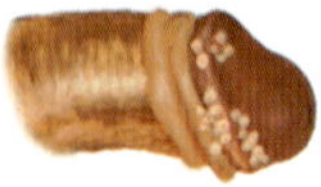

귀두나 음경의 기저부에 생기며, 부드럽다. 인간유두종바이러스 감염에 의해 생긴다.

요도밑열림증

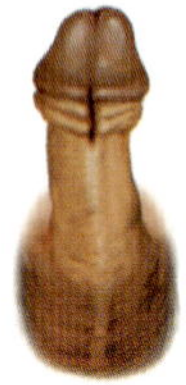

요도구멍이 선천적으로 음경의 아래쪽 면에 생긴 것

생식기헤르페스

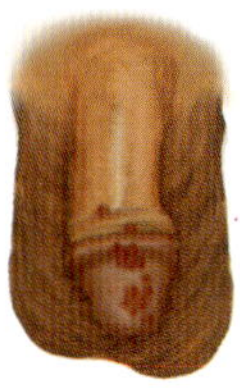

작은 잔물집이 주로 귀두에 생기며, 통증이 있고 작은 궤양으로 진행이 되며 궤양의 기저부는 붉다.

페이로니병(Peyronie' s disease)

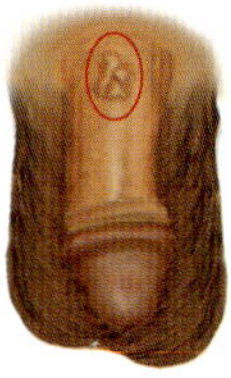

주로 음경의 등쪽을 따라 피부 바로 아래 압통이 없는 딱딱한 판이 만져지는 것으로, 발기 때 음경이 굽어지게 되며, 통증이 있다.

매독성 굳은궤양

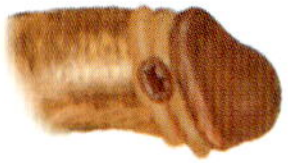

보통 압통이 없고, 단단한 궤양이나 짓무름 병변이 주로 귀두에 생기는 것으로 매독 감염이 원인이다.

음경암

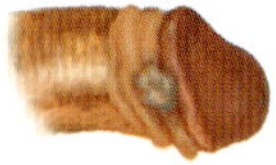

경화된 결절이나 궤양이 귀두에 생기며, 보통 통증이 없고, 음경꺼풀의 안쪽 면에 생긴다. 포경수술을 하지 않은 남자에서 주로 생긴다.

표 11-2 음낭의 이상 소견

표피낭종

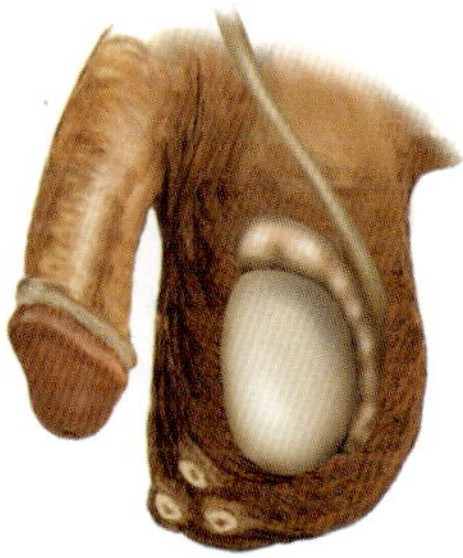

단단하고, 노란색의 압통이 없는 피부낭종으로 직경이 1cm 이상 되기도 한다. 흔하게 볼 수 있고, 다발성인 경우가 흔하다.

음낭부종

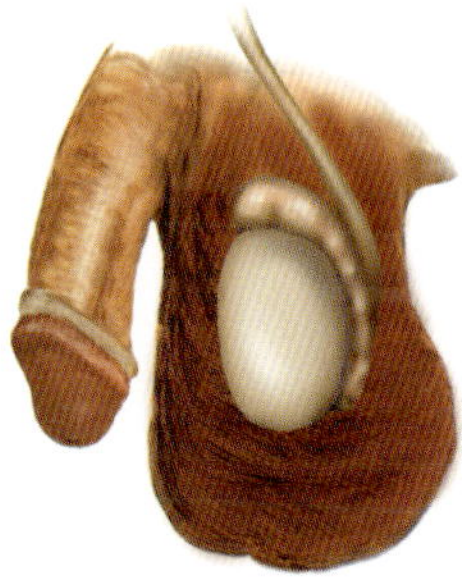

오목부종은 음낭피부를 팽팽하게 만든다. 이는 울혈성 심부전이나 콩팥증후군에 의한 전신적 부종 때 같이 나타난다.

음낭수종

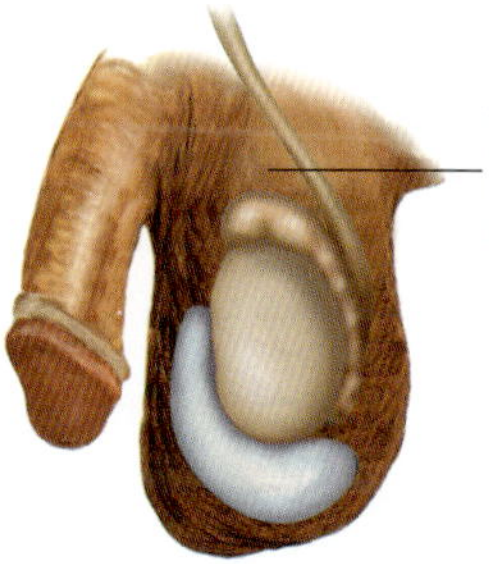

압통이 없고, 고환집막 안에 물이 찬 덩이이다. 불빛을 비추면 빛이 통과하며, 음낭 덩이위에서 검사자의 손가락을 볼 수 있다.

음낭탈장

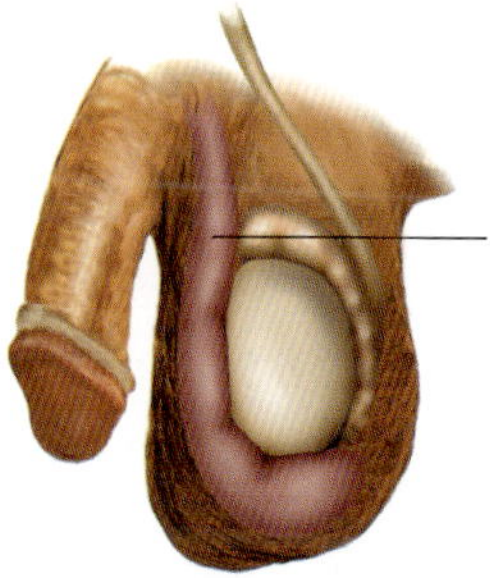

음낭내 탈장은 대부분 간접샅굴탈장이다. 바깥샅굴고리를 통해 탈장이 내려온 것이므로 검사자의 손가락을 음낭 안에서 이 고리보다 위로 올리지 못한다.

표 11-3 고환의 이상 소견

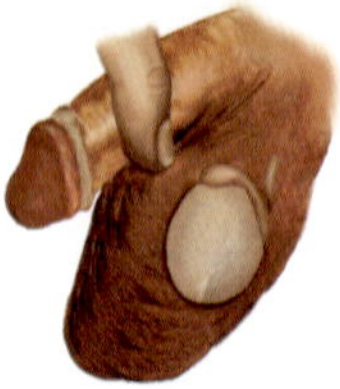

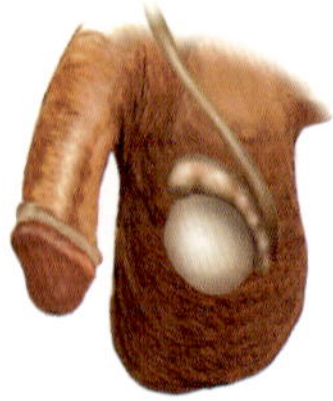

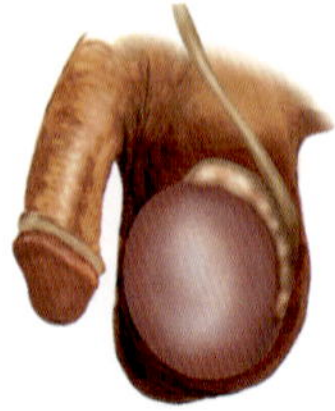

잠복고환증

잠복고환증이 있으면, 고환은 위축되어 있고, 샅굴관이나 배 속에 있어 음낭의 미성숙을 초래한다. 그림에서 보듯이 왼쪽 고환이나 부고환이 만져지지 않는다. 잠복고환증은 고환암이 생길 위험성이 매우 높다.

작은고환(small testis)

성인은 보통 길이가 3.5 cm 이하이다. 클라인 펠터증후군에서 작고 단단한 고환을 볼 수 있는데, 이때는 길이가 보통 2 cm 이하이다. 작고 부드러운 고환인 경우는 간경화증, 근육긴장성 퇴행위축, 여성 호르몬제 사용, 뇌하수체저하증에서 볼 수 있다; 또 고환염 후에 생길수 도 있다.

급성 고환염

고환에 급성 염증이 생긴 것으로 통증이 있고, 압통과 부종이 있다. 부고환염과 감별이 어려울 수 있다. 음낭에 발적이 생길 수 있다. 볼거리와 다른 바이러스 감염 때 볼 수 있으며, 보통 한쪽에 나타난다.

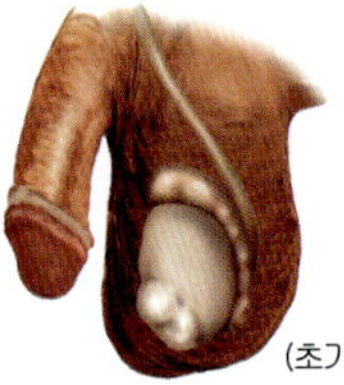

(초기)

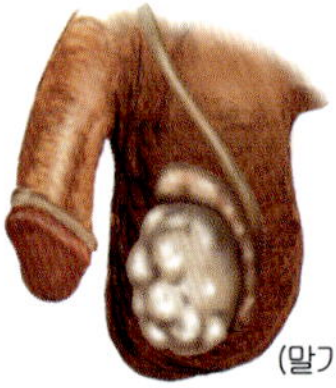

(말기)

고환암

보통 통증이 없는 결절로 나타난다. 고환에 어떤 결절이든지 발견되면 암에 대한 검사를 시작해야 한다.

고환암은 자라면서 퍼지게 되면 고환 전체가 암으로 채워지게 된다. 특징적으로 고환이 정상보다 무겁게 느껴진다.

표 11-4 부고환과 정삭의 이상 소견

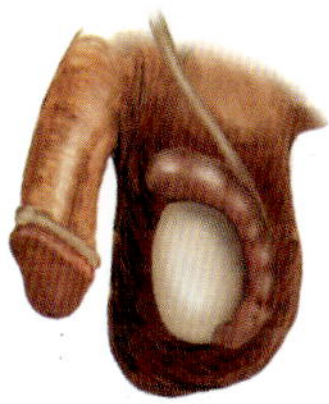

급성 부고환염

부고환의 급성 염증은 압통과 부종을 초래하며 고환염증과 구별하기 어려울 수 있다. 음낭에 발적과 정관에 염증이 있다. 이것은 주로 성인에서 생긴다. 요로감염이나 전립선염이 같이 있으면 진단에 도움이 된다.

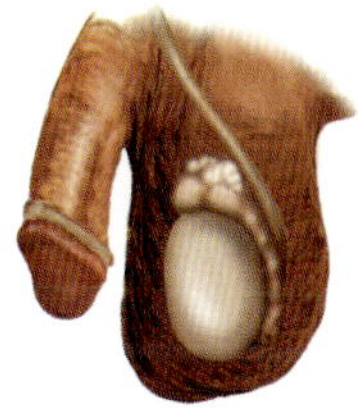

정액류와 부고환낭종

통증이 없고, 유동성 있는 낭종성 덩이가 고환 바로 위쪽에 있으면 정액류나 부고환낭종을 의심할 수 있다. 모두 빛이 통과하며, 전자는 정자가 들어 있으나 후자는 없다. 임상적으로 둘을 구별하기는 불가능하다.

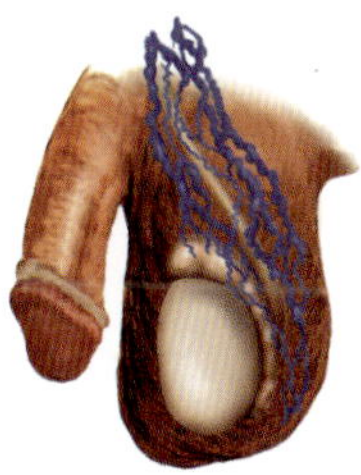

덩굴정맥류

덩굴정맥류는 정삭의 정맥류를 지칭하는 말로서, 주로 왼쪽에 생긴다. 이는 고환과는 떨어져 있으며 부드럽고, "벌레가 들어있는 자루" 처럼 느껴진다. 환자가 누운 자세에서 음낭을 들어 올리면 서서히 혈류가 빠지면서 작아진다.

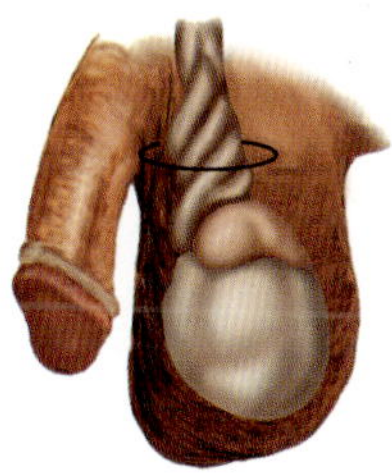

정삭의 고임

정삭에서 고환이 꼬이게 되면 갑작스런 통증과 고환의 부종을 초래하며, 음낭 안에서 고환이 끌려 올라가게 된다. 음낭에 발적과 부종이 생기게 된다. 요로 감염과 연관이 없다. 혈액순환을 막히게 하므로 외과적 응급상황이다.

표 11-5	서혜부 탈장

간접 살굴탈장

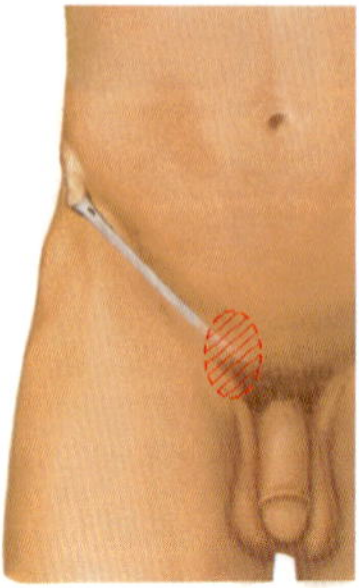

모든 연령과 성별에서 가장 흔한 탈장이다. 샅굴인대 위쪽에서 시작하며 흔히 음낭 쪽으로 내려온다. 샅굴관에 검사자의 손가락을 넣으면 만져지기도 한다.

직접 샅굴탈장

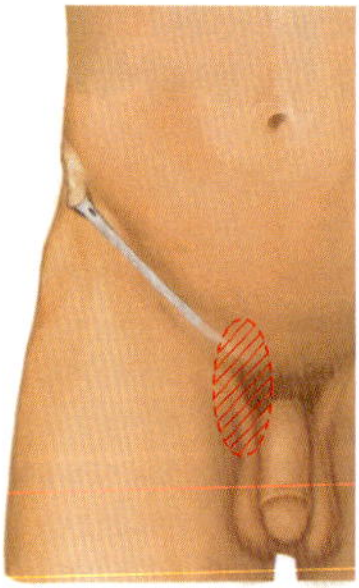

간접 샅굴탈장보다는 드물고, 보통 40세 이상 남자에서 생긴다. 바깥샅굴고리 근처의 샅굴인대 위쪽에서 시작하며, 거의 대부분 음낭내로는 들어오지 않는다. 앞쪽으로 돌출하며, 검사자 손가락의 측면에서 만져진다.

넙다리 탈장

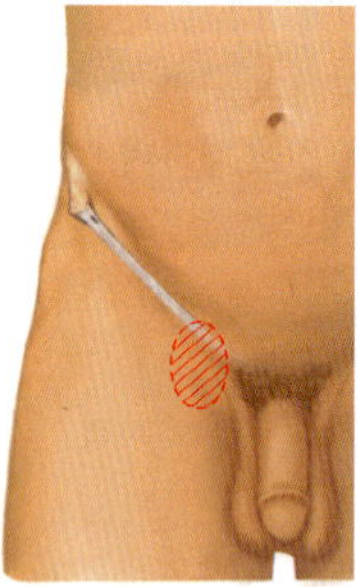

드문 탈장으로, 남성보다 여성에서 더 잘 생긴다. 샅굴인대보다 아래쪽에서 시작하며, 샅굴탈장보다 바깥쪽에 생긴다. 절대로 음낭내로 들어오지 않는다.

CHAPTER

여성 생식기

12

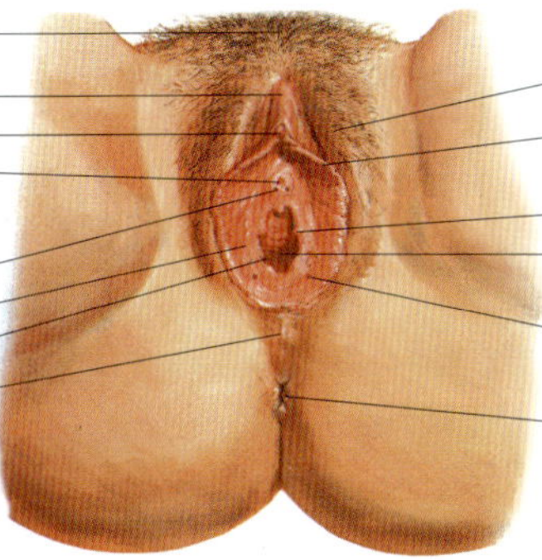

건강력

공통 혹은 흔한 증상들

- 초경, 생리, 폐경
- 임신
- 음부와 질의 증상
- 성적 활동도

생리력에서는 초경이 언제 있었는지를 물어보라. 마지막 생리 시작일이 언제였으며 가능하다면 그 전 시작일도

이전 기간의 날짜는 가능한 임신 또는 월경의 불규칙성을 알려준다.

물어 보라. 얼마나 자주 있었는지(다음 생리주기의 첫날과의 간격), 또 얼마나 규칙적이나 불규칙적이었는지, 얼마나 지속되었는지, 양은 많았는지, 색깔은 어떠했는지를 물어보라.

폐경은 연속적으로 12개월 간 생리가 없는 것이며 일반적으로 48~55세 사이에 생긴다. 동반 증상으로는 안면홍조, 발한, 불면증 등이 있다. 폐경 후 출혈이란 6개월간 생리가 없다가 발생하는 출혈을 말하며 자세한 검사를 필요로 한다.

폐경후 출혈은 자궁내막증의 의문을 나타낸다.

무월경은 생리가 없는 것을 말한다. 한 번도 생리를 하지 않았을 경우를 일차적 무월경, 생리가 있었으나 중단된 경우를 이차적 무월경으로 분류한다.

영양불량, 거식증, 스트레스, 만성병, 시상하부 – 뇌하수체 – 난소 기능부전 등으로부터 오는 저체중에서 오는 이차적 무월경

만약 무월경이 현재 임신 중임을 암시한다면 성교력과 임신의 흔한 초기 증상에 대하여 물어본다: 유방의 압통이나 저림 또는 크기 증가; 빈뇨; 오심과 구토; 쉽게 피곤해짐; 태동을 느낌(주로 20주가 넘어서 느낌)을 물어본다.

무월경에 따르는 과다한 출혈은 절박유산이나 기능부전성 자궁출혈을 암시한다.

질 분비물와 부분 가려움증에 관해서는 양, 색깔, 성상, 냄새를 물어본다.

표 12-1, 외음부의 병변(226~227쪽), 표 12-4, 질염(230쪽)을 참조하시오.

성생활이 어떠한지, 섹스를 하는데 문제가 있는지 등의 일반적인 질문으로 시작한다. 현재의 성생활에 만족하는지, 과거 몇 년간 성 생활에 중대한 변화가 있는지, 본인의 성 능력에 만족하는지, 당신의 상대자는 만족하는지, 성생활의 횟수가 만족스러운지 등에 관해 질문할 수 있다.

성교통 혹은 성교시의 불편감이나 통증에 대해 물어본다.

표면의 통증은 국소적 염증, 위축성 질염, 또는 부적절한 윤활작용을 암시한다; 심부의 통증은 골반 장애나 정상 난소에의 압력에 기인할 수 있다.

성매개 질환에 대해서는, 성적 기호 (여성 파트너, 남성 파트너, 혹은 양성)에 대해 파악하고 지난 달의 성적 접촉 및 상대자의 수를 파악한다. 사람면역결핍바이러스 감염이 염려되는지, 사람면역결핍바이러스 검사를 원하는지, 현재 및 과거 상대자가 사람면역결핍바이러스 감염의 위험이 있는지 질문한다.

건강증진과 상담

건강증진과 상담에 관한 중요한 주제

- 자궁경부 세포진 검사
- 가족 계획에 대한 선택
- 성 매개 질병과 사람면역결핍바이러스
- 폐경의 변화

2003년 미국의 대학 산부인과학의 지침을 보면 세포진 검사를 각기 다른 연령별 그룹으로 다음과 같이 요약하였다.

- 첫 번째 검사: 첫 성교 후 3년이나 21세에 시행
- 30세 이상 여성: 매년 검사
- 30세 여성이거나 그 이상
  - 2~3년 동안 연속 자궁경부 세포진 검사를 시행하였어도 결과가 음성이거나, 자궁경부 세포진 검사를 포함하여 고 위험 인간유두종바이러스 검사가 음성으로 나와도 2~3년마다 검사를 시행하라.
  - 자궁경부 세포진 검사 양성, 고 위험 인간유두종바이러스 양성, 사람면역결핍바이러스 감염, 면역억제상태, 자궁 내에서 디에틸스틸베스테롤 노출, 이전 자궁경부암 기왕력시에는 더 자주 시행하라.
- 자궁절제술을 받은 여성: 양성질환으로 자궁경부가 제거되었거나. 비정상 또는 암성 세포의 기왕력이 없다면 정기검사는 중단한다. 만일 여성이 가족력이 있으면 매년 검진을 시행하고 연속적인 질 세포학 검사에서 3번 음성이 나왔다면 검사를 중지하여도 된다.

* American College of Obstetricians and Gynecologists (ACOG). Cervical cancer screening: testing can start later and occur less often under new ACOG recommendation. ACOG News Release, July 31, 2003. Available at: www.acog.org. Accessed December 19, 2004.

- 나이가 든 여성: 환자는 개인의 건강과 능력을 평가하기 위하여 임상검사를 기본적으로 계속하여야 한다.

여성들 특히 사춘기 여성들을 상담할 때는 배란시기와 피임에 대한 교육이 중요하다. 피임의 방법과 그 효과에 대해 의논하라. 자연적 피임법: 주기법, 질외사정, 수유, 물리적 피임법: 콘돔, 다이아프램, 자궁경부 캡, 이식형 피임법: 자궁경부 내 장치, 피하이식, 화학적 피임법: 살정제, 경구피임법, 피하호르몬(레보노게스트렐, 에스트로젠/프로게스테론 주사제와 패치, 질환), 수술법: 난관 결찰술

성매개 질병과 사람면역결핍바이러스에 대하여 주의 깊은 성적인 상담을 함으로서 감염의 위험 요소에 대해 평가해야 하며, 질병의 전염과 고위험 행동을 줄일 수 있는 방법에 대해 상담해야 한다.

폐경으로 인해 생리학, 심리학적 변화를 가지면 가족들은 환자의 중압감, 치료의 위험, 심혈관 질환의 골다공증의 개인적 혹은 가족력에 대하여 설명하여야 한다.

성공적인 골반 검사를 위한 사항

환자	*검사자*
▪ 검사 24~48시간 전에 질정 삽입, 성관계, 뒷물을 피한다. ▪ 검사 전 방광을 비운다. ▪ 머리와 어깨는 약간 든 상태에서 눕는다. 눈을 잘 마주치고 배의 긴장을 풀기 위해 양손을 가슴에 모으거나 양 옆에 나란히 놓는다.	▪ 검사 진행 전 매 단계별로 설명한다. ▪ 복부 중앙부부터 무릎까지 천으로 덮어 준다: 환자와 눈을 맞추기 위해서는 무릎 사이의 천을 내린다. ▪ 기대하지 않았거나 갑작스런 행동은 피한다. ▪ 수돗물로 질경을 따뜻하게 한다. ▪ 환자의 얼굴을 보면서 검사가 편함을 살핀다. ▪ 특히 질경을 삽입할 때에는 익숙하고, 부드러운 기술을 이용한다(아래를 참조).

글러브를 착용한다. 검사자가 남자인 경우에는 여자 보조자를 두며, 검사자가 여자인 경우 역시 가능한한 보조자를 둔다.

검사기술	가능한 소견

외성기

치모를 관찰하여 성적 성숙을 평가한다.	정상 또는 사춘기 지연
외성기 검사	
▪ 소음순	염증
▪ 음핵	남성화시 확장
▪ 요도 입구	요도 언덕
▪ 질 입구	*처녀막막힘증*
바톨린 샘이 커졌는지, 동통이 있는지 촉진한다.	바톨린 샘 감염
적응증이 되면 요도를 짠다.	요도염의 분비물

내성기와 세포진 검사

글러브를 끼고 물을 묻힌 후 검지로 자궁경부 위치를 찾는다.	
환자에게 긴장을 풀게 하고 질 입구를 검사한다.	*방광류, 방광요도류, 직장류*
질 외구아래로 압력을 가하여 질 입구를 넓힌다.	

검사기술	가능한 소견

적당한 크기의 물이 묻은 질경을 비스듬히 잡아 삽입한다.

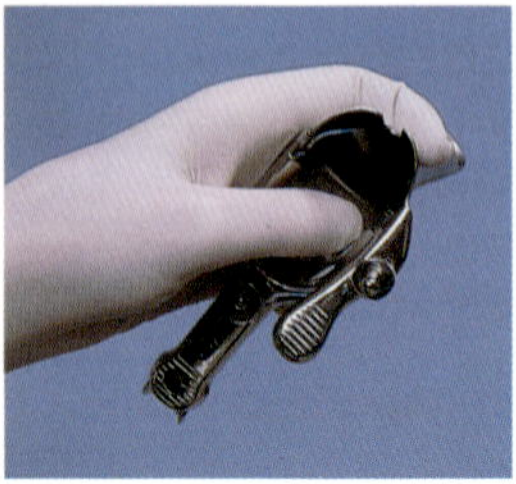

삽입각

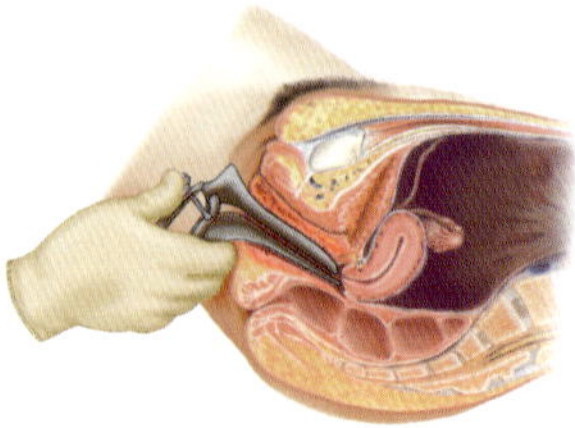

질경을 회전하며 벌리고 경부를 검사한다.

관찰 내용

- 위치 — 자궁이 후굴이면 자궁경부가 앞쪽을 향한다.
- 색상 — 임신하면 자줏빛이다.
- 표면 상피 — 편평 및 원주 상피

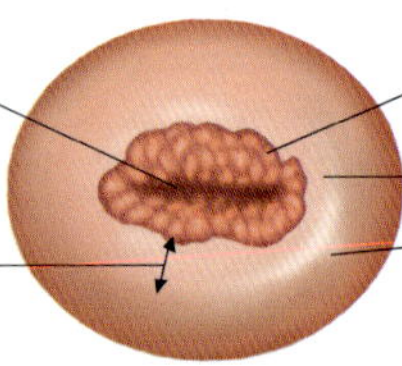

- 분비물이나 출혈 — 점액고름성 자궁경부염에서 입구로부터의 분비물

검사기술	가능한 소견
■ 궤양, 결절이나 큰 덩어리	포진, 폴립, 암
세포진 검사를 통한 표본을 얻고	임상적으로 분명해지기 전의 조기암
■ 자궁목내 주걱 또는 브러시로 (임신한 여성 제외) 바깥자궁목 부분을 긁는다.	
■ 또는 임신을 하지 않았다면, 결합된 표본(Thin Prep에도 사용)에 대해 자궁경부의 빗질을 한다.	
질경을 다시 빼내면서 질 점막층을 살펴본다.	임신시 푸르스름한 색깔과 깊은 주름; 질암

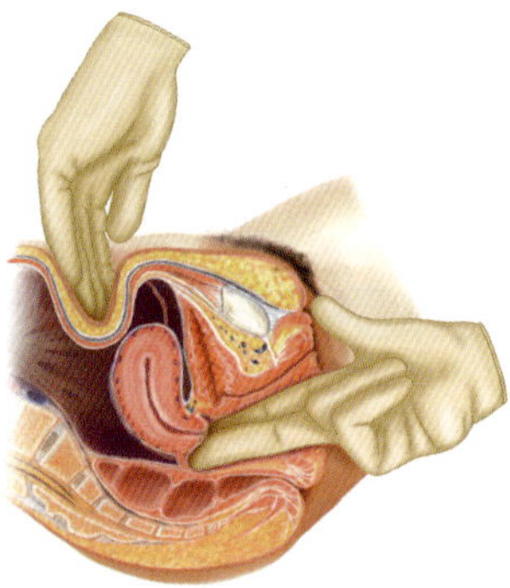

촉진이란 두 손으로 하는 것을 뜻한다.	
■ 자궁경부와 질천장	골반 염증성 질환시 이동성 자궁경부 통증

검사기술	가능한 소견
■ 자궁	임신, 자궁근종; 임신시 부드러운 협부
■ 좌우 자궁부속기(난소)	난소 덩이, 난관염, 난관 임신
골반근육의 강도를 검사하라. 자궁경부 밑으로 두 손가락을 약간 빼고 두 손가락을 벌려 양측의 질벽에 닿도록 한다. 환자에게 주변의 근육들을 최대한 세게, 최대한 길게 조여 보라고 한다.	두 손가락을 딱 맞게 누르는 압박력은 손가락을 위쪽, 안쪽으로 움직이게 하고, 3초 이상 지속되는 것이 최대 세기이다.
직장질검사를 시행하라 (237쪽 참조).	

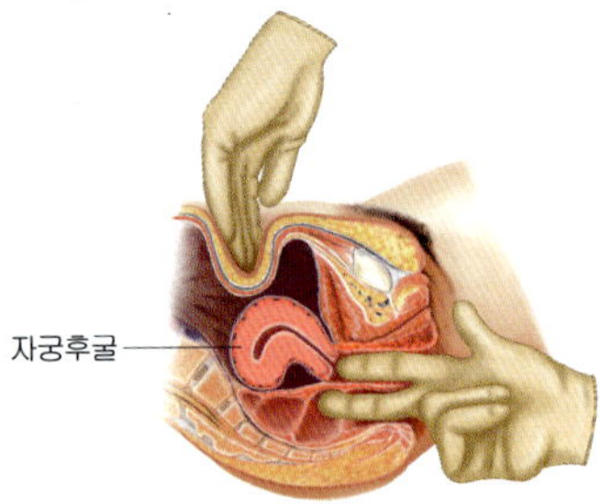

특별한 기술

탈장

검사기술	가능한 소견
편안하게 누운 후, 볼록한 부분을 촉진한다.	
■ 대퇴부관	대퇴 탈장
■ 대퇴결절 옆에 소음순에서 주로 발생한다.	간접샅굴탈장

소견기록

신체적인 검사기록-여성 생식기

"서혜부 림프절증은 없음. 외성기에 홍반이나 병터는 없음. 어떤 병터나 덩이 없음. 질점막 분홍빛. 자궁 경부는 경산부 형, 분홍색이며, 분비물은 없음. 자궁은 전방으로 중간에 위치하며, 커져 있지 않음. 자궁 부속기는 압통이 없음. 자궁 경부 세포진 검사채취. 항분 질벽 정상"

또는

"양측 발진성 서혜부 림프절 비대. 외성기 병변이나 홍반 없음. 질 점막과 자궁경부는 얇은 백색조의 분비물로 덮여 있으며 약한 비린내가 남. 자궁경부를 닦은 후 경부 입구의 분비물은 없음. 자궁은 정중앙에 위치; 자궁 부속기 덩이 없음. 직장 종괴 없음. 대변은 갈색이고 잠혈은 음성"

세균성 질염을 시사하는 경우

해석에 대한 도움

표 12-1 외음부의 병터

표피낭종

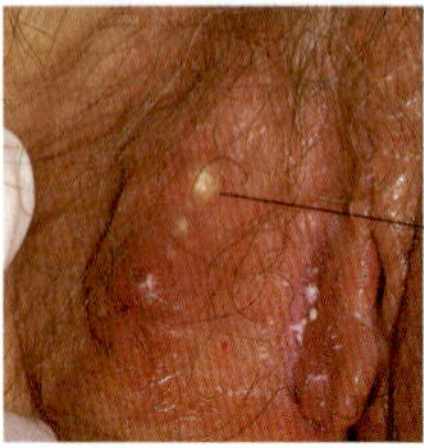

작고 단단하고 둥근 낭성 결절이 음순에 있으면 표피낭종을 시사한다. 때때로 노란색을 보이는 경우가 있으며 샘의 입구가 막힌 소견인 검은 색의 반점을 찾아본다.

성병 사마귀(음부 사마귀)

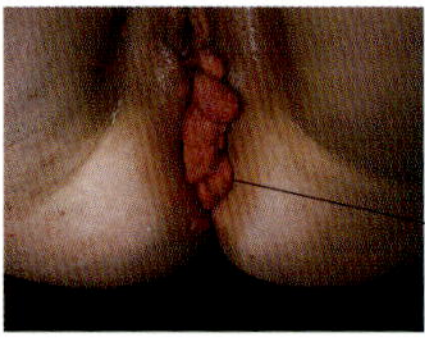

음순의 질 전정 내의 사마귀모양의 병변은 콘딜로마를 의심해 볼 수 있다. 이것은 인간유두종바이러스의 감염 때문에 생긴다.

음부포진

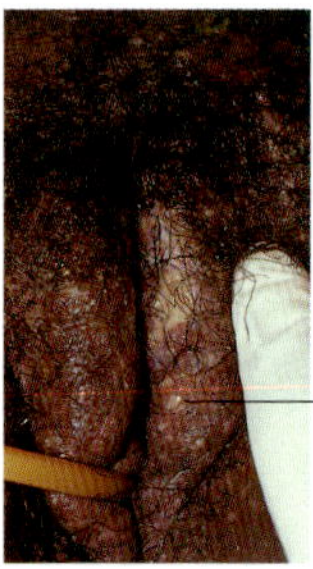

붉은 기저부의 얕고, 작은 통증성 궤양은 헤르페스 감염을 시사한다. 초기 감염은 이 그림과 같이 광범위할 수도 있다. 재발 감염은 보통 작은 국소적 반점에 국한되어 있다.

(표 다음 페이지 계속)

매독 하감

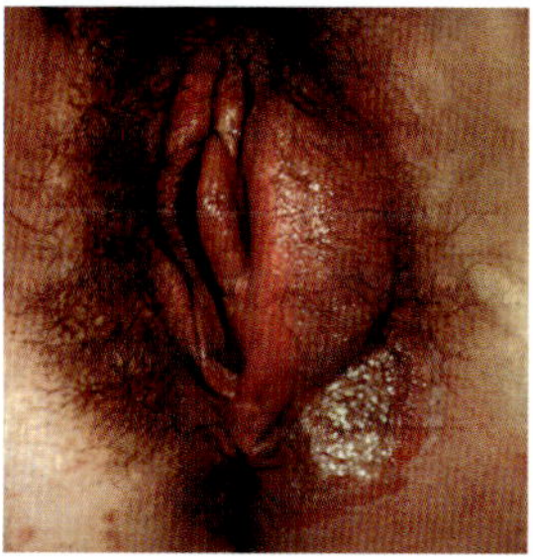

단단하고 통증 없는 궤양은 일차 매독의 하감(chancre)을 의심할 수 있다. 여성에서는 대부분의 하감이 안쪽으로 자라기 때문에 잘 발견되지 않는다.

이차성 매독 (condyloma latum)

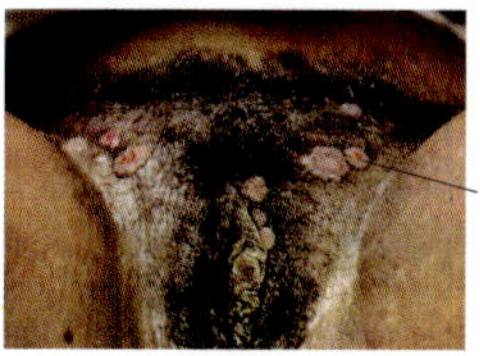

약간 융기되어 있으며 편평하고, 둥글거나 타원형의 구진이 회색 삼출물로 덮여 있으면 편평 콘딜롬을 의심해야 한다. 이것들은 이차성 매독의 한 양성이며 전염성이 있다.

외음부 암

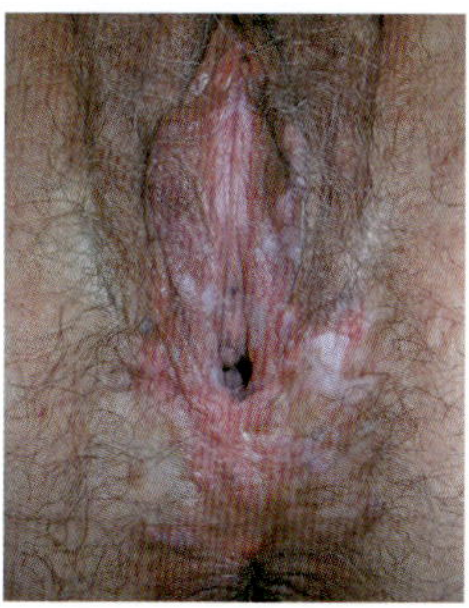

나이든 여성에서 외음부의 궤양이나 붉게 융기되어 있는 병변은 외음부 암을 나타낼 수도 있다.

표 12-2 자궁경부의 모양

자궁경부의 다양성

난원형 자궁경부

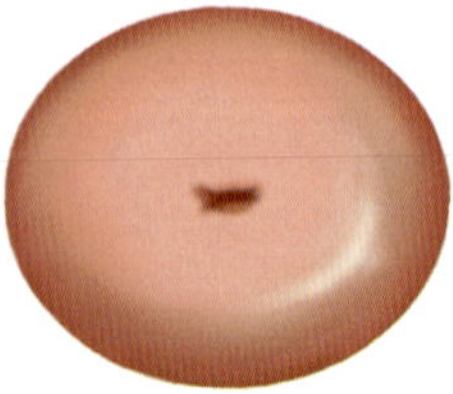

틈새형 자궁경부

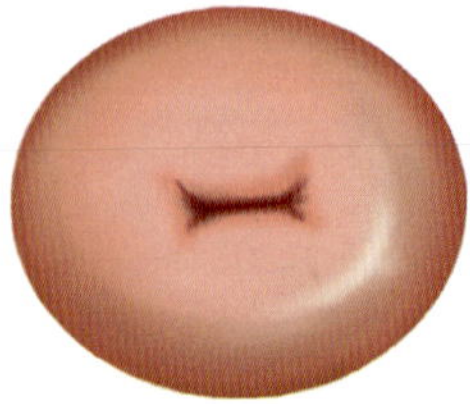

열상

일측성 횡단 열상

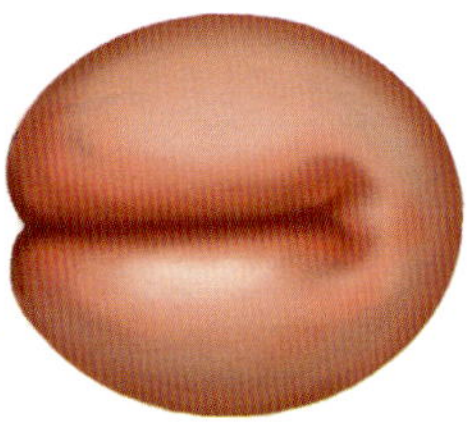

양측성 횡단 열상

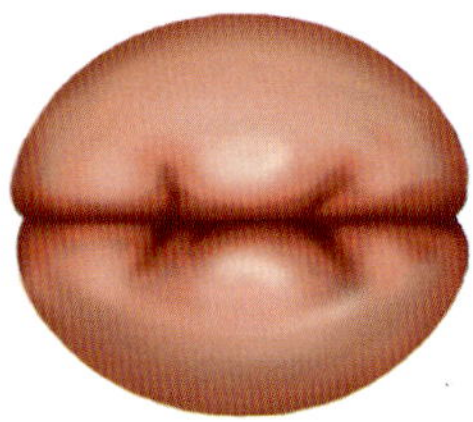

방사형 열상

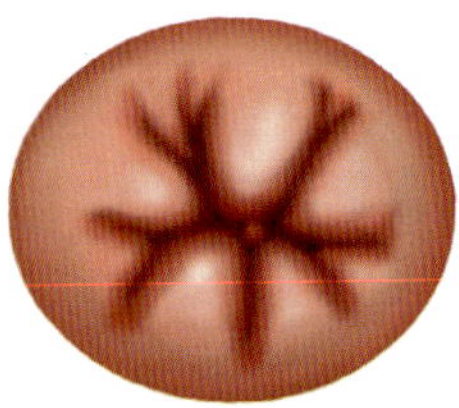

표 12-3 비정상적 자궁경부

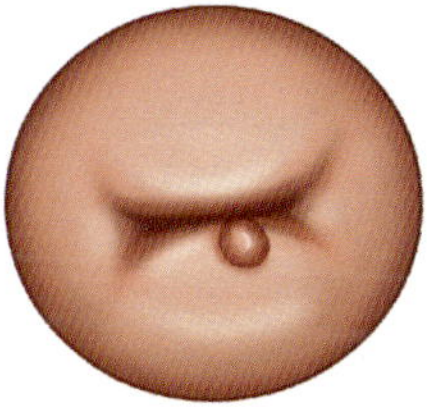

자궁경부 용종

밝은 적색으로 부드럽고 부스러지기가 쉽다.

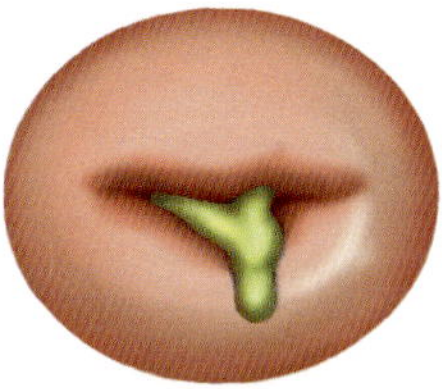

점액화농성 자궁경부염

점약화농성 자궁경부염은 대개 클라미디아 비 임균성 감염에 의한 것으로 자궁경부에서 화농성의 노란색 분비물을 생성한다.

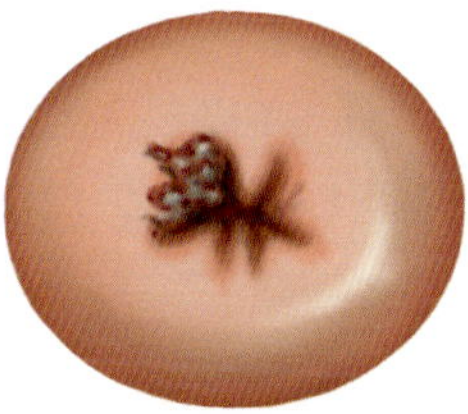

자궁경부암

불규칙적인 단단한 덩어리는 암을 시사하며 초기 병변은 내진만으로 발견될 수 없다.

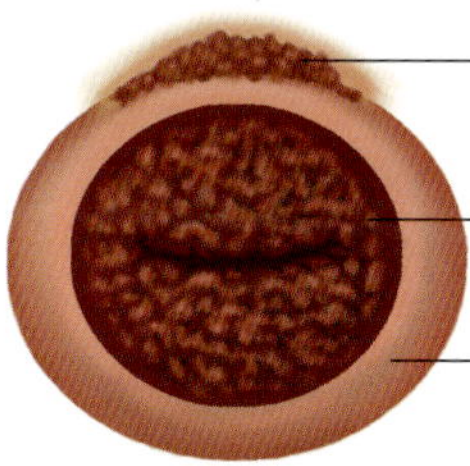

태아의 디에틸스틸베스테롤 노출

다음과 같은 비정상 소견을 보일 위험이 훨씬 높아진다. 자궁경부 전체를 덮는 원주 상피세포, 상피세포가 질 벽으로 전파, 자궁경부와 질 사이에 석회화가 보인다.

표 12-4	질 분비물
트리코모나스 질염	**분비물:** 황록색, 종종 많은 양의 분비물, 악취 **그 외 증상:** 소양증, 질 통증, 성교통 **외음부:** 발적 **질:** 정상이거나 붉음, 붉은 점, 점상출혈 **검사 소견:** 습식도말검사
칸디다 질염	**분비물:** 희고, 응고되어 있으며, 종종 양이 많고 악취는 나지 않음 **그 외 증상:** 소양증, 질통증, 배뇨장애, 성교통 **외음부:** 발적, 부풀음 **질:** 흰색을 동반한 발적 **검사 소견:** KOH 도말검사로 칸디다의 균사를 확인
박테리아 질염	**분비물:** 녹색빛 또는 흰색, 양은 적고 균질, 악취 **그 외 증상:** 생선 썩는 냄새 **외음부:** 보통은 정상 **질:** 보통은 정상 **검사 소견:** 습식도말검사로 진당세포 확인, KOH도말 후 생선 냄새(whiff검사)

표 12-5 골반저의 이완

골반저부가 약해지면 여러 구조물의 위치가 바뀌게 된다. 이러한 변형된 위치는 환자가 아래로 힘을 줄 때 잘 나타난다.

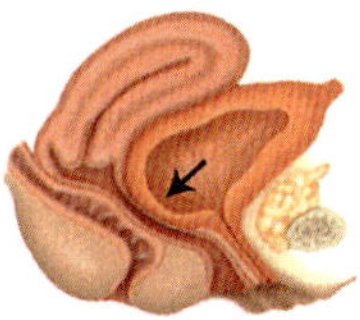

방광류는 위쪽의 방광과 함께 앞쪽 질벽이 불룩하게 튀어나오는 것을 말한다.

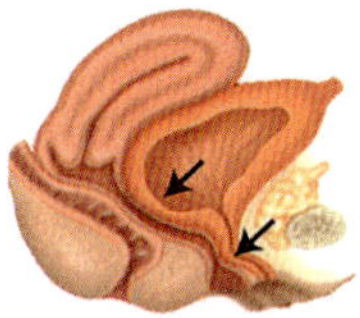

방광요도류는 방광과 요도가 전체 앞쪽 질벽으로 불룩하게 튀어나오는 것을 말한다.

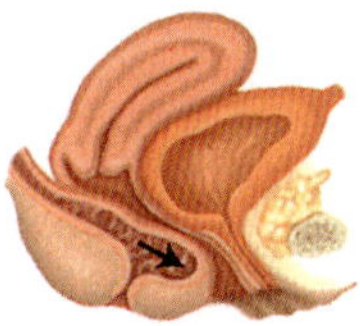

직장류는 직장의 부분과 함께 뒤쪽 질벽이 불룩하게 튀어나오는 것을 말한다.

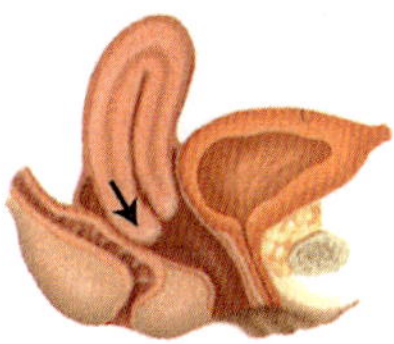

탈출된 자궁은 질관으로 하강되어 있다. 정도에 따라 세 가지로 나눈다: 첫째(그림대로), 질내에 머무는 경우; 둘째, 자궁경부가 질 입구에 있는 경우; 그리고 셋째, 자궁경부가 질입구의 바깥에 있는 경우

표 12-6 자궁과 자궁 근종의 위치

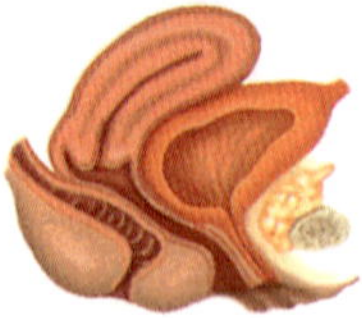

자궁전사 자궁은 질과 거의 직각이 되도록 앞방향으로 위치하는 데 이것이 가장 흔한 위치이다. 전굴- 자궁 체부가 자궁 경부에 대해 앞으로 굽어있는 것으로 말하며 흔히 전사와 함께 한다.

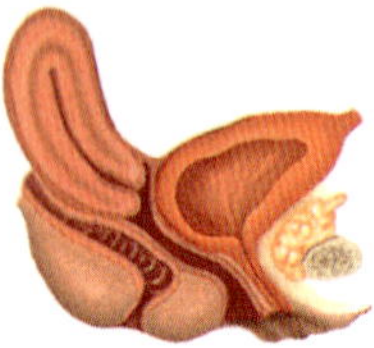

자궁후사 자궁은 자궁체부가 뒤로 휘어져 있는 것을 말한다. 경부는 앞을 향해 있다.

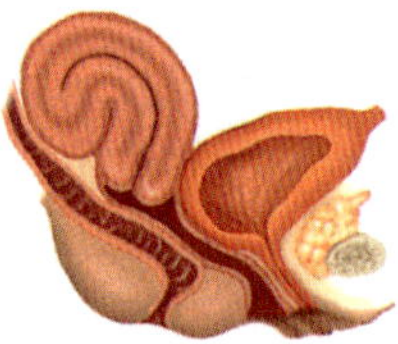

자궁후굴은 경부에 비하여 자궁체부가 후방으로 꺾여 있는 상태를 말한다. 자궁은 후굴 되거나 직장벽을 통해 뒤로 꺾여 있다.

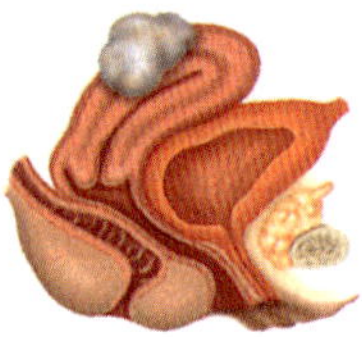

자궁근종은 매우 흔하며, 양성종양으로 단단하고 불규칙적 모양이다. 이것은 상당히 많은 일이며, 근종이 자궁 뒤쪽 표면에 있으면 후굴자궁으로 착각할 수 있다. 앞쪽 표면에 있으면 자궁이 앞으로 꺾였다고 착각할 수 있다.

CHAPTER

항문, 직장과 전립샘

13

건강력

일반적이거나 염려되는 증상들

- 배변습관의 변화
- 대변 내의 혈액
- 배변시 통증, 출혈 또는 압통
- 항문 사마귀(wart) 또는 치열
- 약한 요줄기
- 배뇨 시 작열감

배변습관의 변화, 또는 최근 발생한 설사나 변비 등의 증세가 있는지 물어 본다. 대변에 피가 묻거나 검은 색의 대변을 본적이 있는지, 배변 시 출혈, 통증 또는 압통 등이 있는지 물어본다.

남자 환자의 경우에는 배뇨 양상의 변화를 확인해 보아야 한다. 소변을 보기 시작할 때 어려움이 있다거나 중간에 끊기지 않은지? 소변 줄기가 약하지 않은지? 빈뇨, 특히 야간 빈뇨가 있는지? 배뇨 시 통증이나 화끈감이 있는지? 소변이나 정액에 피가 있거나, 사정 시 통증이 있는지? 아래 등, 엉덩이, 상부 넓적다리에 자주 통증이나 뻣뻣함이 있는지? 등에 대해 물어본다.

이런 증상은 특히 70세 이상의 남성에서 양성 전립샘 비대나 전립성 암에 의한 요도 폐쇄의 가능성을 의심하게 한다.

건강증진과 상담

건강증진과 상담을 위한 중요 논제

- 전립샘암에 대한 선별검사
- 대장암과 대장용종에 대한 선별검사

전립샘암

전립샘암은 미국에서 가장 많이 진단되는 암으로, 전체 사망원인 중 두 번째로 흔한 질환이다. 위험 요소로는 나이, 가족력, 아프리카계 미국인 등이 있다.

직장 수지 검사나 PSA검사(전립샘 특이 항원)는 증상이 없는 환자에서 선별검사로서의 정확도는 낮다. 직장 수지 검사는 전립샘의 뒤쪽과 가측 경계만 촉지가 가능하여, 다른 곳에 위치한 25~30%의 종양을 진단 못할 가능성이 있다. 전립샘암에 대한 직장 수지 검사의 민감도는 20~68% 정도로 낮으며, 거짓 양성률 또한 높다. 정기적인 직장 수지 검사 시험에 대한 권고안에 대해서는 임상의에 따라 의견이 다양하다.

PSA(전립샘 특이 항원)검사의 전립샘암에 대한 선별검사로서의 유용성 여부 역시 불명확하다. 전립샘 특이 항원은 전립샘 비대증이나 전립샘염 등의 양성 질환에서도 값이 올라갈 수 있으며, 무증상 환자에서 이 검사를 이용한 전립샘암의 발견율은 28~35%로 낮다. 그러나 50세 이상의 남자, 아프리카계 미국인과 가족력이 있는 40세 이상의 남자에 대해서는 일년 마다 정기적인 선별검사—전립샘 특이 항원 검사와 직장 수지 검사가 조합된—를 시행받을 것이 권장되고 있다.

전립샘과 관련된 증상이 있는 환자에서 임상 의사의 역할은 보다 중요하다. 잔뇨감이 있거나, 빈뇨나 절박뇨가 있는 경우 소변 줄기가 약하거나 중간에 끊기는 경우, 배뇨 시작이 힘든 경우, 혈뇨나 야간뇨 증상이 있는 경우, 골반 부위에 통증이 있는 남자 환자는 즉각적인 진찰과 치료를 받아야 한다.

대장암

대장암의 조기 발견을 위한 직장 수지 검사와 대변 잠혈 검사는 진단적 한계를 가지고 있다. 직장 수지 검사는 전체 직장 중 항문 피부선으로부터 7~8 cm에 위치하는 먼 쪽 직장(대개 직장의 길이는 12~15 cm)만을 검사 할 수 있으며, 이곳은 전체 대장암중 단지 10% 정도의 대장암만이 발병하는 곳이다. 50세 이상의 환자에서 대변 잠혈 검사의 대장암과 선종의 발견율은 2~11%와 20~30%로 각각 보고되고 있다. 이 검사는 또한 높은 거짓 양성률을 보일 수 있다. 그러나 임상의사 중에는 40~50세 이후에는 매년 이 두 선별 검사를 시행할 것을 권장하는 이도 있다.

굴곡 결장경 검사는 대장의 원위부 1/3 부분만 검사가 가능하기 때문에, 대장암의 평균 발생 위험도를 가지는 50세 이상의 환자에게는 대장 내시경 검사가 선별 검사로 추천되고 있다. 가족성 샘종성 용종증, 염증성 창자병, 일촌 친척에서 대장암의 가족력 등 위험 요소가 사람들은 30~40세부터 3~5년 간격으로 대장 내시경 검사를 받을 것이 권장되고 있다.

검사기술	가능한 소견

검사 기술

장갑을 착용한다.

남성

환자를 옆으로 눕게 하거나
검사 책상 위로 앞쪽으로 기대며
엉덩이를 구부린다.

■ 엉치 꼬리 부위	털 둥지낭, 털 둥지굴
■ 항문 주위	치핵, 사마귀, 헤르페스(포진) 굳은 궤양, 악성 종양

검사기술	가능한 소견
윤활제를 묻힌 장갑을 이용하여, 항문관과 직장을 촉지한다.	
■ 직장 벽을 느낀다.	직장암, 직장 용종
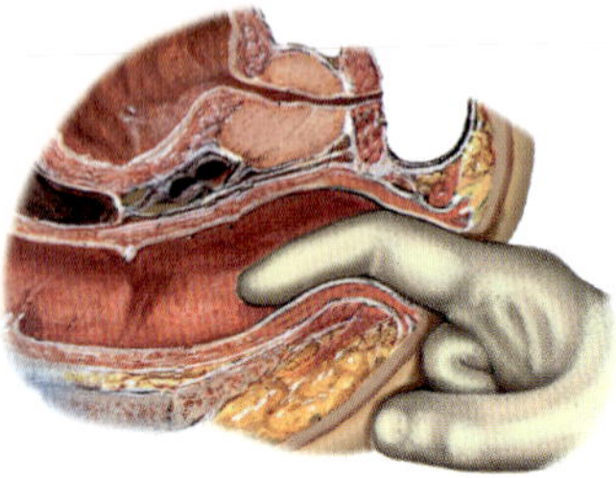	
■ 아래 그림에서 보이는 것처럼 전립샘을 촉지한다.	양성 전립샘 비대증, 전립샘암, 급성 전립샘염증
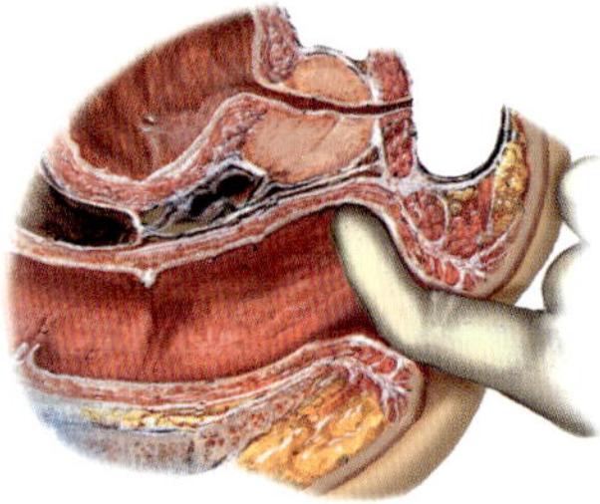	
필요하다면 전립샘 위쪽을 촉지하여 부정형성 또는 압통이 있는지 느껴본다.	복막 전이에 의한 직장 선반, 염증에 의한 압통

검사기술	가능한 소견
여성	
환자는 돌제거술 자세 또는 옆으로 누운 S자세에서 검사를 받는다.	
항문을 관찰	치질
항문관과 직장을 촉진한다.	직장암, 정상적인 자궁목 또는 탐폰(솜방망이)

진찰 소견의 기록

항문, 직장, 전립샘의 검사 소견을 기술한다.

"직장 주위 병변이나 항문 열창 없음. 바깥 항문 긴장도 정상. 직장 벽내 촉지되는 덩어리 없음. 전립샘은 부드럽고 압통 없으며, 전립샘의 정중 고랑 정상적으로 촉지됨(만일 여성이라면 자궁목에 압통 없음이라고 기술). 대변은 황갈색이며 대변 잠혈 검사 음성임"

또는

"직장 주변 부위에 염증 있음; 궤양성 변화, 사마귀 또는 분비물 없음. 바깥 항문근의 연축에 의한 통증과 직장 벽의 심한 염증과 압통때문에 바깥 항문근, 직장 천장, 전립샘을 검사 할 수 없었음

염증성 원인에 의한 직장을 의심하는 상황임

또는

"직장 주위 병변이나 항문 열창 없음. 바깥 항문근 긴장도 정상임. 직장 천장에 덩어리 없음. 전립샘 왼엽 가측에 1x1 cm의 단단하고 딱딱한 결절 만져짐. 우엽은 부드러움. 정중 고랑 촉지됨"

전립샘암을 의심해야 됨

표 13-1 직장 검사의 이상 소견

외치핵.
항문 피부선(치상선) 아래에서 발생한 확장된 치정맥이 항문 주위 피부 위에서 보이며, 압통이 있는 종창성의 푸른색 타원형 덩어리가 항문 경계부에서 보인다.

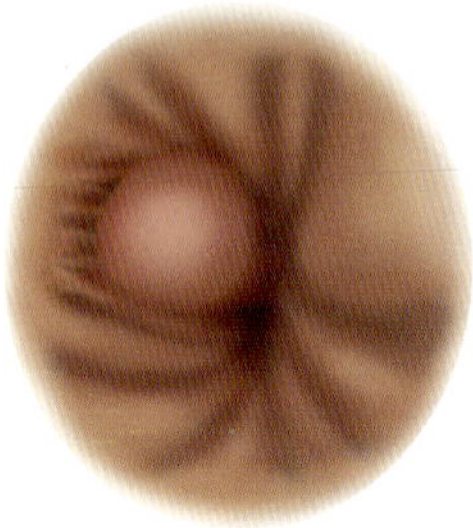

직장 용종.
줄기가 있거나, 없는 부드러운 덩어리가 촉지된다.
일부 용종은 직장 수지 검사 상 촉지되지 않을 수도 있다.

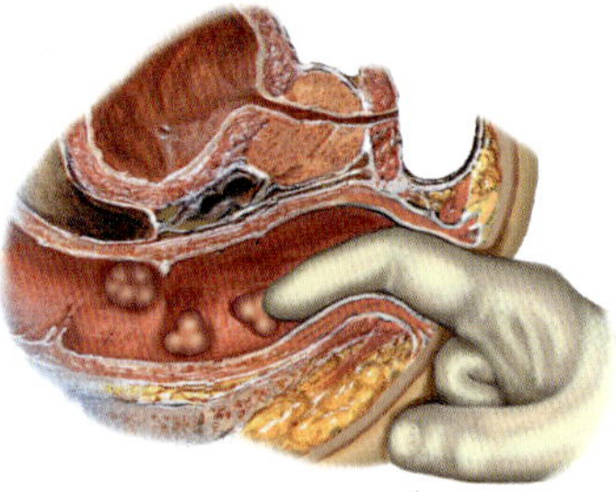

전립샘 비대.
압통이 없으며, 부드럽고 단단하나 다소 탄력성 있는 전립샘 조직이 만져짐. 가끔은 만져지지 않으면서도 증상을 유발할 수 있다.

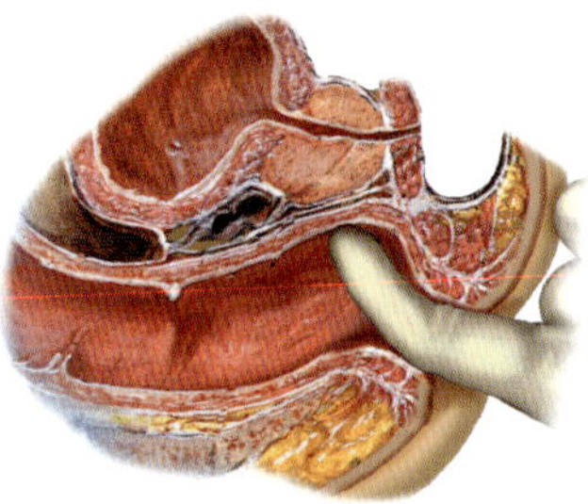

(다음 페이지 계속)

표 13-1 직장 검사의 이상 소견 *(계속)*

급성 전립샘염.
전립샘의 급성 염증으로 인해 압통이 심하며, 단단하게 부운 전립샘이 만져진다.

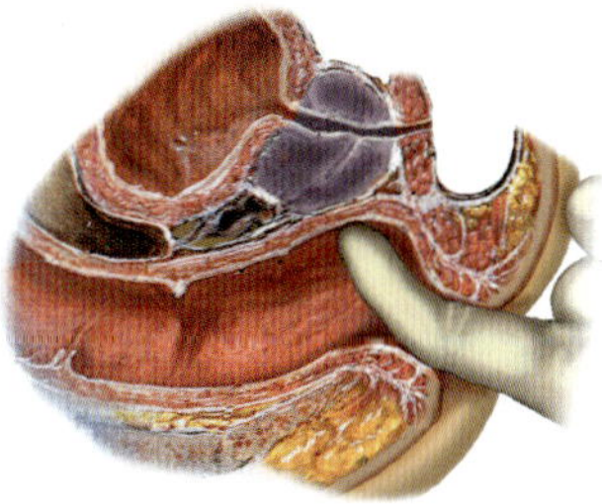

전립샘암.
결절이 있거나 또는 없는 딱딱한 부위가 전립샘 내에 있다.

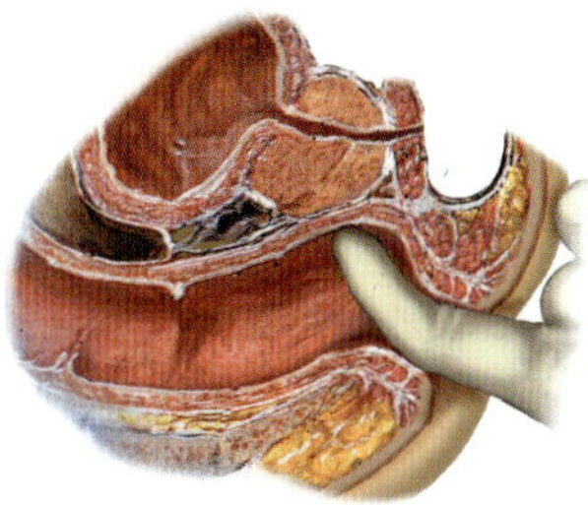

직장암.
단단하고, 결정성의, 말린 경계를 가지는 궤양성 종괴가 있다.

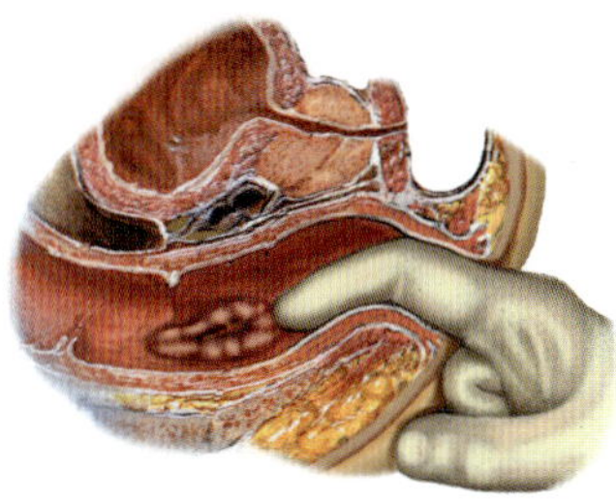

CHAPTER

말초혈관계 14

건강력

일반적이거나 염려되는 증상들

- 팔이나 다리의 통증
- 장딴지, 다리 또는 발의 부종
- 다리의 한랭, 저린감, 창백, 탈모
- 추운 날씨에 손가락이나 발가락 끝의 피부색깔 변화
- 간헐적인 파행
- 발적이나 압통을 동반하는 부종

팔이나 다리의 통증이나 불편함에 대해 질문을 시작한다.

다리의 말초동맥질환시 증상을 알아내기 위해서는 간헐적 파행에 대한 사실을 알아야 한다. 이는 운동시에만 통증이 유발되며 휴식시나 운동을 멈추게 하면 10분 내에 통증이 사라진다. 다음과 같이 질문한다. "걷거나 운동시에 다리가 아프거나 경련이 있지는 않습니까?" "쉬지 않고 얼마나 걸을 수 있나요?" "쉬면 통증이 감소가 됩니까?" 이러한 질문은 어떤 원인으로 환자를 서게 하고 얼마나 빨리 통증이 사라지는지를 알수 있다. 다리나 발의 한기, 마비, 창백함이나 경골 전면의 탈모에 관해서도 물어본다.

죽경화증은 운동시 증상이 있는 사지의 허혈을 일으킬 수 있는 원인이다; 앞으로 구부리는 동작(좁아진 척주관에 있는 척수가 펴지게)을 하면 다리의 통증이 완화되는 척추협착과는 구분해야 한다. 또한 이는 휴식을 취해도 쉽게 통증이 가라앉지 않는다.

정강뼈 앞부분에 탈모는 동맥 관류의 감소로 생긴다. "건조" 하거나 괴저에 의해 검은 갈색의 궤양으로 진행되기도 한다.

많은 환자들이 증상이 거의 없기 때문에, 배경이 되는 위험 요소들—흡연, 고혈압, 당뇨병, 고지질혈증, 그리고 심근경색증이나 뇌졸중의 과거력—을 확인하는 것은 중요하다.

운동 때 장딴지 통증이 있고, 휴식 때 가라앉는 양상의 고전적인 증상이 있는 환자는 단지 10%에 불과하다.

손가락이나 발가락에서 동맥 경련 수축 증상을 알아보기 위해, "차가운 물건을 만질 때, 또는 추운 날씨에 손가락 끝의 피부 색깔이 변하지 않았는지요? 라고 질문한다.

추위 노출과 재 가온으로 하얗게 되었다가 청색증을 보이다가 붉어지는 손가락의 허혈성 변화는 레이노현상 또는 레이노병에서 볼 수 있다.

정맥계의 말초혈관질환을 찾아내기 위해, 다리나 발에 부종이나 발목 근처의 다리 궤양이 있는지 알아봐야 한다.

정맥정체궤양에서 과색소침착, 부종, 그리고 서 있는 경우는 청색증도 볼 수 있다.

건강증진과 상담

건강증진과 상담을 위한 중요한 주제

- 말초동맥질환(peripheral artrial disease, PAD)의 발견
- 말초동맥질환 위험인자
- 말초동맥질환의 선별검사: 발목-위팔지수(ankle-brachial index, ABI)

말초동맥질환(PAD)은 일반적으로 하지의 동맥이 죽경화증에 의한 폐쇄가 생긴 것을 말한다. 넙다리동맥과 오금동맥에 가장 흔하게 일어나며, 그 다음으로 정강동맥과 종아리동맥에 생긴다. PAD는 일반 인구의 12%에서 25%에서 발생한다. 심혈관계와 뇌혈관계 질환과의 밀접한 관련이 있음에도 불구하고 PAD를 진단하지 못하는 경우가 종종 있다.

PAD가 있는 환자의 대부분은 증상이 없거나 통증, 경련, 저린감 또는 피로감 등과 같은 비특이적인 범주의 증상들을 나타낸다.

흡연, 콜레스테롤치의 증가, 당뇨병 또는 관상동맥질환과 같은 PAD 위험인자를 환자가 가지고 있는지 선별검사를 하고, 위험인자를 집중적으로 조절해야 한다. 발목-위팔지수(ABI)를 검사하는 것을 고려해야 하고, 이는 다리의 주요 혈관이 50% 이상 협착이 있음을 찾아내는 데 아주 정확한 검사방법이다.

무증상 PAD의 발현과 진행 모두를 줄이기 위해 여러 방법의 치료법들을 이용할 수 있다. 여기에는 신중한 발관리와 잘 맞는 신발 착용, 금연, 고지혈증의 치료, 당뇨병과 고혈압의 적절한 조절과 치료, 항혈소판제 사용 그리고 필요하면 외과적 혈관재생술 등이 있다.

검사의 기술

사지의 검사는 근골격계와 신경계에 관련된 소견이 포함될 수도 있다.

검사기술	가능한 소견

팔

시진

■ 크기와 대칭성, 부종	림프부종, 정맥 폐쇄
■ 정맥의 분포	정맥폐쇄
■ 피부와 손톱의 색깔과 피부결	레이노병

검사기술	가능한 소견

촉진과 맥박 정도

■ 동맥 맥박의 정도	
4+	튀어 오르는 상태(Bounding)
3+	증가한 상태(Increased)
1+	예상보다 감소되거나 약한 상태(Diminished, weaker than expected)
0	맥박이 없거나, 촉진할 수 없음(Absent, unable to palpate)

■ 노동맥

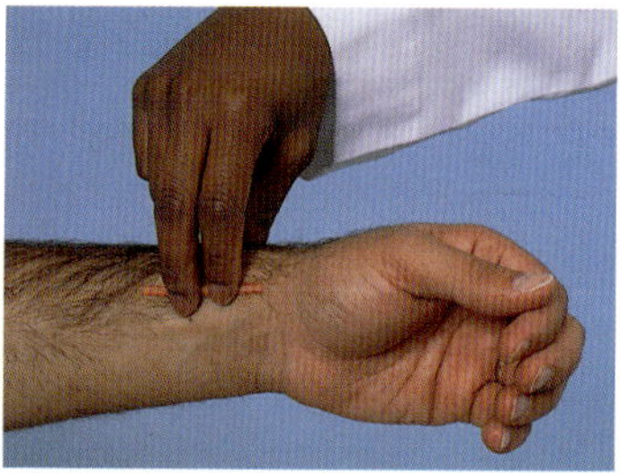

폐쇄혈전혈관염 또는 급성 동맥폐쇄 때 소실된다.

■ 위팔동맥

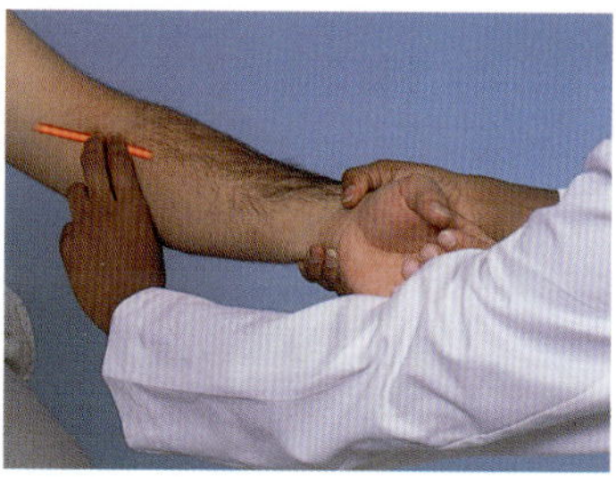

활차상부 림프절을 촉진해 본다.

국소적 병변이나 감염이 있으면 림프절병증이 나타난다.

다리

검사기술	가능한 소견
시진	
■ 크기와 대칭성, 부종	정맥기능부족증, 림프부종
■ 정맥 분포	정맥류
■ 피부와 손톱의 색깔과 피부결	창백, 발적, 청색증, 홍반, 연조직염이나 혈전정맥염때 열감
■ 피부 털의 분포	동맥기능부족증 때 탈모
오목부종 검사	낮은 부위에 부종, 울혈심장기능부전, 저알부민혈증, 콩팥증후군
촉진과 맥박 정도	급성 동맥폐쇄와 동맥경화증 때 소실
■ 넙다리동맥	
■ 오금동맥	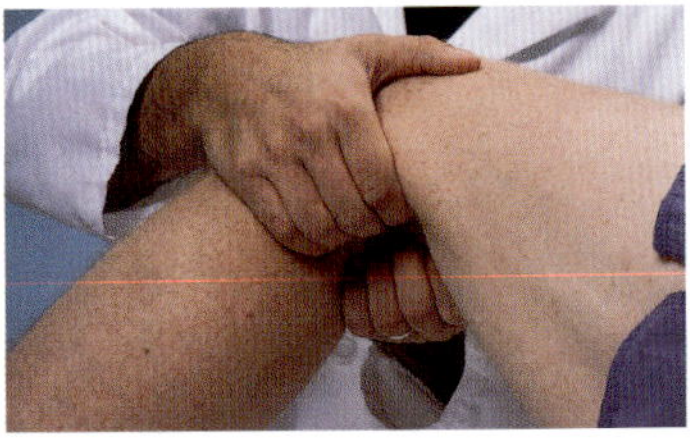

검사기술	가능한 소견
■ 발등동맥	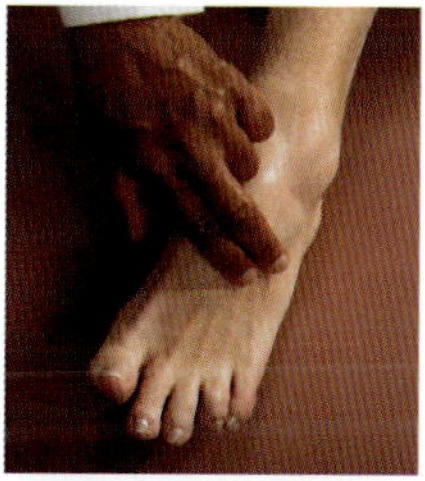
■ 뒤정강동맥	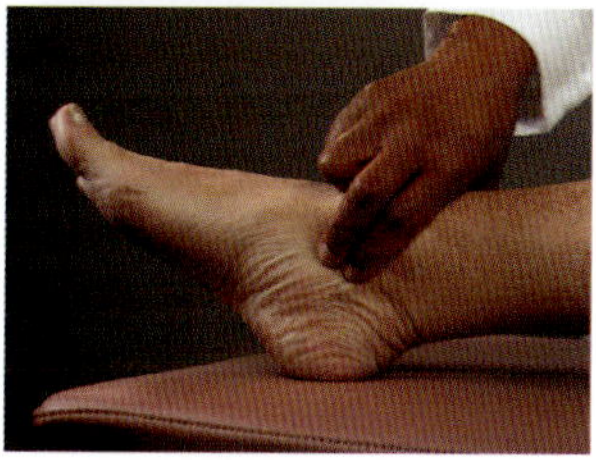
샅굴 림프절 촉진	생식계 감염증, 림프종, 후천면역결핍증후군 때 림프절병증이 나타남

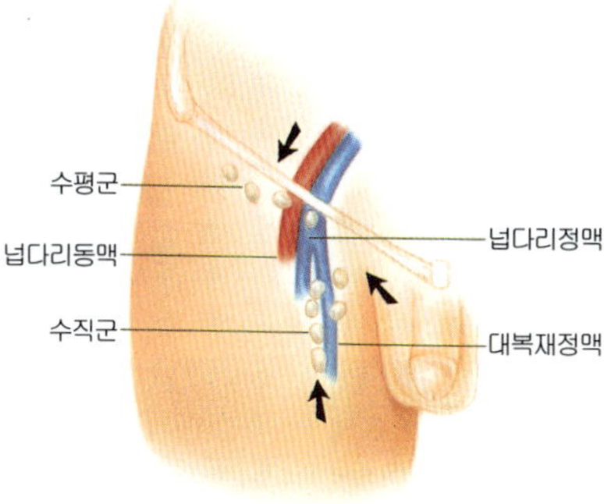

■ 수평 군

■ 수직 군

환자를 일어서게 하고 시진을 다시 시행 — 정맥류

특 별 한 기 술

손에 분포하는 동맥 평가하기. 가능하다면 자동맥의 맥박을 확인한다. 알렌검사(Allen test)를 한다. 환자에게 주먹을 꽉 쥐게 한 다음, 손바닥을 위로 올리게 한다. 검사자의 엄지로 노동맥과 자동맥 모두를 꽉 누른다. 환자에게 손을 약간 구부린 상태에서 손을 펴게 하고, 힘을 빼라고 한다. 한쪽 동맥위에 있는 검사자의 압박을 풀어준다. 약 3초에서 5초 이내에 손바닥이 붉게 돌아와야 한다. 다른 동맥도 같은 방법을 반복한다.

손바닥 창백이 지속되면 압박을 풀었던 동맥이나 그 이하 가지에 폐쇄가 있다는 것을 의미한다.

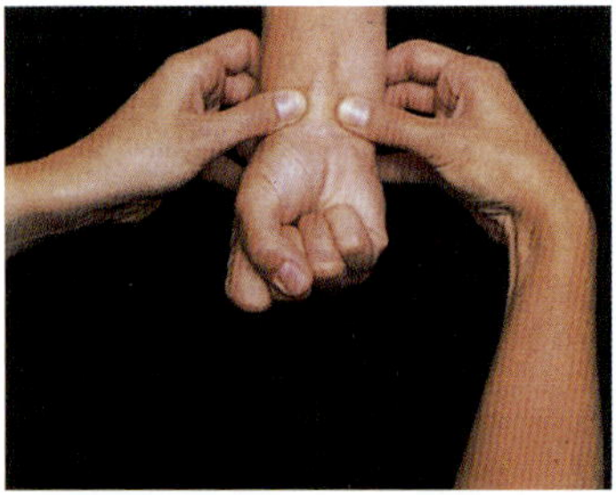

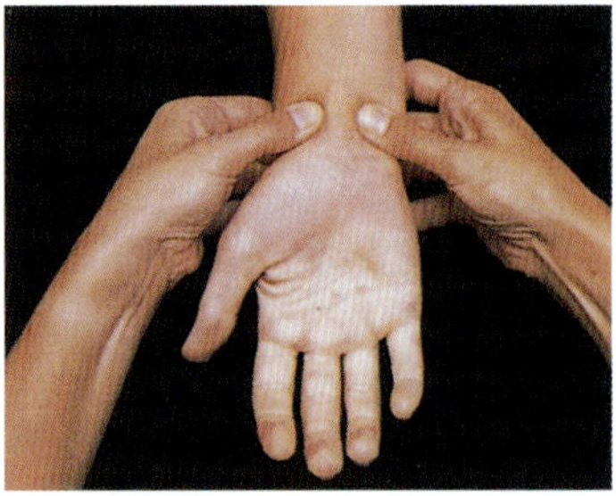

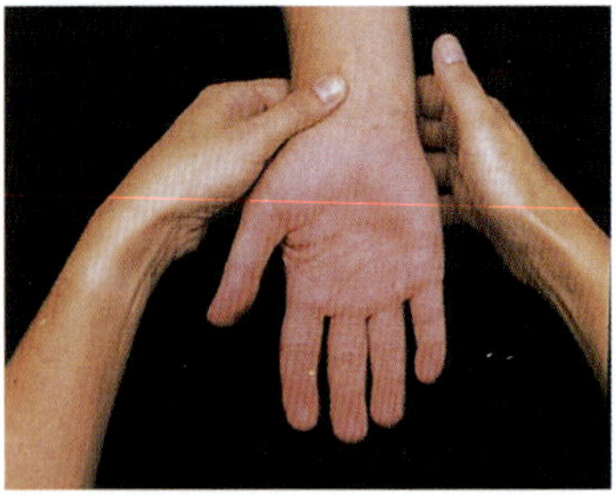

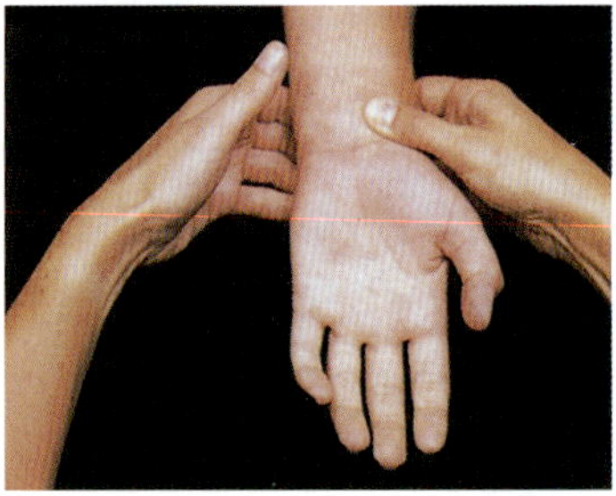

특별한 기술

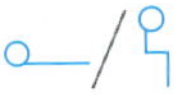 **만성적인 동맥기능부족증 때 체위에 따른 피부색깔의 변화.** 양쪽 다리를 약 1분 동안 60° 정도 올린다. 그런 다음 다리를 아래로 떨어뜨리고 앉게 한다. (1) 정상적인 분홍색으로 돌아오는 시간(보통 10초 정도), (2) 발과 발목에 정맥이 다시 차는 데 걸리는 시간(정상에서는 약 15초)을 확인한다.

다리를 올리면 피부 창백이 심해지고, 정맥이 채워지고 피부 색깔이 되돌아오는 시간이 지연되고, 그리고 발의 아래쪽에 발적이 나타나는 것은 동맥기능부족증을 의미한다.

소견기록

진찰 소견의 기록 - 말초혈관계

"사지는 따뜻하고, 부종 없음. 정맥류 또는 울체 없음. 장딴지는 부드럽고 압통 없음. 넙다리 또는 배속에 잡음 없음. 위팔동맥, 노동맥, 넙다리동맥, 오금동맥, 발등동맥, 그리고 뒤정강동맥 맥박은 2+이며 대칭적임"

또는

"장딴지 중간 아래부터의 사지는 창백하며, 명확한 탈모가 있음. 다리가 밑으로 있을 때 발적이 보이나, 부종이나 궤양은 없음. 양쪽 넙다리동맥에 잡음이 있음; 배속잡음은 들리지 않음. 위팔동맥과 노동맥의 맥박은 2+; 넙다리, 오금, 발 등 그리고 뒤정강동맥 맥박은 1+(맥박은 아래와 같은 방법으로도 표기할 수 있다)."

	노동맥	위팔동맥	넙다리동맥	오금동맥	발등동맥	뒤정강동맥
우측	2+	2+	1+	1+	1+	1+
좌측	2+	2+	1+	1+	1+	1+

동맥경화에 의한 말초동맥질환(PAD) 의심

표 14-1 동맥과 정맥의 만성 기능부족증

상태	특징
만성 동맥기능부족증 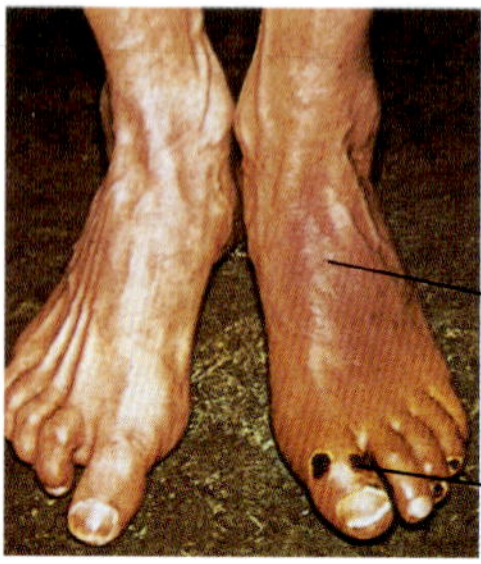 	간헐적인 파행이 진행되면 휴식 때도 통증이 나타난다. 맥박이 약해지거나 만져지지 않게 된다. 창백하고, 특히 다리를 올리면 더욱 심해지고; 아래로 내리면 거무스름한 적색을 띤다. 차갑다. 부종은 없거나 약간만 있는 정도이며, 이는 통증을 완화시키기 위해 다리를 내렸을 때 나타날 수 있다. 얇고, 광택이 있고, 위축된 피부를 보이며, 발과 발가락에 탈모가 같이 있다. 또 발톱은 두텁고, 융기되어 있다. 발가락이나 발에 외상을 받은 부위에 궤양이 생길 수 있다. 괴저로 진행할 수 있다.
만성 정맥기능부족증 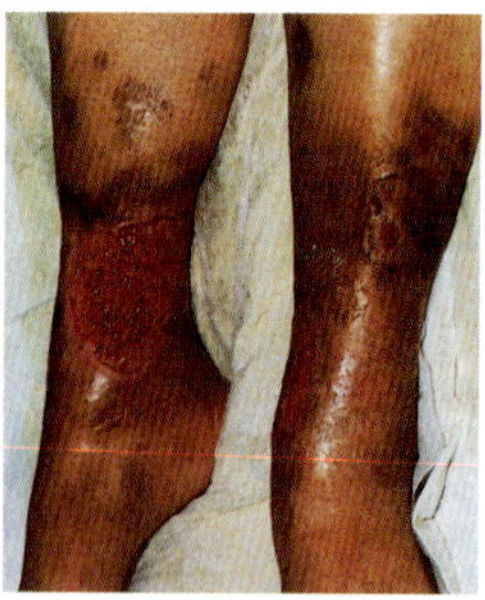	통증이 없거나 상태에 따라 쑤시는 통증이 있다. 정상적인 맥박이지만 부종때문에 만지기 힘들 수도 있다. 피부색은 정상이거나 상황에 따라서는 청색증을 보이기도 한다. 점상출혈반이나 갈색의 색소침착이 나타날 수도 있다. 보통 뚜렷한 부종이 있다. 피부가 두터워지고, 다리가 흉터때문에 가늘어지는 정체피부염이 생긴다. 발목부위에 궤양이 생길 수 있다. 괴저는 없다.

표 14-2 발과 발목의 흔한 궤양

궤양	특징
동맥기능부족증 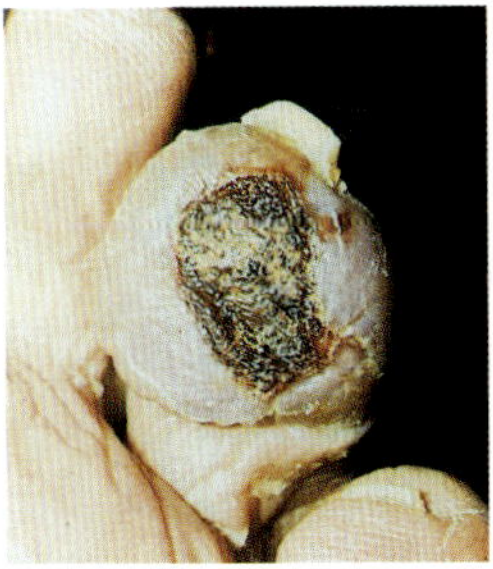	발가락, 발 또는 외상 받은 부위에 생긴다. 굳은 살이나 과도한 색소침착이 없다. 위축이 있을 수 있다. 신경병증으로 통증을 느끼지 못하는 경우가 아니면 보통 통증은 심한 편이다. 맥박이 약하고, 영양성 피부변화, 다리를 올이면 창백해지고, 상태에 따라서는 거무스름한 발적이 있다.
만성 정맥기능부족증 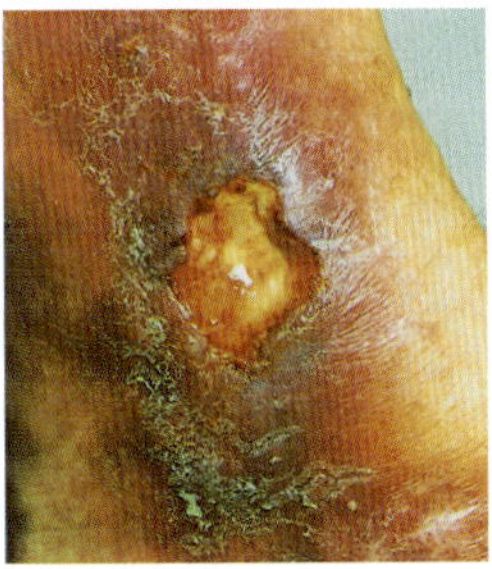	발목의 안쪽이나 바깥쪽에 생긴다. 색소침착, 때로 섬유화를 보인다. 통증은 심하지 않다. 괴저도 없다. 부종, 색소침착, 정체피부염, 그리고 상태에 따라서 발에 청색증을 보일 수 있다.
신경병증 궤양 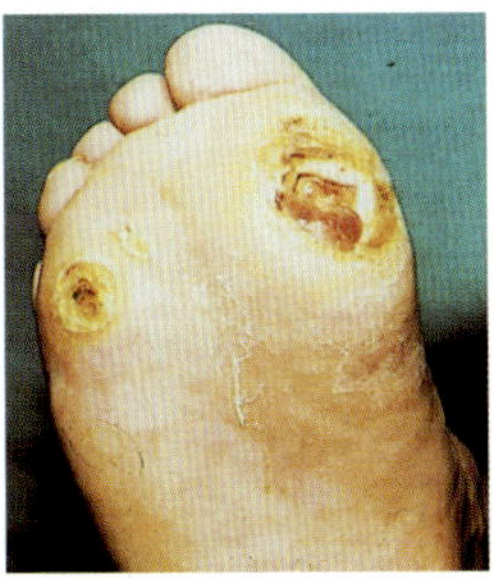	당뇨병신경병증과 같이 감각이 떨어져 있는 경우 압박을 받는 부위에 생긴다. 피부는 굳어져 있다. 통증이 없다 (모르는 사이에 궤양이 생긴다). 보통 괴저는 없다. 감각이 떨어져 있고, 발목반사가 소실된다.

CHAPTER 15

근골격계

관절 검진의 기초

관절에 대한 검진에는 관절의 기본 구조와 기능에 대한 이해가 필요하다. 표면 표식자(surface landmarks)와 주요 관절에 대한 해부학을 공부하고 다음의 용어에 대한 이해가 필요하다.

- 관절 구조물–관절막, 관절 연골, 활액막, 관절활액, 관절내 인대와 관절주위의 뼈를 포함한다.
- 비관절 구조물–관절 주위 인대, 건, 점액낭, 근육, 근막, 뼈, 신경과 표피를 덮고 있는 피부를 포함한다.
- 인대–뼈와 뼈를 연결하는 줄(rope)형태의 교원 섬유의 다발
- 건–근육이 뼈에 부착하는 부위로 교원섬유의 다발로 이루어 짐
- 연골–관절부위의 뼈를 싸고 있는 구조물(교원섬유 기질을 함유하고 있음)
- 점액낭–건이나 근육과 뼈 또는 관절주위 구조물의 사이에 존재하여 서로간의 움직임을 부드럽게 해주는 주머니로 활액을 포함하고 있다.

각각 다른 운동범위를 가지는 활막 관절, 연골 관절, 섬유 관절의 3가지 기본 관절 유형에 대하여 알아보자.

■ 관절

활막 관절(synovial joints)

- 자유롭게 움직임
- 관절연골과 관절강(synovial cavity)로 나누어져 있다.
- 관절 활액에 의해 윤활기능을 한다.
- 관절막에 싸여 있다.
- 예: 무릎관절, 견관절

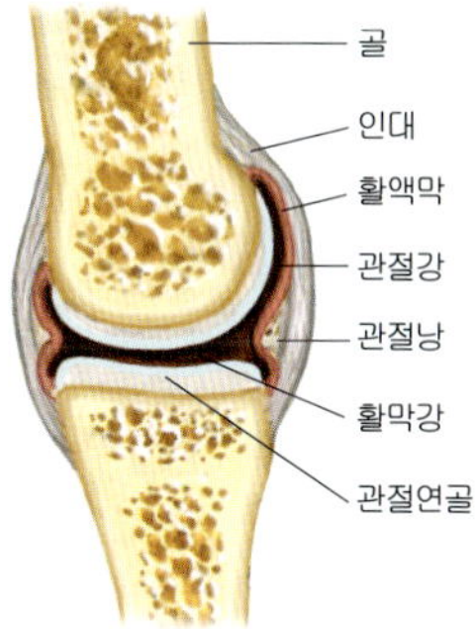

활막성

연골 관절(cartilaginous joints)

- 약간 움직임
- 섬유연골판(fibrocartilage disc) 이 뼈와 뼈 사이를 분리
- 수핵(nucleus pulposus)이 뼈 사이에서 충격흡수를 한다.
- 예: 척추 관절

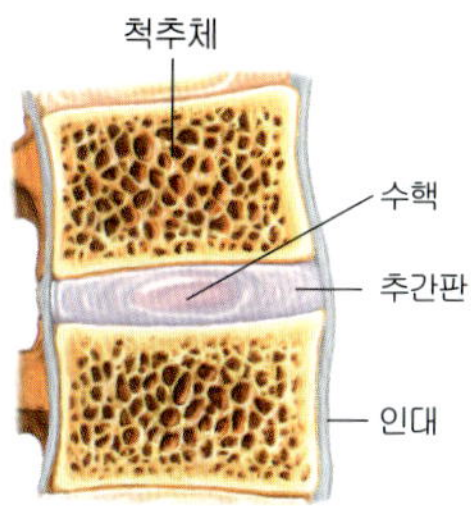

연골성

섬유 관절(fibrous joints)

- 움직임이 거의 없음
- 섬유조직이나 연골로 이루어짐
- 관절강(joint cavity)가 없음
- 예: 두개골 봉합선

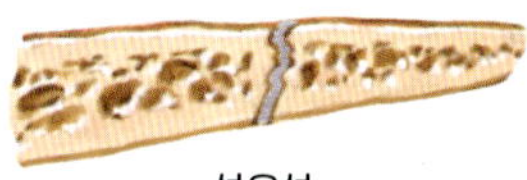

섬유성

활막 관절(synovial joints)의 종류와 특징을 알아보자.

관절의 구조가 관절의 기능을 결정함에 유의하라.

■ *활막 관절(synovial joints)*

관절 유형	관절 모양	운동성	예
구형 관절 (spheroidal, ball and socket)		운동축이 3개로 굴곡과 신전, 내전과 외전 , 내회전과 외회전이 가능	견관절, 고관절
경첩 관절(hinge)		회전축이 하나로 굴신운동만 가능	수,족지의 수지간 관절, 주관절
과상 관절(condylar)		두개의 축으로 어느 정도 회전이 가능	무릎관절, 악관절

병력청취

일반적 증상

- 요추부 통증
- 경부 통증
- 단발성(monoarticular) 또는 다발성 관절통(polyarticular joint pain)
- 염증성 또는 화농성 관절통
- 발열, 오한, 발적, 체중감소, 전신무력감등의 전신증상과 동반된 관절통
- 다른 장기의 증상과 동반된 관절통

관절통은 환자의 신체에서 나타나는 초기 증상 중의 하나이다. 관절통의 7가지 양상과 더불어 3가지 tip은 신체 검사와 진단에 도움을 준다.

- 정확한 통증 부위를 물어 볼 것. 말로 하는 환자의 호소는 부정확할 수 있기 때문에 이러한 질문은 시간을 절약해 줄 수 있다.
- 외상의 경력이 있다면 외상의 기전을 정확히 하여 기술하라.
- 통증의 양상을 구분하라, 국소적 vs 전반적, 급성 vs 만성, 염증성 vs 비염증성

허리나 목에 통증이 있는지로 시작한다. 근골격계의 통증 중 가장 흔한 증상이기 때문이다. 통증이 정중앙에 위치하는지 정중앙에서 약간 벗어나 난 부위에 위치하는지 확인하고 통증이 하지쪽으로 방사 된다면 연관된 감각이상, 저림, 근력 약화가 있는지 확인하라.

표 15-1, 요추부 동통(279~280쪽) 참조. 염좌, 추체 압박골절, 추간판 탈출증, 척수압박, 종양의 척수 전이는 정중앙의 통증을 유발한다. 정중앙을 벗어난 경우는 천장관절염, 대전자부 점액낭염, 좌골 신경통, 고관절염 등을 의심할 수 있다.

다른 관절에 통증이 있는지 물어본다.

정확한 통증부위를 확인하고, 통증이 국소적이고 한 관절만 침범했다면 이것은 단발성 관절통이다.

단발성 관절통은 외상, 단발성 관절염, 건염, 활액낭염을 시사하고, 대전자 부위의 고관절통증은 대전자 활액낭염을 시사한다.

다발성 관절통이라면 통증이 여러 관절로 이동하는지, 지속적으로 다른 관절로 확대되는지, 양측성인지 그 양상을 파악한다.

관절통증이 관절자체에서 발생하지 않고 뼈, 근육 또는 관절주위조직(건, 점액낭, 피부)에서 발생하는 경우가 있다. 근육의 전반적인 통증을 근육통(myalgia), 관절염 동반의 증거가 없는 관절동통은 관절통(arthralgia)이라고 한다.

관절 주위조직으로 인한 문제는 점액낭의 염증(점액낭염), 건의 염증(건염) 인대의 신장손상 또는 파열(염좌) 등을 포함한다.

관절 통증의 시기, 양상, 정도를 파악하여야 한다. 특히 통증 발생시기는 중요하며 외상에 의한 통증인 경우는 외상 발생기전이 중요하다. 통증을 악화시키는 인자나 운동, 휴식, 치료가 통증에 미치는 영향을 알아야 한다.

외상의 경력없이, 부종을 동반한 급속하고 심한 통증은 화농성 관절염이나 통풍성 관절염에서 관찰된다.

염증성인지 비염증성인지를 파악하고 압통, 열감 또는 redness 등이 있는지를 알아야 한다.

화농성 관절염에서 동반되는 발열, 오한, 열감, redness는 통풍성 관절염이나 류마티스열과 감별이 필요하다.

통증이 관절자체에서 기인하는 경우는 부종, 관절 강직, 관절운동의 감소가 있는지 알아야 한다.

동통, 부종, 능동적 및 수동적 관절운동의 감소, 잠김현상, 변형은 관절에서 유래하는 통증을 시사하며, 능동적 관절운동 만의 감소(수동적 운동은 정상), 관절 외부의 압통, 변형이 없는 경우는 관절 주위조직에서 유래하는 통증을 시사한다.

관절운동 장애를 파악한다.

발열, 오한, 발적, 오심, 체중감소, 전신무력감 등의 전신증상이 있는지 물어본다.

전신증상은 류마티스관절염이나 루프스관절염(SLE) 등 염증성 관절염에서 흔하게 나타난다. 고열과 오한은 감염성 원인을 시사한다.

건강증진 및 면담

건강증진 및 면담에서의 주요인자

- 균형된 영양섭취, 운동, 적절한 체중유지
- 허리 부위의 생역학
- 위험인자 screening과 예방
- 골다공증의 예방과 치료

영양과 운동. 건강한 생활습관은 근골격계에 직접적으로 좋은 영향이 있다. 환자에게 양질의 영양섭취, 골석회화와 골밀도 유지를 위한 칼슘의 섭취를 권고하라. 운동은 외관과 정신적 스트레스의 관리에 좋을 뿐 아니라 골량의 증가에도 중요한 점으로 생각된다. 신장과 골격에 비례한 적정한 체중의 유지는 고관절과 무릎관절에 체중이 가해질 때 발생하는 기계적 마모를 줄일 수 있다.

요추부 특히 제5 요추와 제1 천추사이(천추가 급격한 후방각형성을 보임)는 골격계에서 가장 취약한 부위 중 하나이다. 약 60~80%의 일반인이 적어도 한번은 요추부 통증을 경험한다. 요추부 주위근육의 강화운동과 일반적 근력강화 운동은 이러한 통증에 효과가 있다.

간호를 하는 사람, 건설노동자 등 힘든 일을 하는 사람들에게는 물건을 들어 올리는 방법, 바른 자세, 손상의 생역학 등에 대한 교육이 필요하다.

추락 손상(falls). 미국의 통계에 의하면, 추락 손상은 생명에 영향을 미치지 않는 손상의 주요 원인이며 이러한 손상은 65세 이상 환자의 사망률을 증가시키게 된다. 위험 인자는 치매로 인한 인지능력의 저하, 시력감퇴, 고유 기계적 수용(proprioception) 인지장애를 포함한 인지능력의 장애와 불안정한 보행, 자세, 근력의 약화, 골다공증으로 인한 생리적 요인 등이 복합적으로 작용한다. 부적절한 조명, 계단, 미끄럽거나 잘 맞지 않는 신발 등은 피하도록 하여야 한다. Benzodiazepines, 혈관확장제, 이뇨제 등 평형감각에 영향을 주는 약물의 사용에도 주의하여야 한다.

골다공증. 폐경기 여성이나 골다공증이 있는 일부 남자 환자에 있어서는 뼈의 강도 감소와 골절 위험의 증가가 문제가 된다. WHO에서는 젊은 백인 성인 여자를 기준으로 2.5 SD(standard deviation) 이하의 경우를 골다공증이라고 정의하였다. 골밀도가 10% 감소하면 1SD의 골밀도 감소를 의미하며 이것은 20%의 골절 위험 증가를 의미한다.

미국 질병예방청에서는 65세 이상의 여자 또는 고령의 환자에 대하여 골밀도 검사 선별검사(screening test)를 권고하고 있다. 선별검사를 요하는 추가적 위험인자로는 저체중, 여성호르몬결핍, 백인, 골다공증의 가족력, 흡연, 추체골절의 병력 등이 있다.

칼슘, vitamin D, calcitonin, bisphosphonates, estrogen 등 몇가지 제제들은 골흡수를 억제하는 것으로 되어 있으나 임상적 치료에 대해서는 아직 일반적 방법이 확립되지 않았다. 폐경 이후 10~20년 사이에 최대 골소실이 일어나고 골절의 위험도 높아지는 폐경기 여성을 발견하는 기준도 불명확하다. 뿐만 아니라 골밀도의 감소에 따른 투약 용량에 대해서도 아직 정립되지 않았다. 미국 질병예방청에서는 만성적 골다공증의 예방을 위해 폐경기 여성에게 estrogen과 progesterone의 예방적 사용을 권고하고 있다. bisphonates, calcitonin 그리고 새로운 선택적 에스트로겐수용체 조절제(SERMs, selective estrogen-receptor modulators)에 대하여 알아야 한다. 현재는 아직 논란이 있지만 자연적 estrogen은 골절의 위험을 감소시키지 못하는 것으로 보여진다.

이학적 검사 방법

일반적 원칙

관절과 주위조직을 시진(inspection)한다.

다음과 같은 점을 고려하여 구조와 기능의 변화를 찾는다.

- 양측성 침범여부—양측성 vs 단측성, 단발성 vs 다발성
- 뼈의 변형이나 정렬이상(malalignment)
- 주위조직의 변화—피부변화, 피하결절, 근육위축(atrophy), 연발음(crepitus)
- 관절운동의 제한, 인대의 이완
- 근력의 변화

염증이나 관절염의 징후를 찾는다: 부종, 열감, 압통, redness.

검사기술	가능한 소견

측두 하악관절(temporomandibular joint, TMJ)

부종이나 redness 여부를 관찰

입을 열고 닫을 때
TMJ를 만져 본다

저작(mastication)에 관여하는
근육을 만져본다.

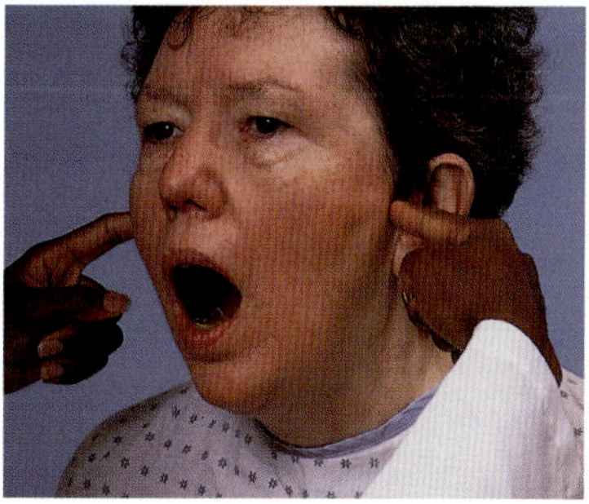

검사기술	가능한 소견

견관절(shoulders)

견관절의 외형을 앞과 뒤에서 관찰	근육 위축: 상완골 골두의 전방 또는 후방탈구

환자에게 물어볼 사항

■ 손바닥을 아래로 한 상태에서 팔을 어깨 높이까지 올리세요.	관절와 상완 관절(glenohumeral joint)의 운동장애
■ 손바닥이 마주 보이도록 팔을 머리 위로 올리세요.	견갑 흉곽 관절(scapulothoracic)의 운동장애(처음 60°까지), 견갑 흉곽 관절 및 관절와 상완 관절의 운동장애(마지막 30°)

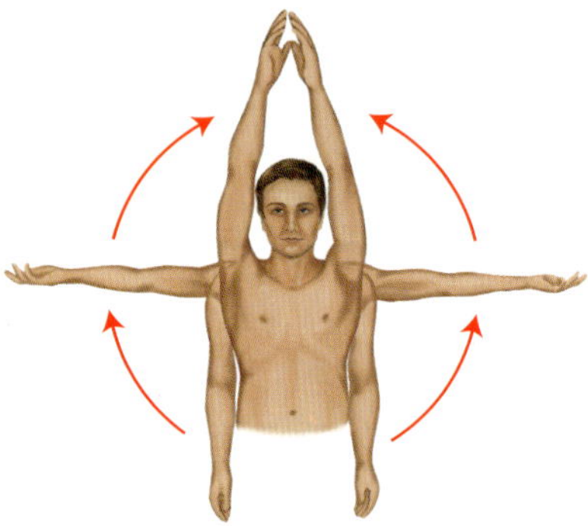

■ 양손을 목뒤로 넘겨 보세요. (견관절 외전과 외회전 검사)	견관절 외회전 장애: 관절염, 점액낭염
■ 양손을 등뒤로 넘겨 보세요. (견관절 내전과 내회전 검사)	견관절 내회전 장애: 관절염, 점액낭염

검사기술	가능한 소견
다른 방법으로, 그림과 같이 두가지 방법으로 반대편 견갑골을 만지게 할 수도 있다(Apley scratch test).	

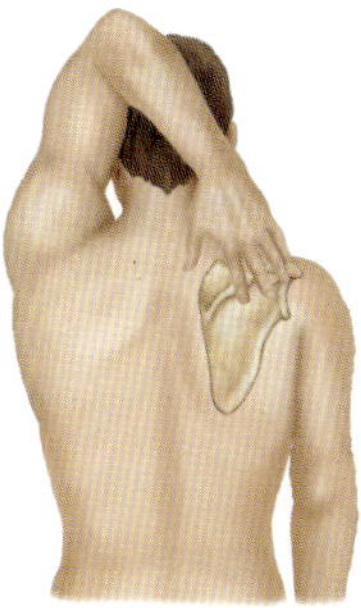

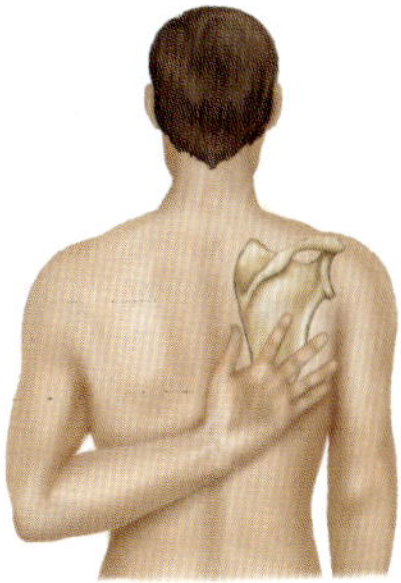

통증이나 압통의 위치를 확인할 것

- 견봉쇄골관절(acromioclavicular joint, AC joint): 촉진, adduct arm across chest(crossover test, 병변측 손으로 반대편 어깨를 잡도록 시킨 후 병변측 AC joint 의 통증여부 확인)

  관절염, 염증

- 견봉하 점액낭(subacromial)과 삼각근하 점액낭(subdeltoid bursa): 견관절 신전 후 견봉하 간격을 촉진한다.

  견봉하 또는 삼각근하 점액낭염 (bursitis)

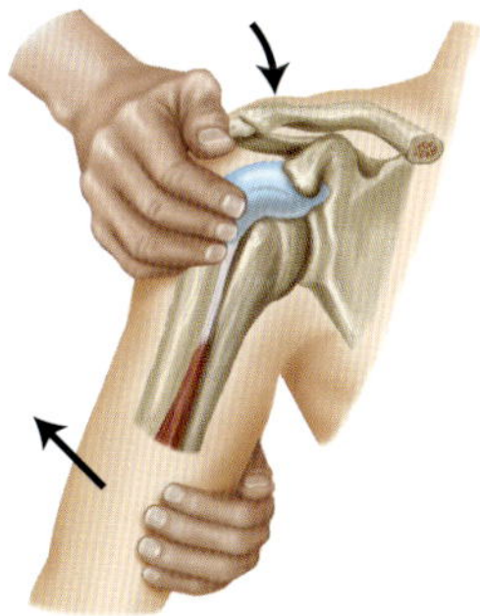

검사기술	가능한 소견
■ 회전근개(rotator cuff): 견관절 신전 후 상완골 골두부위에서 회전근개 부착부의 압통을 검사	회전근개 건염(rotator cuff tendonitis)

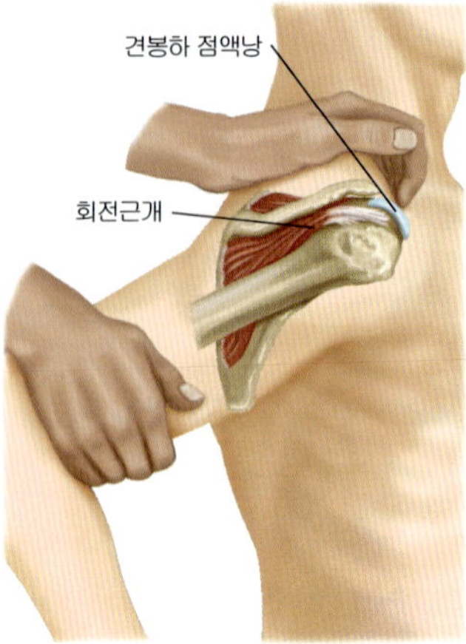

검사기술	가능한 소견
견관절을 90°까지 외전시킨 후 저항을 가하여 누른다(drop-arm sign).	외전을 못하거나 외전상태에서 유지하지 못하는 경우 회전근개파열이나 염좌를 의미함
■ 이두박근건구(bicipital groove)와 이두박근건: 견관절을 외회전시킨 후 이두박근건구를 촉진하거나, 주관절을 90 °굴곡상태에서 전완부를 저항을 주며 외회전(supination)하도록 시킨다.	이두박근건 압통, 통증

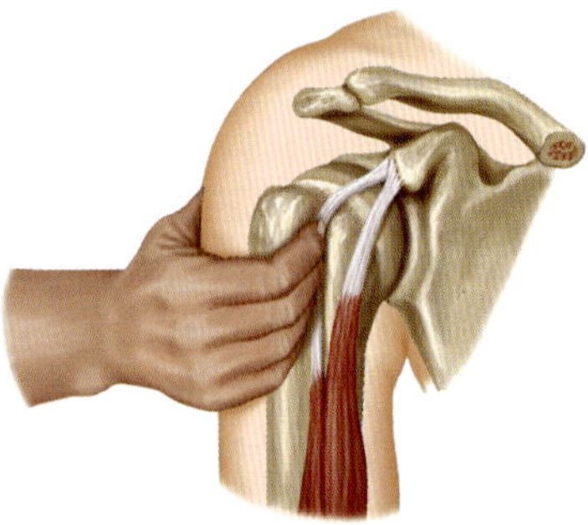

검사기술	가능한 소견

주관절(elbows)

시진 과 촉진

■ 주두 돌기	주두돌기 점액낭염(olecranon bursitis); 직접 외상으로 인한 주관절 후방탈구나 상완골 과상부 골절(supracondylar fracture)
■ 내측 및 외상과(medial and lateral epicondyle)	상과염(epicondylitis)시 압통 발생(내측—tennis elbow, 외측—pitcher' s elbow)
■ 척골의 배측(extensor surface)	류마토이드 결절(rheumatoid nodules)
■ 주관절 주위의 구(grooves)	관절염 시에 압통 발생

환자에게 물어볼 사항

- 주관절을 굴곡, 신전해 보세요.
- 손바닥을 위로, 아래로 해보세요.(회외전(supination), 회내전(pronation)검사)

검사기술	가능한 소견

손목 관절과 손(wrists and hands)

시진

검사기술	가능한 소견
■ 손목 관절의 운동관찰(굴곡, 신전, 요사위(radial deviation), 척사위(ulna deviation), 손과 손가락의 운동관찰	외상 시에 Guarding이 생김(통증으로부터 보호하기 위해 근육 수축에 의한 관절운동제한이 발생)
■ 손목 관절, 손, 손가락의 외형	류마티스 관절염, 퇴행성관절염 시에 변형, 관절염이나 결절종(ganglion) 시의 부종, 수지굴곡건(flexor tendon) 손상 시 수지 정렬의 변화
■ 손바닥의 외형	정중신경 압박 병변 시에 무지구(thenar)의 위축(수근관터널증후군), 척골 신경 압박 병변 시에 소지구(hypothenar)의 위축

촉진

검사기술	가능한 소견
■ 손목 관절 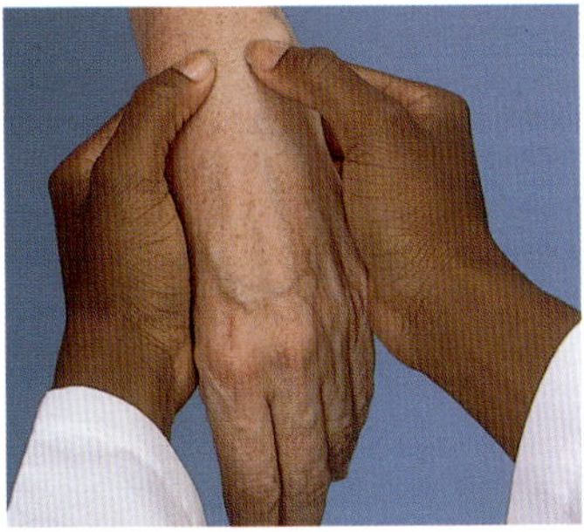	류마티스 관절염, 퇴행성 관절염, 임질성 관절염 시에 관절이나 신전건(extensor) 건막의 부종
■ 원위 요골 및 척골	Colles' 골절 시 원위 요골부위의 압통

검사기술	가능한 소견
■ Anatomic snuffbox: 요골 경상돌기 원위부의 오목하게 들어간 공간 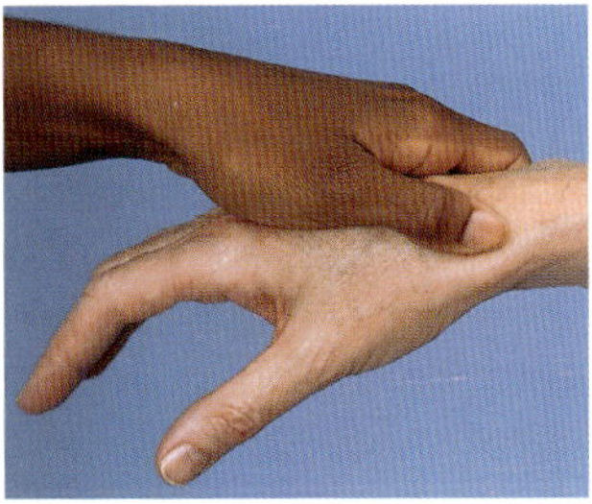	이 부위의 압통은 주상골(scaphoid) 골절을 시사함
■ 중수 수지관절수지중수지 관절 (metacarpophalangeal joint) 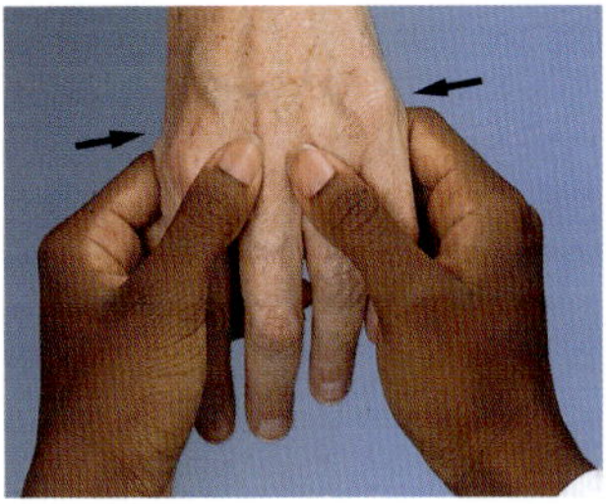	류마티스 관절염 시에 부종이 생김
■ 근위부 및 원위 지간 관절 (interphalangeal joint) 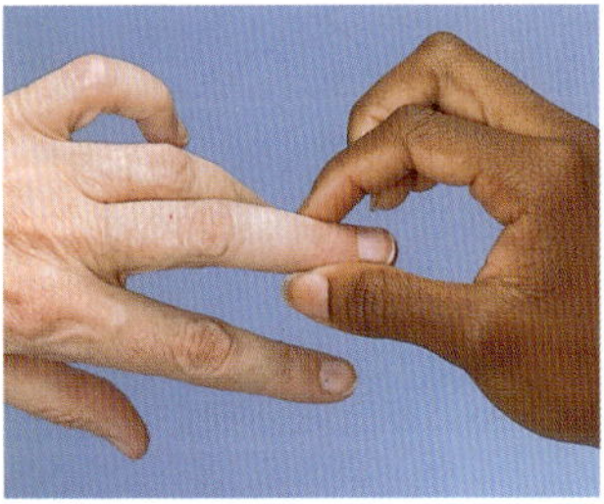	류마티스 관절염 시에는 근위부 결절 (Bouchard' s nodes), 골관절염 시에는 원위부 결절(Heberden' s nodes)

척추(Spine)

검사기술	가능한 소견
후면과 측면에서 시진하여 비정상적 만곡이 있는 지 확인한다.	후만변형(kyphosis), 측만변형(scoliosis), 전만변형(lodorsis), 꼽추(gibbus)
견관절, 장골능(iliac crest), 둔부(buttock)의 비대칭이 있는지 확인한다.	골반 경사(pelvic tilt)

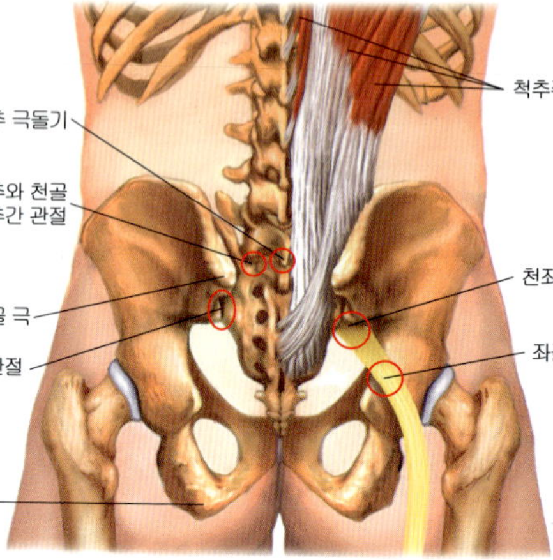

촉진

검사기술	가능한 소견
■ 각 추체의 극돌기(spinous process)	외상이나 감염 시 압통 척추전방전위증 이나 골절 시 "Step offs"
■ 천장관절(sacroiliac joint)	천장관절염
■ 통증이 있는 경우 척추주위 근육촉진	부적절한 자세에서 척추 주위근 경련 퇴행성 또는 염증성 근육변성

검사기술	가능한 소견
■ 좌골신경(대전자(greater trochanter)와 좌골조면(ischial tuberosity)의 중간)	수핵탈출증(herniated disc) 이나 신경근(nerve root) 압박소견

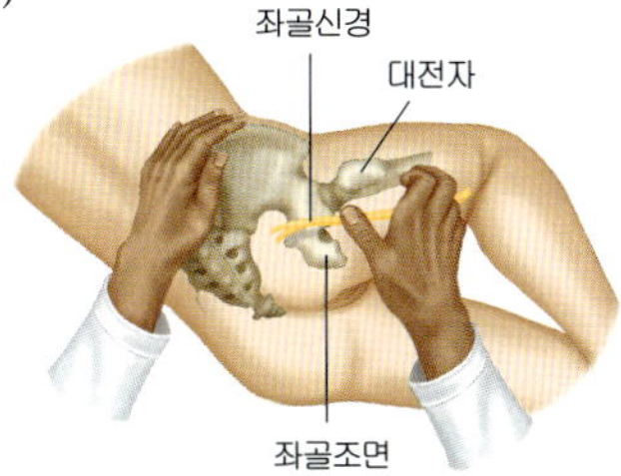

검사기술	가능한 소견
경부와 척추부의 운동범위 측정 ■ 굴곡 ■ 신전 ■ 회전 ■ 측굴(lateral bending)	관절염 시 운동성 감소

고관절(hips)

보행 관찰

검사기술	가능한 소견
■ 입각기(stance phase), 유각기(swing phase, 체중부하 없이 발이 전진하는 시기)	대부분의 문제는 체중부하 입각기에 나타남

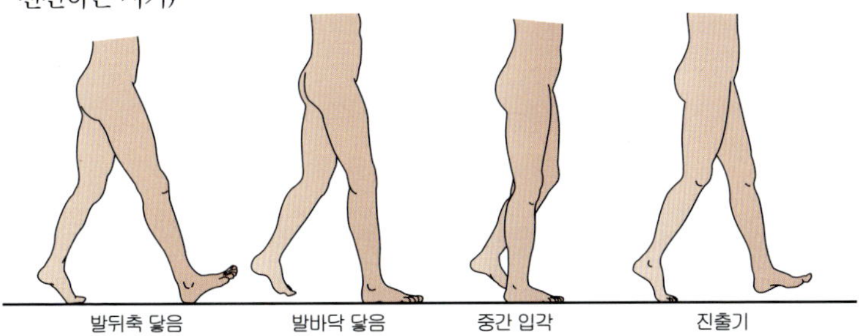

보행주기(gait cycle) 중 입각기

검사기술	가능한 소견
■ 발뒤꿈치간의 거리, 골반의 이동, 무릎관절의 굴곡	소뇌병변이나 족부 병변이 있을 때 발뒤꿈치 간의 거리가 넓어짐. 관절염, 고관절 탈구, 외전근 약화가 있을 때 골반이동의 이상소견이 나옴. 무릎 관절 굴곡이 안되면 보행장애가 생김.
촉진	서혜부 탈장이나 동맥류 시 종괴촉지
■ 서혜부 인대를 따라서	활액막염, 점액낭염, 장요 농양(iliopsoas abscess) 시에 압통
■ 장치 점액낭(iliopectineal bursa): 대퇴 동맥의 외측	대전자 점액낭 시 압통
■ 대전자 점액낭(trochanteric bursa): 대퇴골 대전자표면	
■ 좌둔 점액낭(ischeogluteal bursa): 좌골 조면의 표면	점액낭 압통(weaver' s bottom)

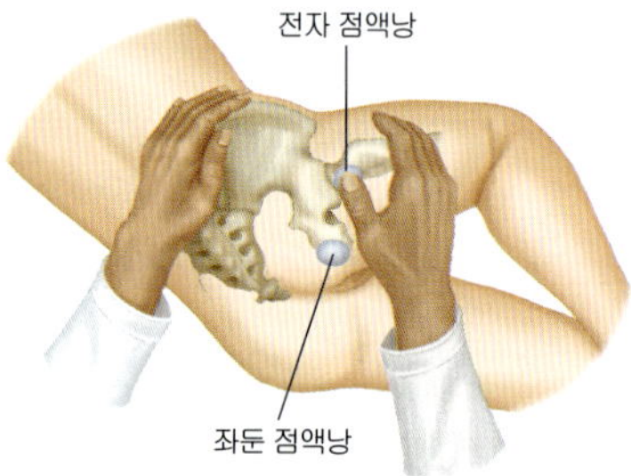

전자 점액낭

검사기술	가능한 소견
관절운동범위 측정	
■ 굴곡	반대편 고관절 완전 굴곡 시 고관절의 굴곡이 생기면 굴곡 구축(flexion contracture)를 의미함—Thomas test

검사기술	가능한 소견
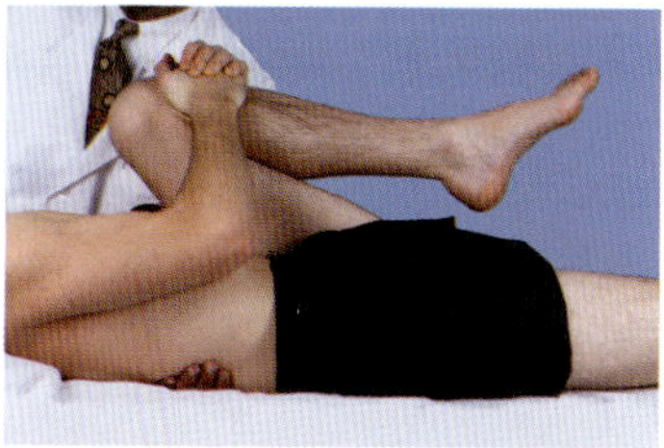	
■ 반대편 고관절을 굴곡시켜 요추부 전만(lodorsis)에 의한 보상을 없앤다.	이 상태에서 우측 고관절이 굴곡되면 우측 고관절의 굴곡구축이 있음을 의미함
■ 신전	장요 농양(iliopsoas abscess) 때 통증유발
■ 외전	고관절 관절염 시 제한됨
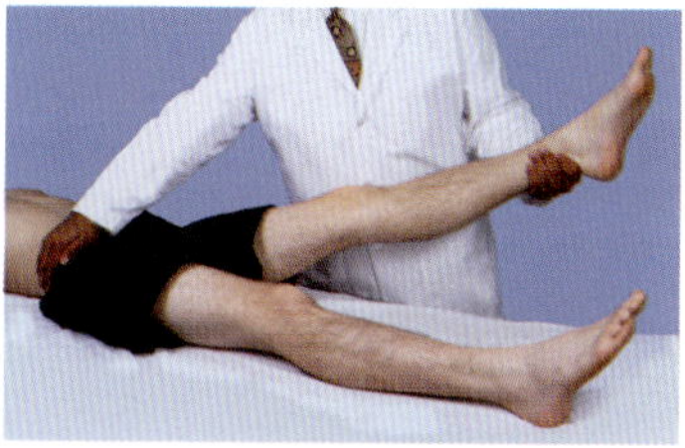	
■ 내전	
■ 내회전과 외회전	고관절 관절염 시 제한됨
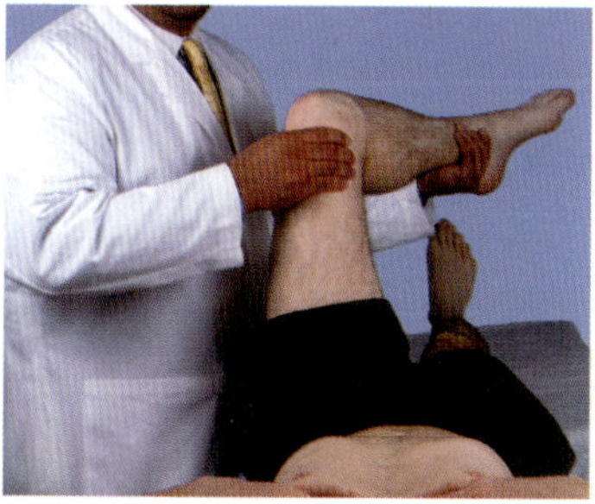	

무릎관절, 슬관절(knees)

무릎관절 구조

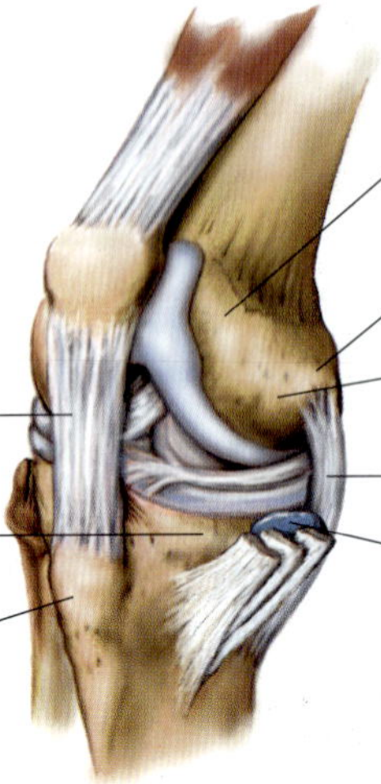

시진

검사기술	가능한 소견
■ 발뒤꿈치가 땅에 닿을 때(heel strike) 무릎이 완전히 신전되는지, 다른 보행주기에서 무릎이 잘 굴곡되는지	첨족변형(equinus deformity)이 있으면 heel strike 때 발바닥 또는 전족부(forefoot)이 먼저 땅에 닿는다.
■ 슬관절 정렬	내반슬(O자다리), 외반슬(X자다리), 하지 마비 때 나타나는 무릎관절 굴곡구축
■ 대퇴사두근 위축을 포함한 슬관절의 외형	무릎관절 동통이 지속되면 대퇴사두근 위축이 나타남

검사기술	가능한 소견
시진과 촉진	
■ 슬개골	슬개골전 점액낭염(prepatellar bursitis) 시 부종이 보임 (housemaid' s knee)
■ 슬개상 주머니(suprapatellar pouch)	활액막염이나 골관절염 시 부종이 생김
■ 슬개하 공간 (슬개건 양측의 soft spot)	골관절염시 부종이 생김
■ 내측 경골과(tibial condyle)	거위발 점액낭염(pes anserine bursitis) 시에 부종이 생김
■ 슬와부(popliteal space)	슬와낭종 또는 Baker' s cyst 시에 종괴로 만져짐
슬개대퇴관절 검사	
■ 슬개건을 만지면서 무릎관절을 신전하도록 함	슬개건 파열 시에 압통이나 불안정성이 생김
■ 슬개골을 대퇴골에 대고 압력을 가함	슬개대퇴관절 질환 시에 통증, 연발음이 발생
■ 슬개골을 원위부로 밀고 무릎을 편상태에서 하지 직거상 검사를 시행	연골연화증 때 통증이 발생
슬관절을 굴곡시킨 상태에서 촉진	반월상 연골판 파열 시 압통이 발생
■ 내, 외측 반월상 연골판부위	

검사기술	가능한 소견
■ 내측 측부인대(medial collateral ligaments, MCL)와 외측 측부인대(lateral collateral ligament, LCL)	내측 또는 외측 측부인대 손상 시 압통이 있음

삼출액, 관절부종(effusion)을 검사

■ Bulge sign: 경미한 관절부종 슬개상 주머니를 압박하여 삼출액을 슬개건 부위로 모으고 내측부를 눌러 다시 삼출액을 외측으로 보내고 외측을 쳐서(tap) 내측에서 물결파를 느낀다(실제 거의 안 씀).	물결파가 외측에서 내측으로 오는 것이 느껴지면 bulge sign 양성임

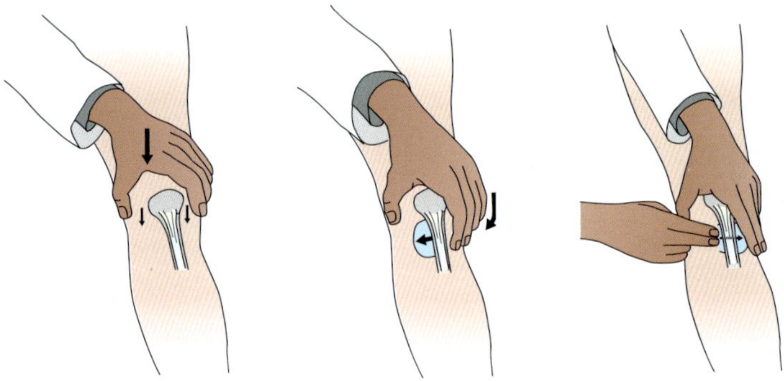

아래쪽 밀기 / 내측 압력가하기 / 치면서 액의 흐름 관찰

■ Balloon sign: 중등도의 관절부종, 한 손으로 슬개골하부의 soft spot을 압박하여 관절액을 슬개상 주머니(suprapatellar pouch)로 모으고 다른 손으로 슬개상 주머니의 부종을 느낀다.	물결파나 부종이 느껴지면 양성 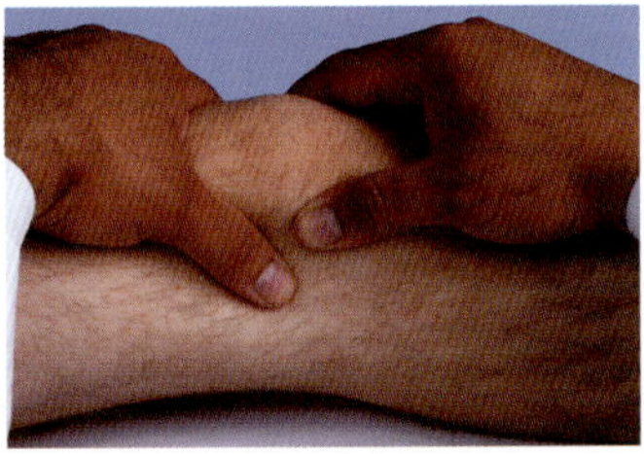

검사기술	가능한 소견
■ Ballottement test: 중등도의 관절 부종이 있을 때 역시 한 손으로 관절액을 슬개상 주머니로 모으고 슬개골을 대퇴골에 눌렀을 때 슬개골이 관절액에 의해 부력을 받는 것 같은 느낌을 검사	슬개골을 눌렀을 때 물에 떠오르는 것 같은 느낌이 있으면 양성

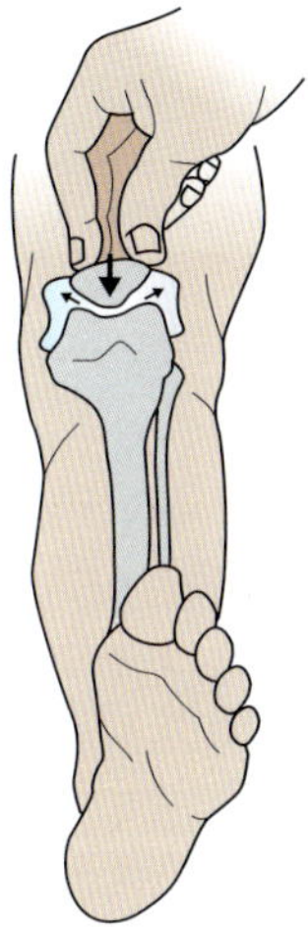

통증이 있다면 인대를 검사

■ 내측 측부인대(MCL): valgus stress test-무릎관절을 20° 정도 굴곡상태에서 발목을 잡고 무릎관절 외측에서 내측으로 압력을 가해 외반력(valgus stress)을 가한다.	MCL 손상 시 MCL 부위의 동통이나 내측 관절간격이 벌어짐

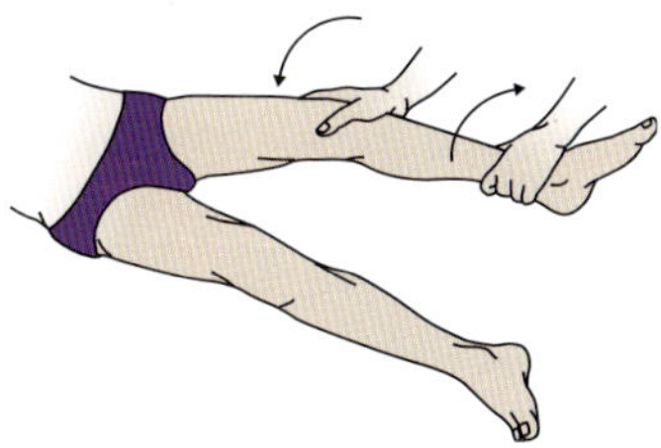

검사기술	가능한 소견

■ 외측 측부인대(lateral collateral ligament, LCL): 무릎을 약간 굴곡한 상태에서 한 손으로 무릎내측에서 외측으로 내전력을 가하고, 발목을 잡은 손으로 내측으로 힘을 가하여 무릎관절의 내전 정도를 측정한다.

LCL 손상 시 LCL 부위의 동통이나 외측 관절간격이 벌어짐(내측 측부 인대 손상보다 흔하지 않다)

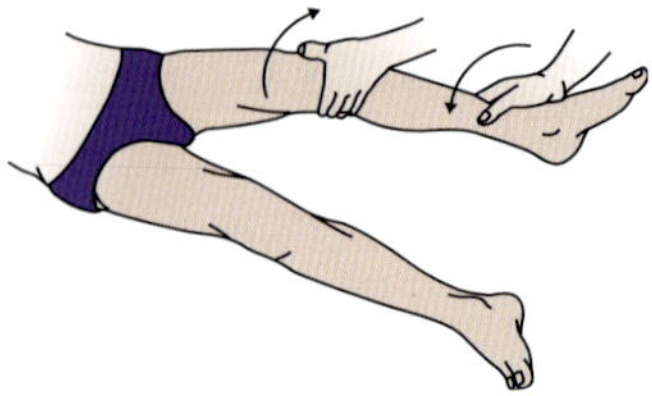

■ 전방십자인대(anterior cruciate ligament, ACL):

(1) 무릎관절 90° 굴곡상태에서 발을 고정시키고 양손으로 근위경골부를 앞으로 당겨 본다 —반대편과 전방전위의 정도를 비교한다(anterior drawer test).

ACL 손상이 있을 때 반대편에 비하여 근위경골의 전방전위가 심하게 나타난다—전방전위검사양성 (anterior drawer test positive)

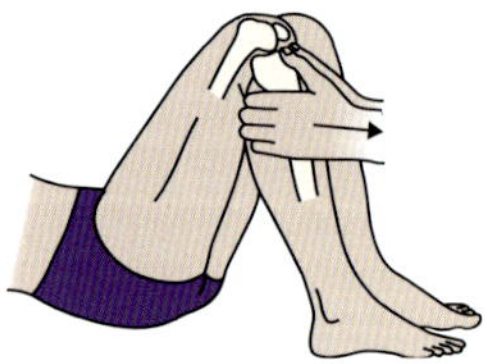

(2) Lachmann 검사: 무릎관절을 30° 정도 굴곡 위치에서 원위 대퇴골과 근위경골을 잡고 전후방으로 움직여서 반대편에 비하여 불안정성이 있는지 검사한다.

전방십자인대나 후방십자인대 손상 시에 반대편에 비하여 불안정성 (전후로 많은 움직임)이 나타난다.

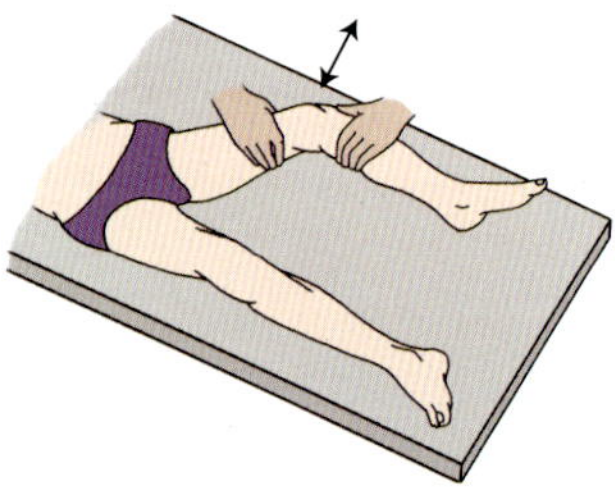

검사기술	가능한 소견
■ 후방 십자인대(posterior cruciate ligament, PCL): 무릎관절 90° 굴곡 상태에서 발을 고정시키고 양손으로 근위 경골부를 뒤로 밀어본다—반대편과 후방전위의 정도를 비교한다(posterior drawer test).	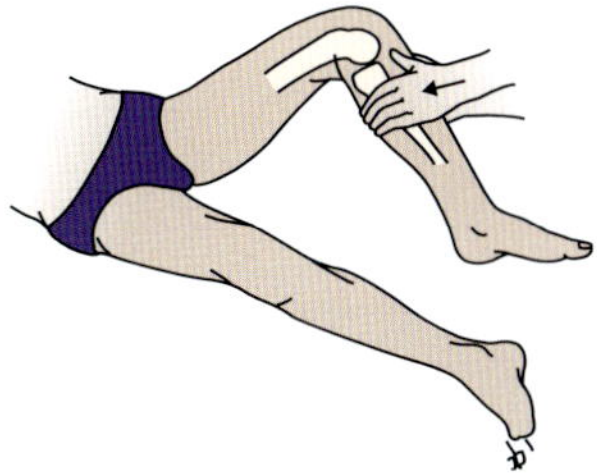
■ 내측 반월상연골판과 외측 반원상 연골판(meniscus)—McMurray 검사: 환자를 앙와위로 눕히고 무릎관절 90° 굴곡 위치에서 무릎관절 외전 + 경골의 내회전(내회전 McMurray 검사)과 무릎관절 내전 + 경골의 외회전(외회전 McMurray 검사)	연골판 파열이 있을 때 탄발음(poping), 연발음(click sound) 또는 연골판 부위의 동통을 호소한다. 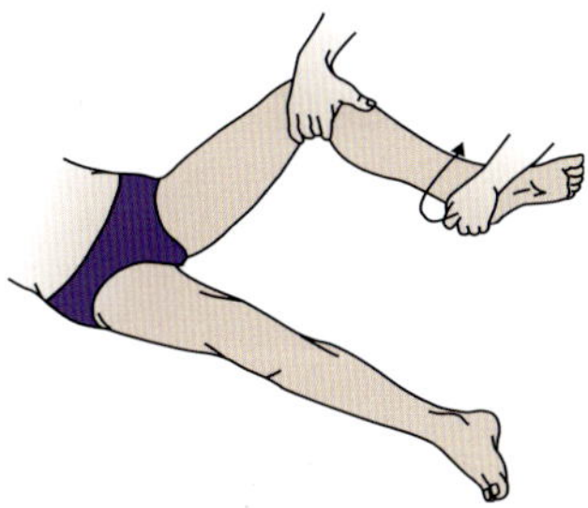

발목관절과 발(ankle and feet)

발목과 발을 시진	무지 외반증(Hallux valgus) 티눈(corns), 피부경결, 피부못(calluses)
촉진	
■ 발목관절과 인대	관절염과 인대 염좌 시 압통 발생

검사기술	가능한 소견
■ 아킬레스 건	류마토이드 결절이나 건염 시 압통이 있음
■ 중족 족지관절압박과 무지와 나머지 족지 사이를 압박	관절염이나 그 밖의 질환 시 압통이 있음

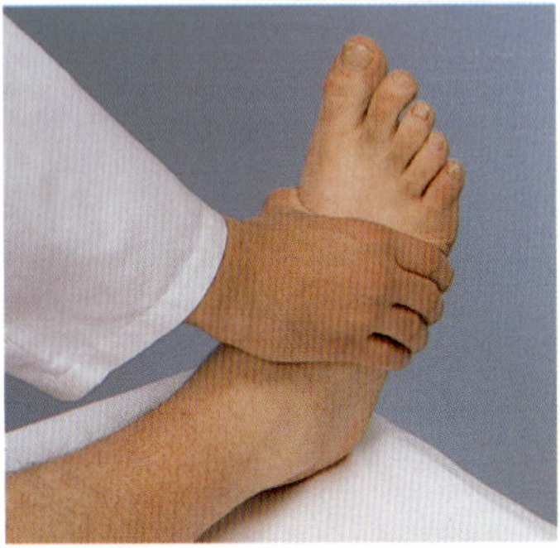

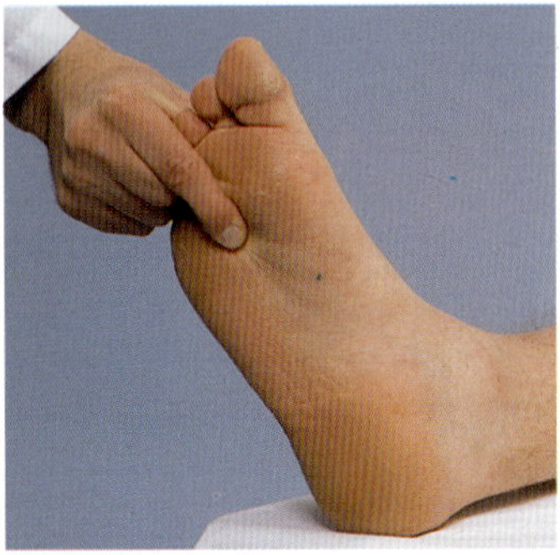

관절운동 측정

■ 발목관절의 굴곡, 신전측정	관절염 시에는 모든 방향으로 통증이 있다. 염좌 시에는 손상된 인대가 늘어나는 운동 시 통증이 있다.

검사기술	가능한 소견
■ 발목관절을 고정시키고 발뒷꿈치를 잡고 내번(inversion), 외번(eversion) 시킴 [거골하 관절(subtalar joint)에서의 운동]	발목관절 염좌 시 통증 있음

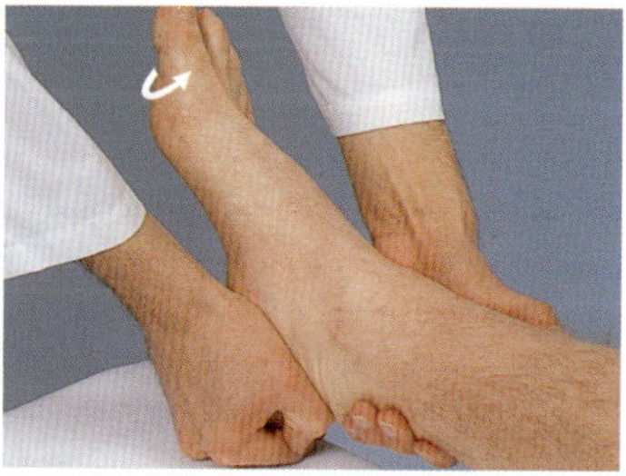

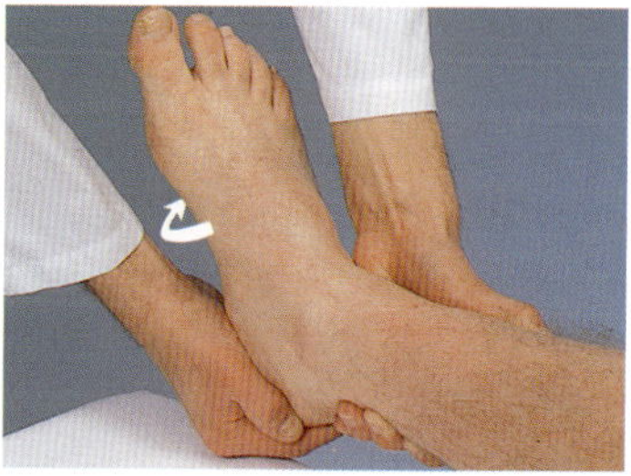

검사기술	가능한 소견
■ 발뒤꿈치를 고정하고 전족부(forefoot)을 외전(abduction), 내전(adduction) 시킴 [(Lisfranc joint-거주상관절(talonavicular)+ 종입방관절(calcaneocuboid joint)을 검사]	외상, 관절염 시 통증 있음

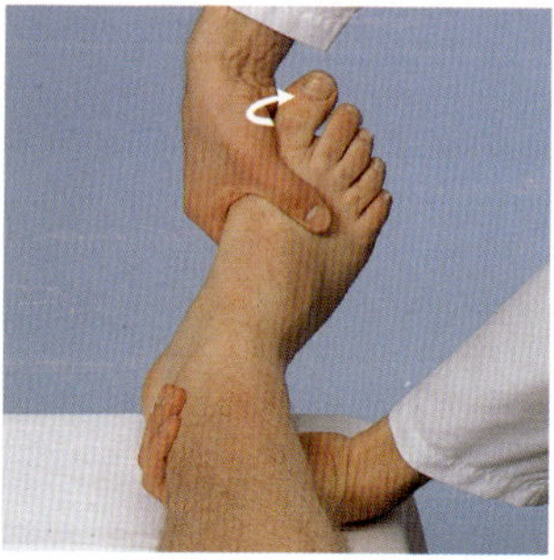

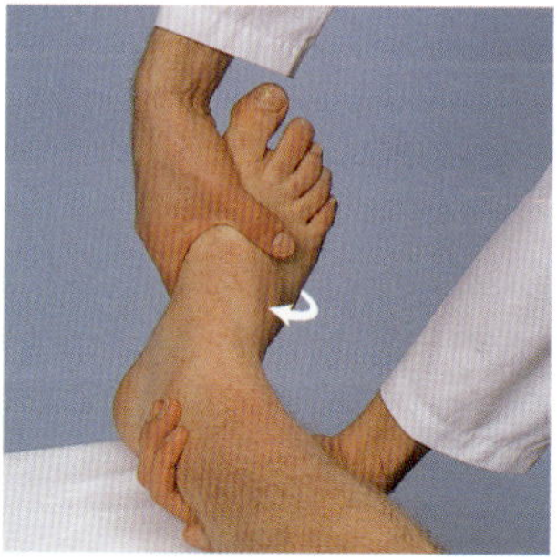

■ 중족 족지관절에서 발가락을 구부림

특별한 검사(SPECIAL TECHNIQUES)

수근관 증후군, 손목 터널 증후군 (carpal tunnel syndrome).

정중신경(median n.)의 지배영역 (제1~3 수지 및 제4 수지 요측의 수장측 (palmar side))의 감각저하 및 저린증상, 무지구 근육(thenar muscle)의 근력약화로 무지의 외전력 약화

무지의 외전 (thumb abduction).

무지를 손바닥에 수직방향으로 보내도록 시킨다. 이때 관찰자가 무지의 원위부에서 저항을 가하고 있는다. 이것은 정중신경의 지배를 받는 무지구 근육의 근력을 검사하는 방법이다.

Tinel's sign.

손목부위의 정중신경부위를 타진(percussion) 한다.

정중신경지배 영역에 따끔거리는 증상(tingling)이나 전기가 흐르는 느낌이 있으면 양성으로 판단

Phalen's test.

양측 손등을 마주대어 손목관절을 굴곡시키고 서로 밀게 한 후 60초간 유지한다(손목 터널의 압력을 증가시킴).

정중신경지배 영역에 저린 증상(numbness)이나 따끔거리는 증상(tingling)이 생긴다면 손목 터널 증후군을 의심

검사기술	가능한 소견

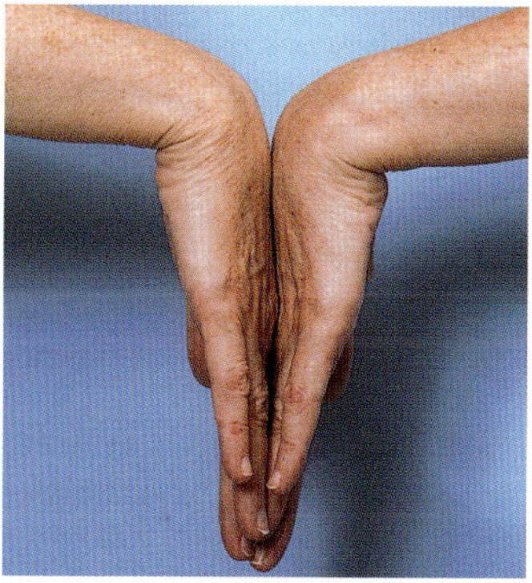

하지 직거상 검사.
앙와위 자세에서 무릎을 완전 신전한 상태로 통증이 유발 될 때 까지 하지를 올려본다.

하지 뒤쪽으로 방사되는 통증이 있을 때는 신경근(nerve root) 압박을 시사함

하지길이 측정.
하지를 정렬한 상태에서(한쪽으로 치우치지 않도록) 전상장골극(anterior superior iliac spine)에서 발목관절 내과(medial malleolus)까지의 거리를 잰다.

척추 측만 시에도 하지 부동처럼 보일 수 있다(이것은 진성(true) 하지부동이 아니고 현성(apparent) 하지부동이라고 한다).

관절운동 측정.
각도기를 이용하여 잰다. 우측사진에서 붉은색 선사이의 관절운동이 가능할 때 우측과 같이 표현

주관절 운동각도 45~90°

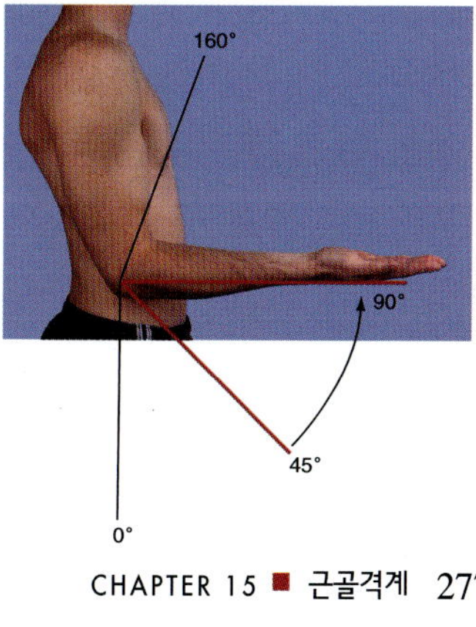

소견의 기술

이학적 검사(physical examination)의 기술—근골격계

예(examples)

모든 관절운동이 정상. 부종이나 변형의 소견 없음

또는

"모든 관절운동은 정상. 손은 원위지간 관절에 퇴행성 변화에 의한 Heberden's 결절이 있고 근위지간 관절에는 Bouchard's 결절이 있음. 양측 고관절의 굴곡, 신전 및 회전 시 경도의 동통이 있음. 슬관절의 운동은 좋으나 중등도의 연발음(crepitus)이 있음; 관절부종이나 활액막 증식의 소견은 없고, 골극 형성은 무릎관절 선을 따라 양측에서 나타남

양측 발의 족지 중족관절에서는 무지 외반증의 소견이 보임

판독에 도움이 되는 소견

표 15-1 요추부 동통

양상(Patterns)	이학적 소견
기계적 요추부 통증 급성, 또는 재발성 또는 만성의 하요추부 통증, 대퇴부 뒤쪽으로 방사하는 경우는 있지만 무릎 아래까지 가능 경우는 없다. 움직이거나 무거운 물건을 들때, 허리를 비트는 운동을 할 때 악화가 잘 되며 휴식을 취하면 줄어든다. 통증에 의하여 허리의 움직임이 제한 된다. 원인 불명	국소적 압통, 근육경련, 허리운동 시 통증, 정상적 요추 전반(lordosis)의 상실, 그러나 운동이나 감각 소실은 없고 반사(reflex)도 정상이다. 극돌기(spinous process)를 타진(percussion) 시에 골절이 있으면 압통이 있음
하요추부 방사통 방사통(신경근압박에 의한 통증), 대개 요추부 통증과 동반된다. 통증은 찌르듯이 아프고 편측, 또는 양측 하지로 방사하여 내려간다(무릎아래 까지). 가끔 저린 증상(numbness)이나 따끔거리는 증상(tingling) 또는 근력약화가 동반되기도 한다. 통증은 허리의 굴곡과 같은 척추 운동을 통해 악화되는 경우가 많고 재채기, 기침 등에 의해서도 악화되는 경우가 있다. 50세 이하의 환자에서 추간판 탈출증에 의한 신경근 압박, 견인 등에 의해 발생하는 경우가 많고 제5 요추, 제1 천추 신경근 압박에 의한 증상이 많다. 드문 원인으로 척수종양, 척수농양형성이 있을 수 있다.	하지 직거상검사 시 통증, 좌골신경 부위 압통, 신경지배영역의 감각 저하, 부분적 근력약화와 위축, 반사(reflex)의 감소(특히 ankle jerk).

(다음 페이지 계속)

표 15-1 요추부 동통 *(계속)*

양상(Patterns)	이학적 소견
척추관 협착증(spinal stenosis) 시의 요추 및 하지 통증 Claudication(파행)–보행 시에 발생하는 요추부와 하지에 발생하는 통증(요추부 굴곡 시에 통증이 줄어듦)	추간판의 퇴행성 변화와 추체 주위의 관절염에 의하여 척수관이 좁아지고 이로 인하여 척수신경 압박이 일어남 근력저하나 하지 반사의 감소가 일어날 수 있다.
만성적으로 지속되는 요추부 강직 강직성 척추염(ankylosing spondylitis), 만성 염증성 관절염, 젊은 환자에서 나타나는 DISH(diffuse idiopathic skeletal hyperostosis)	정상적 요추 전만(lodorsis)의 소실, 근육경연, 전굴 및 측굴의 제한, 척추 운동성 제한
휴식으로 호전되지 않는 야간 요추부 통증 척추로 전이되는 악성 종양 의심–전립선암, 유방암, 폐암, 갑상선암, 신장암, 다발성 골수종(multiple myeloma)	원인에 따라 증상이 다름. 국소 침범부 위에 압통이 있을 수 있다.
복부나 골반부에서 유래하는 요추부의 연관통(referred pain) 원인에 따라 심부통증이 있을 수 있고, 통증의 양상이 다를 수 있다.	척추 운동은 통증과 상관없는 경우가 많고 운동제한도 없다. 원인 질환에 따라 주증상이 달라진다.

표 15-2 관절주위 통증의 양상

	류마티스 관절염 (Rheumatoid arthritis)	골관절염, 퇴행성 관절염 (degenerative joint disease)
병리기전	활액막의 만성염증과 이에 따른 이차적인 관절 연골의 미란(erosion), 인대와 건의 손상	퇴행성변화에 의한 관절 내 연골의 소실, 연골하골(subchondral bone)의 손상, 관절주변의 이차적 신생골형성(골극)
흔한 침범장소	손(근위지간관절, 중수수지관절), 발(중족족지관절), 손목관절, 무릎관절, 주관절, 발목관절	무릎관절, 고관절, 손(원위지간관절), 경추 및 요추, 손목관절(수근 중수관절), 이전에 외상이나 질환이 있었던 관절
확산의 양상	양측성으로 타관절을 침범해 간다.	확산될 수 도 있으나 한 관절만 침범할 수도 있다.
증상의 시작	서서히 진행	서서히 진행
병의 진행과 기간	대개 만성적, 증상의 호전과 악화를 반복함	천천히 진행, 과도한 사용 후 악화되는 경우가 많다.

(다음 페이지 계속)

표 15-2 관절주위 통증의 양상 *(계속)*

	류마티스 관절염 (Rheumatoid arthritis)	골관절염, 퇴행성 관절염 (degenerative joint disease)
관련 증상	관절 활액막이나 건막 (tendon sheath)의 부종, 피하 결절	경도의 관절부종(effusion) 골극 형성
	Redness 거의 없는 관절의 열감, 압통	압통이 가능하나 열감이나 redness는 거의 없다.
	조조강직(morning stiffness, 아침에 1시간 가량 지속되는 관절강직)	장기간 사용하지 않다가 사용하게 되면 일시적 강직(5~10분 정도)
	관절운동제한이 흔함. 전신 무력감. 피로감. 체중감소, 미열	관절운동 장애 가능

표 15-3 견관절 통증의 양상

견봉쇄골관절 관절염 (acromioclavicular arthritis) 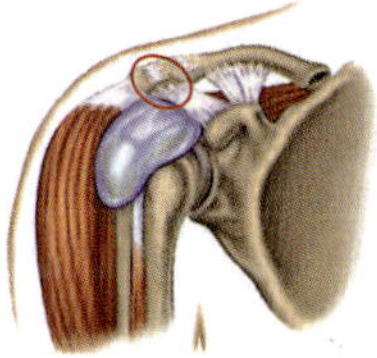	견봉쇄골관절 부위의 압통 특히 이환된 쪽의 팔로 반대편 어깨를 잡을 때(cross arm adduction test). Shrugging(양쪽 견갑골을 상방, 중앙으로 모으는 자세) 시 통증이 심해짐
견봉하 점액낭(subacromial bursitis) 및 삼각근하 점액낭염(subdeltoid bursitis) 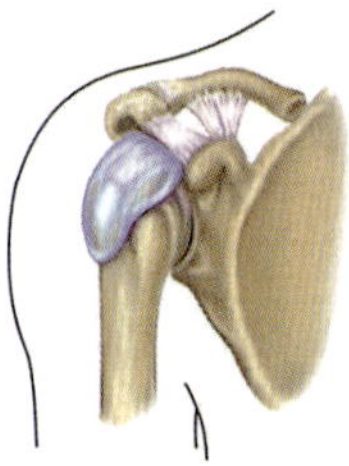	견관절 전상방의 통증(특히 팔을 머리 위로 들 때). 견봉의 전외측(견봉하 간격, subacromial space)에 압통이 있음
회전근개손상(rotator cuff tendonitis) 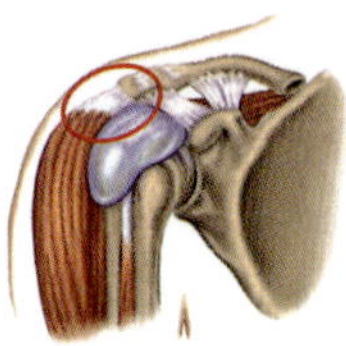	견관절 신전상태에서 회전근개상방에서 압통이 있고 drop-arm sign이 나타남(견관절 90° 외전상태에서 팔을 누르면 버티지 못하고 떨어짐)
이두박근건 손상(bicipital tendonitis) 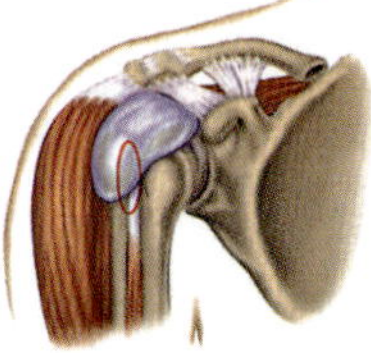	이두박근건 상방에서 압통이 있거나 주관절 90° 굴곡상태에서 저항을 준 상태에서 전완부 회외전(supination) 시에 이두박근건 부위에 통증이 발생함

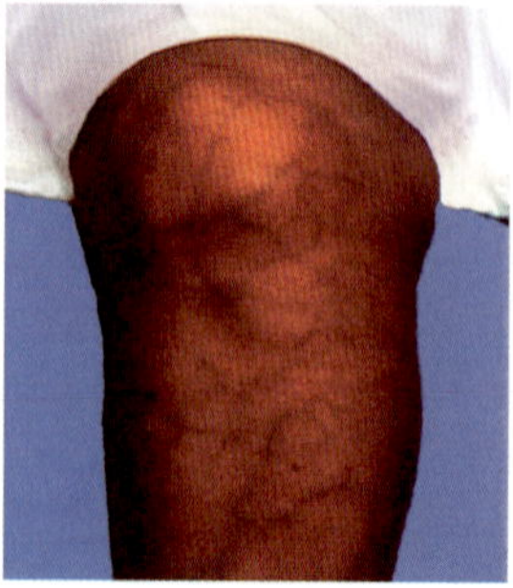

관절염. 퇴행성 관절염은 대개 50세 이후에 나타난다(비만과 연관이 있다). 흔히 내측 관절선(joint line)에 압통이 있고, 골극이 만져지며, 경도의 관절 부종이 있다.
류마티스 관절염 때는 전신적 침범, 부종, 피하결절 등이 나타난다.

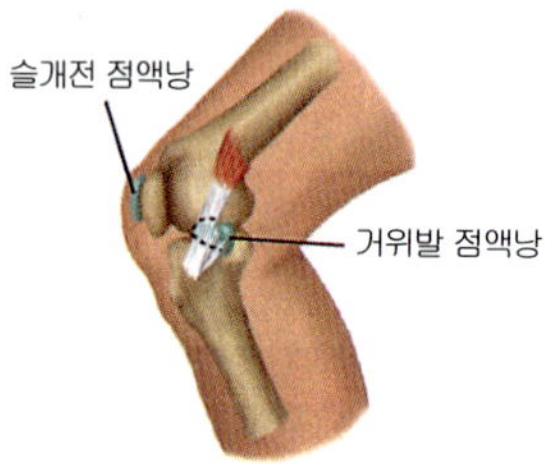

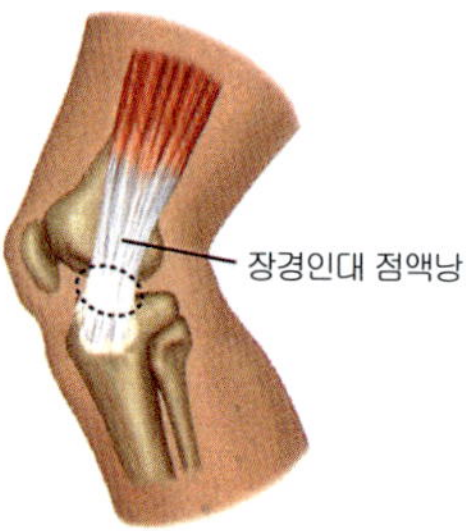

점액낭염(bursitis). 염증과 점액낭의 비후가 나타나며 반복적 운동과 과사용에 의하여 발생하는 경우가 많다. 슬개전 점액낭(prepatellar bursa-housemaid' s knee), 거위발 점액낭(pes anserine bursa, 달리기 선수, 골관절염), 장경인대 점액낭(iliotibial band bursa, 대퇴골 외과 표면, 달리기 선수)

(다음 페이지 계속)

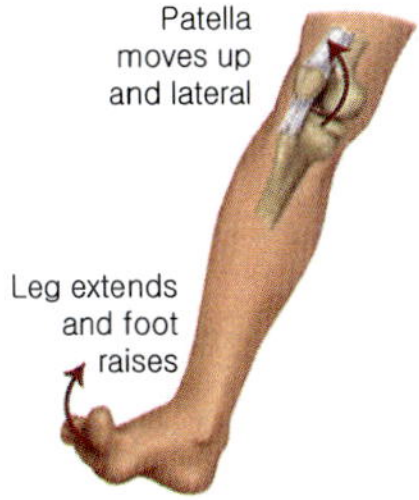

슬개대퇴관절 불안정성 (patellofemoral instability). 무릎관절의 굴곡, 신전 운동 시에 슬개대퇴관절의 아탈구가 일어나는 것(부정정렬과 관련이 있는 경우도 있다). 슬개골의 경로(track)가 원위 대퇴골 활차구(trochea groove)의 중심부가 아닌 외측으로 치우쳐져서 발생함. 무릎관절을 신전하면서 슬개골의 외측 전위를 촉진 또는 관찰한다. 연골연화증(chondromalacia)이나 골관절염의 원인이 되기도 한다.

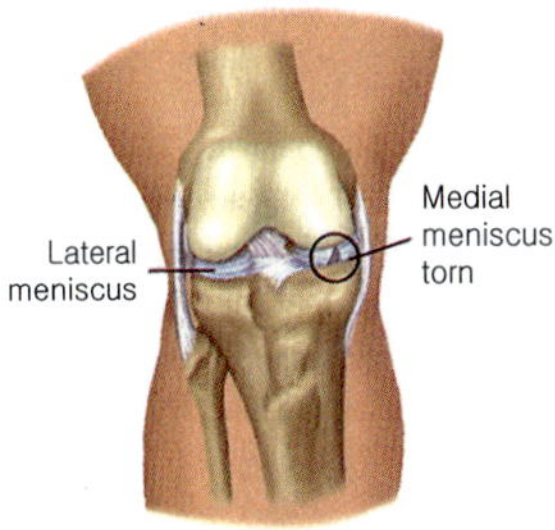

반월상 연골판 파열. 무릎관절 회전 손상에서 흔히 발생하며 노령의 환자에서는 퇴행성 변화에 의해서도 나타난다. 환자는 탄발음(clicking), 연발음(poping), 잠김현상(locking)을 호소할 수 있다. 내측 또는 외측 반월상 연골판 부위의 관절선(joint line)의 압통 유무를 검사하고 관절부종이 있는지 확인한다. 내측 측부인대나 전방십자 인대의 손상과 동반될 수 있다.

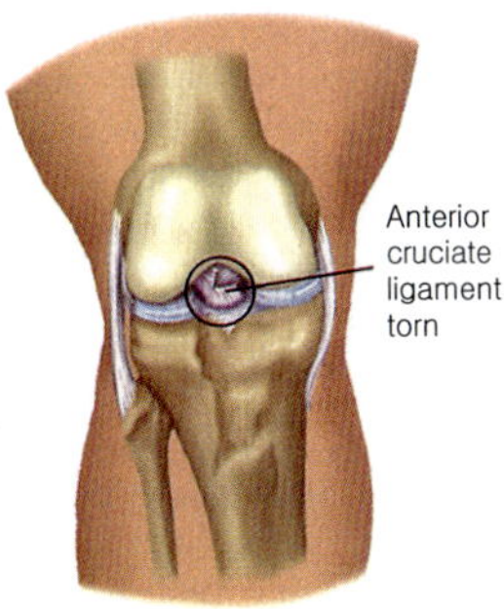

전방십자인대 파열 또는 부분파열. 역시 무릎관절의 회전손상 시에 잘 발생한다. 환자는 연발음(poping), 손상 후 발생하는 급속한 부종, 통증, 보행장애, giving way와 같은 불안정성을 호소한다.

(다음 페이지 계속)

전방전위검사(anterior drawer test)를 시행하고, 혈관절증(hemarthrosis)으로 인한 부종, 반월상 연골판이나 측부인대의 동반손상여부를 확인하여야 한다.

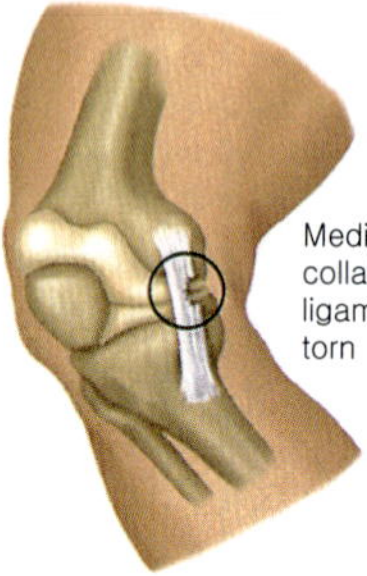

측부인대 파열 또는 부분파열. 무릎에 가해지는 내전력(varus stress)이나 외전력(valgus stress)에 의해 발생하며 국소 부종, 통증, 강직이 발생할 수 있다. 환자는 걸을 수 있으나 추후에 관절 부종이 발생할 수 있다. 손상된 인대 부위에 압통이 있고 손상된 인대에 따라 무릎관절의 내전 또는 외전 시에 불안정성이 발생한다.

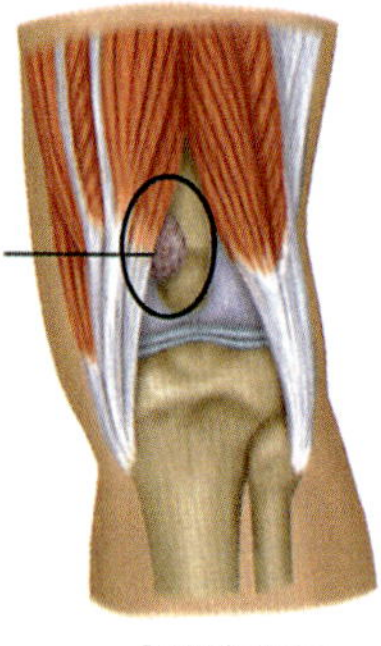

Posterior knee

슬와낭종(popliteal cyst, Baker's cyst). 슬와(popliteal fossa)의 내측에 낭종성 종괴가 만져진다. 통증이나 무릎 뒤가 팽팽한 느낌을 호소한다. 시진과 촉진상 내측 슬괵건(medial hamstring tendons) 부위에서 낭종이 만져지며, 관절 부종이 동반된 경우는 무릎관절내의 병변(예: 반월상연골판 파열 등)이 동반될 수 있음을 시사한다. 류마티스 관절염에서의 낭종은 하퇴부(calf)나 발목관절부위 까지 연장될 수 있다.

CHAPTER 16

신경계: 정신상태와 행동

건강력

일반적이거나 염려되는 증상들

- 주의 집중, 기분, 또는 언어에서의 변화
- 통찰력, 판단력, 지남력, 기억력에서의 변화
- 불안, 공황, 의식적인 행동, 그리고 공포

정신상태 평가의 시작은 환자와의 대화로부터 시작하며, 병력을 수집하면서 환자의 각성상태와 지남력, 기분, 기억력 등을 빠르게 분석한다. 그러므로써 환자의 통찰력, 판단력, 잘못된 생각이나 인식의 여부를 알 수 있다. 몇몇 환자에 있어서는 정신 상태의 형식화된 평가를 시행할 필요가 있을 것이다.

정신 병력 검사를 기술하는데 종종 사용되는 용어들 중 대다수는 사회적인 대화로 우리에게 익숙한 것이다. 시간을 들여 정신상태의 형식화된 평가의 문맥속에서 그들의 정확한 의미를 배우도록 하자.

의식수준, 일반적인 외모, 기분 그리고 집중하고 기억하고, 이해하고 말하는 능력을 평가한다.

표 16-1 기분장애, 296~297쪽 참조,
표 16-2 말하기의 장애, 298쪽 참조

병 그리고 생활 환경, 그것들은 종종 당신에게 환자의 통찰력 그리고 판단력에 대해 말해주는데, 그것에 대한 환자의 반응을 평가한다.

용어: 정신상태 검사

의식의 수준	주위 환경에 대한 각성 또는 인지상태
집중	한가지 과제 또는 행동에 시간이 경과하는 동안 초점을 두거나 집중하는 능력
기억	정보를 등록하거나 기록하는 과정, 최근 또는 짧은 기간 동안의 기억은 몇분, 몇시간, 몇일을 포함한다. Remote 또는 long-term memory는 수 년의 간격에 적용된다.
지남력	사람, 장소, 그리고 시간의 인지 : 기억력과 집중력이 둘다 필요하다.
지각력	환경속에 있는 사물과 그것들의 상호관계에 대한 감각적인 인지: 또한 내부적인 자극(꿈 등)
사고과정	환자 사고의 논리, 일관성, 그리고 관련성 또는 환자의 사고 방법
사고내용	통찰력과 판단력의 수준을 포함해서 환자가 생각하는 것
통찰력	증상이나 장애가 있는 행동들이 비정상이라는 인지
판단력	다른 대안을 비교하거나 평가하는 과정; 실제와 사회적인 관습 또는 규범에 근거하거나 또는 근거하지 않은 가치를 반영한다.
정동	목소리나 얼굴표정, 그리고 품행으로 표현되는 관찰이 가능하고 보통은 일시적인 감정
기분	외부 세계에 대한 개인의 관점을 특징짓는 보다 지속적인 감정상태 (기분과 정동과의 관계는 기후와 날씨와의 관계와 같다)
언어	표현하고 수용하고 그리고 이해하기 위한 복잡한 상징체계: 다른 사람의 정신상태를 평가하는데 필수적이다.
고위 인지기능	어휘, 지식의 축적, 추상적인 사고, 계산, 이차원 또는 삼차원으로 사물을 구성하는 것으로써 평가된다.

면담하는 동안 평상적이지 않은 사고들, 선입관들, 신념, 또는 지각력들이 발생하는지 조사한다.

표 16-3 불안장애, 299~300쪽 참조,
표 16-4 정신병 장애, 301쪽 참조

기록되어 있거나 의심되는 뇌병변, 정신과적인 증상들이 있는 모든 환자들 또는 막연하거나 변화된 행동학적 증상들을 보이는 환자들에 대한 가족구성원들의 보고가 보다 체계적인 평가를 하는 데 필요하다.

표 20-1 섬망과 치매, 428~429쪽 참조

건강증진과 상담

건강증진과 상담을 위한 중요 논제

- 우울증과 자살 선별검사
- 치매 선별검사

우울증

미국에서 형식화된 진단 기준을 만족하는 주요 우울증의 평생 유병률은 대략 16%이고, 연간 유병률은 대략 6%이다. 일차치료 제공자들은 관련환자들 중 50%까지 주요우울증을 진단하지 못하고, 낮은 자존감, 쾌감상실(일상적인 활동에서의 유희부족), 수면장애, 그리고 집중하거나 또는 결정을 내리는데 겪는 어려움과 같은 초기 실마리를 종종 놓치곤 한다. 우울증을 진단하지 못하는 것은 치명적인 결과를 가져올 수 있다.—주요우울증이 있는 환자의 자살률은 일반적인 인구들에 있어서 보다 8배가 높다. "지난 2주 동안 당신은 일을 제대로 하지 못하거나, 우울했거나 또는 희망이 없던 적이 있습니까?" 그리고 어떤 일을 하는 지난 2주 동안 당신은 흥미나 즐거움이 거의 없었습니까?" 라고 질문해야 한다.

자살

자살률은 85세 이상의 남성들에게서 가장 높고, 십대나 젊은 성인들에서 증가하고 있다. 위험인자로는 자살이나 살인 상상, 의향, 또는 계획이 있다; 자살을 위한 수단에의 접근; 정신병 또는 심각한 근심의 현재 증상; 정신과적 질병의 과거병력(특히 병원입원과 연관이 있는); 약물남용; 인격장애; 그리고 자살의 이전병력 또는 가족력. 이러한 위험인자를 가지고 있는 환자들은 정신과적 치료나 가능하면 입원을 즉시 알아보도록 해야 한다.

치매

치매는 인지기능, 특히 기억력 그리고 사회적인 또는 직업적인 기능을 방해하는 언어, 시공간 또는 실행기능에 있어서의 후천적인 감소이다. 그것은 65세 이상의 미국인들의 3~11%에 영향을 준다. 대표적인 치매에는 알츠하이머병(60~70%) 또는 혈관 다경색치매(20~30%)가 있다. 치매에 가족력을 가진 사람들은 일반 국민들보다 같은 문제에 대한 위험인자가 3배나 많다.

검사기술

검사의 중요 영역

- 외모와 행동
- 말과 언어
- 기분
- 사고력과 지각력
- 기억력, 집중력, 정보와 어휘, 계산, 추상적인 사고 그리고 구성능력을 포함하는 인지기능

환자와 대화하는 동안 환자의 정신상태를 관찰하라, 만약 면담이나 신체검사를 하는 동안 적용할 수 있다면, 좀 더 적절한 기능검사를 하라.

검사기술	가능한 소견

외모와 행동

다음을 평가하라:

검사기술	가능한 소견
■ *의식의 수준.* 각성(Alertness)과 언어와 촉각의 자극에 대한 반응을 관찰하라.	정상적인 의식, 기면(lethargy), 둔감(obtundation), 혼미(stupor), 혼수(coma)
■ *자세와 운동의 행동.* 보폭, 범위 특징 그리고 운동의 적절성	안절부절못함, 흥분, 기이한 자세, 무운동, 비수의적인 운동
■ *옷차림, 몸치장, 그리고 개인위생*	까다로움, 무시
■ *얼굴표정.* 쉴 때와 대화도중에 평가한다.	흥분, 우울, 의기양양함, 분노, 상상의 인물이나 사물에 대한 반응
■ *예절, 정동 그리고 사람들과 사물과의 관계*	

말과 언어

검사기술	가능한 소견
언어의 양, 속도, 소리의 크기 명료성, 유창성에 주의하라	실어증, 발성장애, 구음장애, 기분장애의 변화들

■ 실어증의 검사

단어 이해	"코를 가리켜 보세요" 라는 일단계 명령을 따라 하도록 한다. "입을 가리킨 다음 무릎을 가리켜 보세요" 라는 이단계 명령을 따라 하도록 한다.
반복 (따라 말하기)	환자에게 한음절 단어들의 어구들을 반복하게 요구한다. (가장 어려운 반복작업): No ifs, ands, or buts
명명하기	환자에게 시계 부품들을 말하게 한다.
읽기 이해	환자에게 한단락을 크게 읽도록 요구한다.
쓰기	환자에게 한문장을 쓰도록 요구한다.

기분

검사기술	가능한 소견
환자의 마음에 대해서 질문을 한다. 어떤 비정상적인 기분의 성상 강도, 기간, 안정성에 주의한다. 적응이 된다면 자살의 위험성을 평가한다.	행복감, 의기양양, 우울, 근심, 화, 무관심

사고와 지각력

검사기술	가능한 소견
사고과정. 논리, 타당성, 구조 일관성을 평가한다.	탈선, 사고비약, 비일관성, 작화, 사고중단
사고내용. 어떤 비일상적이거나 유쾌하지 않은 사고에 대하여 질문을 하고 탐색한다.	강박관념, 강박현상, 망상, 비실재에 대한 느낌.
지각력. 어떤 비일상적인 지각에 대하여 질문을 한다. (어떤 사물이 보이거나 들리는 것)	착각, 환각

검사기술	가능한 소견
통찰력과 판단력. 환자의 병에 대한 통찰력과 판단을 내리거나 계획을 세우는데 사용되는 판단력의 수준을 평가한다.	증상의 정신적 원인에 대한 인정과 거부. 기이하고, 충동적이고, 비실재적인 판단

인지기능

적응이 되면 평가한다.

시간, 장소, 사람에 대한 *지남력*	지남력 상실
집중력	
■ *숫자 범위*—일련의 숫자를 앞으로 그리고 나서 뒤로 따라 말하는 능력	따라 말하는 숫자 길이가 짧고, 뒤로 철자를 쓰는 것을 잘 못하는 경우는 치매나 섬망에서 흔하나 다른 원인도 있을 수 있다.
■ *Serial 7*—100에서 시작하여 반복적으로 7을 빼는 능력	
■ W-O-R-L-D와 같은 다섯 글자의 *뒤로 철자 쓰기*	
장기 기억(예를 들면, 생일, 기념일, 사회보장번호, 학교, 직업, 전쟁)	치매의 마지막 단계에서 손상된다.
단기기억(당일 이벤트)	단기기억과 새로운 것을 배우는 능력은 치매, 섬망, 기억상실증에서 손상된다.
새로운 것을 배우는 능력—관련없는 행동을 5분 동안 한뒤에 3단어나 4단어를 회상하여 다시 말할 수 있는 능력	

고위 인지 기능

만약에 적응이 된다면, 평가한다:

검사기술	가능한 소견
정보와 어휘. 환자의 정보, 표현되는 사고의 복잡성, 사용되는 어휘의 범위와 깊이에 주의한다. 정보의 축적에 있어서 대통령이나 다른 정치적 인물들 또는 큰 도시의 이름을 물어봐도 된다.	이러한 특성들은 지식, 교육 그리고 문화적인 배경을 반영한다. 그것들은 정신지체 시 손상되지만, 초기 치매에서는 매우 잘 보존된다.
덧셈, 뺄셈 그리고 곱셈과 같은 *계산능력*	정신지체나 치매에서는 계산을 잘 못한다.
관념적 사고—주어진 질문에 대하여 추상적으로 반응할 수 있는 능력 ■ 속담의 의미('적당한 때의 한땀이 아홉땀을 아낄 수 있다' 와 같은) ■ 존재나 사물간의 *유사성*(고양이와 쥐, 또는 피아노와 바이올린과 같은)	구체적인 반응(관념보다는 관찰 가능한 상세한 내용들)이 정신지체나 치매 그리고 섬망에서 일반적이다. 정신분열병에서는 반응들이 종종 기이하다.
구성 능력 ■ 환자에게 원, 십자가, 다이아몬드, 상자, 그리고 두개의 교차하는 오각형과 같은 그림들을 따라서 그리게 하거나 ■ 숫자와 시침, 초침으로 시계를 그리게 한다.	치매나 두정엽손상환자에서 일반적으로 손상된다.

특 별 한 기 술

간이 정신상태 검사(MMSE). 이 간단한 검사는 인지기능 장애나 치매를 검색하고, 시간이 지나는 동안 경과를 추적하는데 유용하다. MMSE에 대한 보다 상세한 정보를 위해서는 Psychological Assessment Resource, Inc, 16204 north Florida Avenue, Lutz, Florida 33549에 있는 출판사의 심리평가법이 도움이 될 것이다. 다음은 일부 예제이다.

MMSE 예제 항목

시간에 대한 지남력
"오늘이 몇일이죠?"

등록
"주의해서 들으세요, 제가 3개의 단어를 말할 것입니다. 당신은 내가 다 말한 후에 그것들은 다시 말하세요. 준비됐나요? 그럼 시작합니다.…
HOUSE(쉬고) CAR(쉬고) LAKE(쉬고) 이제 그 단어들을 다시 저에게 말하세요."
(5번을 반복한다. 그러나 오직 첫번째 시도에 대해서만 점수를 매긴다.)

이름대기
"이것이 무엇인가요?" (연필이나 펜을 가리키면서)

읽기
"이것을 읽고 쓰여있는 것을 하세요" (피시험자에게 자극양식 위에 단어들을 보여준다)

눈을 감으세요.

판독에 도움이 되는 소견

표 16-1 기분장애

주요 우울 삽화	조증 삽화
아래에 있는 증상들 중 적어도 5개 (처음 두개 중 하나를 포함해서)가 2주 동안 병존해야 한다.	비정상적이고 지속적으로 고양되고 과대망상적이거나 또는 화를 잘내는 기분이 적어도 일주일 동안 나타나야 한다(입원이 필요하다면 어떤 기간이라도) 이 기간동안 아래에 쓰여진 증상들 중 적어도 3개에서 의미있게 지속된다. (기분이 단지 화를 잘내는 것이라면 4개의 증상이 필요하다)
■ 우울한 기분(아마도 아이나 사춘기에는 화를 잘 내는 기분일 수 있다). 하루중 대부분, 거의 날마다	■ 과장된 자존감 또는 당당함
■ 거의 모든 행동들 중에서 눈에 띄게 흥미나 유희의 감소, 하루중 대부분, 거의 날마다	■ 수면에 대한 욕구 감소(3시간을 잔 후에도 안정하다고 느낀다)
■ 심각한 체중 증가나 감소 (다이어트가 아닌) 또는 증가되거나 감소된 식욕, 거의 날마다	■ 평소보다 말이 많거나 또는 계속 말을 하려는 압박감
■ 불면증이나 과수면, 거의 날마다	■ 사고의 비약 또는 빠른 사고속도
■ 정신운동상의 흥분 또는 지체, 거의 날마다	■ 주의산만
■ 피곤이나 활력의 상실, 거의 날마다	■ 증가된 목표지향적인 행동 (직장이나 학교에서 사회적으로 또는 성적으로)
■ 무가치함 또는 적절하지 않은 죄책감, 거의 날마다	■ 유쾌한 고위험행동에 과도한 참가(홍청망청 소비, 어리석은 사업 모험, 무분별한 섹스)
■ 생각하거나 집중하는 능력이나 결단력이 없음, 거의 날마다	
■ 반복적인 죽음이나 자살의 생각, 또는 특별한 자살계획이나 시도	

(다음 페이지 계속)

표 16-1 기분장애 *(계속)*

증상들은 심각한 고통을 유발하고, 사회적 또는 직장에서 또는 다른 중요한 기능들을 손상시킨다. 심각한 경우에는 환각이나 망상이 발생할지도 모른다.	사회적이거나 또는 직업적인 기능 또는 관계를 손상시키기에 충분할 정도로 심각하다. 그것은 자신이나 타인의 보호를 위해 입원이 필요할지도 모른다. 심각한 경우에는 환각이나 망상이 발생할지도 모른다.
복합 삽화	**경조증 삽화**
적어도 일주일동안 지속되어야 하는 복합삽화는 주요 또는 조증 우울 삽화를 위한 기준에 맞아야 한다.	기분이나 증상은 조증삽화에서의 그것들과 비슷하다. 그러나 덜 손상되어 있고, 입원이 필요하지 않으며, 환각이나 망상을 포함하지 않는다. 그리고 최소기간이 더 짧다—4일
기분변조증	**Cyclothmic episode**
우울한 기분이나 증상이 하루의 대부분, 적어도 2년에 걸쳐 그렇지 않은 날보다 그런 날이 며칠 이상 (어린이나 사춘기 아이들에게는 1년). 증상이 없는 날이 한번에 2개월을 넘지 않는다.	적어도 2년동안 지속되는 여러차례의 경조증 그리고 우울 증상(어린이와 사춘기 아이들은 1년). 증상이 없는 날이 한번에 2개월 이상 넘지 않는다.

Tables 16-1, 16-3, and 16-4 are based, with permission, on teh *Diagnostic and Statistical Manual of Mental Disorders*, Fourth ed., Text Revision (DSM IV-TR), Washington, DC, America Psychiatric Association, 2000. For further details and creteria, the reader should consult this manual, its successor, or comprehensive textbooks of psychiatry.

표 16-2 말하기의 장애

실성증/발성장애. 후두 또는 그것의 지배신경의 질환으로 목소리의 상실(실성증) 또는 손상(발성장애). 쉰목소리, 속삭임에서와 같이 목소리의 양, 질, 음조에 영향을 준다.

구음장애. 입술, 혀, 구개 또는 인두 근육의 병변으로 콧소리나 분명치 않거나 불분명한 말을 하게 한다; 언어의 상징적인 측면은 정상적인 것으로 남아 있다; 중추신경계 또는 말초신경계의 운동신경손상, 파킨슨병 또는 소뇌병변에 의해서 유발될 수 있다.

실어증. 언어를 생산하고 이해하는데 있어서 장애, 종종 우성 대뇌반구의 손상으로부터 온다. 두개의 일반적인 유형이 있다.

베르니케—유창함, 때로 빠르고, 유창하고, 힘들지 않음; 억양이나 발음은 좋다. 그러나 문장은 의미가 부족하고, 단어는 기형적이거나 조작된다.

브로카—몇단어를 하는데 유창하지 않고, 느리고, 힘을 들여야 함: 억양이나 발음이 손상되어 있음, 그러나 단어들은 명사, 타동사, 중요한 형용사를 동반하고 의미가 있다.

표 16-3 불안장애

공황장애. 반복적이고 예기치 못한 공황 발작, 다가올 발작들에 대해서 지속적인 염려, 그것들의 결과에 대한 걱정, 또는 발작과 관련한 행동에 있어서 심각한 변화들 중의 적어도 하나가 1개월 이상 지속된다.

공황발작은 10분 이내에 갑작스럽게 발생하고 최고조에 이르는 강렬한 두려움이나 불편감의 불연속적인 기간이다. 그것은 다음 증상들 중 적어도 4개를 포함한다. (1) 심계항진, 요동치는 심장 또는 증가하는 심박수 (2) 발한 (3) 떨림 또는 진동 (4) 짧은 호흡 또는 질식의 감각 (5) 숨막힘의 느낌 (6) 흉통 또는 불편감 (7) 오심 또는 복통 (8) 어지러움(dizzy) 또는 불안정함, 머리가 어찔어찔함, 또는 현기증(faint) (9) 비실재감 또는 비인간화 감각 (10) 통제력상실 또는 미쳐가는 것 같은 두려움 (11) 사망의 두려움 (12) 감각이상(저림 또는 따끔거림) 그리고 (13) 오한 또는 홍조

광장공포증. 도피가 어렵거나 난처하고 또는 갑작스런 증상에 대한 도움을 받을 수 없는 장소나 상황에 있는 것에 대한 불안. 이러한 상황은 회피해야 하고, 동료가 필요하며, 또는 현저한 불안을 유발한다.

특정 공포. 개, 주사, 비행과 같은 특정한 사물이나 상황의 존재 또는 예기에 의해서 암시되는 현저하고 지속적이고 과도하거나 또는 비합리적인 두려움. 두려움을 과도하고 비합리적인 것으로 인식한다. 그러나 두려운 존재에 대한 암시에 노출되면 즉각적인 불안을 유발한다. 회피나 두려움은 개인의 정상적인 일상, 직업 또는 학문적인 기능 또는 사회적인 활동이나 관계를 손상시킨다.

사회공포증. 익숙하지 않은 사람들에게 또는 타인에 의한 정밀한 조사에 노출되는 것과 같은 사회적 상황에 대한 현저하고 지속적인 공포 두려움. 그들이 난처하거나 굴욕감을 느끼는 방식으로 행동하고 고통받는 두려움. 노출은 불안을 창조하고, 공황발작을 발생시킨다. 그리고 환자는 두려움을 유발시키는 상황을 회피한다. 그리고 두려움을 과도하고 불합리할 정도로 인식한다. 정상적인 기능, 사회적인 활동 또는 관계는 손상된다.

(다음 페이지 계속)

표 16-3 불안장애 *(계속)*

강박신경증장애. 특이할만한 불안이나 고통을 유발하는 강박관념과 강박현상. 비록 과도하고 비합리적인 것으로 인식할지라도 그들은 시간 소비적이고, 개인의 정상적인 일상과의 관계를 방해한다.

급성 스트레스 장애. 강렬한 두려움, 절망, 또는 공포를 유발하는 실제적 또는 긴박한 죽음 또는 자신이나 타인에게 심각한 상해를 일으킨 외상에 노출. 이러한 사건이 일어나는 동안 또는 일어난 직후, 개인은 적어도 세가지 증상을 가진다. (1) 마비, 분리의 주관적인 느낌, 또는 감정적인 반응의 부재 (2) 멍한 상태처럼 주위환경의 인식 감소 (3) 비실재감 (4) 몰개인화 (5) 사건의 중요한 부분에 대한 기억상실. 마치 사고나 이미지, 꿈, 환상 그리고 과거로의 순간적 전환에서 처럼 사건은 지속적으로 재경험된다. 개인은 불안하고, 각성상태가 증가되며, 사건의 기억을 일깨우는 자극을 회피한다. 현저한 고통을 유발하며, 사회적, 직업적 또는 다른 중요한 기능을 손상시킨다. 증상들은 사건 발생 4주 안에 발생하고, 2주에서 4주 동안 지속된다.

외상후 스트레스 장애. 사건, 두려운 반응 그리고 외상사건의 지속적인 재경험은 급성 스트레스 장애와 공통점이 있다. 환각이 발생할지도 모른다. 개인은 증가된 흥분을 가지고 있고, 외상과 관련된 자극을 회피하려고 노력하며, 일반적인 반응이 손상된다. 특징적인 고통과 사회적 그리고 직업적 기능이 손상되고, 한달 이상 지속된다.

일반적인 불안 장애. 특이한 외상 사건과 관심사에 대한 초점이 부족하다. 과도한 불안과 걱정은 통제되고, 많은 수의 사건이나 행동으로 일반화하기 어렵다. 적어도 다음 증상 중 세가지가 연관되어 있다. (1) 불안하고, 긴장되어 있고, 또는 위급하다고 느낀다. (2) 쉽게 피곤해 한다. (3) 집중하는데 어려움이 있고, 지성이 공백상태가 되어 간다. (4) 화를 잘낸다. (5) 근육이 긴장한다. (6) 수면에 들거나 유지하는데 어렵고, 불안하고 불만족스러운 수면. 심각한 고통을 유발하고, 일상적인 기능을 손상시킨다.

표 16-4 정신병 장애

정신분열병. 직장이나 학교에서, 사람들 상호간의 관계에서 또는 자기 보호에 있어서 주요 기능을 손상시킨다. 이러한 기능들 중 한 개 이상은 이전의 성취보다 놀랄만큼 아래 수준으로 감소시킴에 틀림없다. 환자는 1개월 동안 아래에 있는 것들 중 적어도 2개를 나타낸다.
(1) 망상 (2) 환각 (3) 붕괴된 언어 (4) 전반적으로 붕괴되고 긴장된 행동 그리고 (5) 무미건조한 정동, alogia(대화내용의 부재), avolition(흥미, 동기의 부족 그리고 목표를 세우고 추구하는 능력의 부족), 장애의 지속적인 징후가 적어도 6개월 동안 지속된다.

이러한 장애의 아형은 편집증형, 붕괴형, 긴장형 정신분열병을 포함한다.

정신분열형 장애. 증상은 정신분열병과 비슷하지만, 6개월 미만 동안 지속된다. 기능적인 손상이 존재할 필요는 없다.

정신분열정동장애. 주요 기분장애와 정신분열병으로 특징된다. 기분장애(우울증, 조증, 복합형)는 대부분의 유병기간동안 존재하며, 어느 순간, 정신분열병의 증상을 동반해야 하며, 적어도 2주 동안 현저한 기분장애 증상 없이 망상이나 환각을 타나내야 한다.

망상장애. 기이하지 않은 망상이 적어도 한달 동안 지속된다. 기능은 현저하게 손상되지 않았고, 행동도 이상하거나 기이하지 않다. 환촉각, 환후각 등을 제외하면 정신분열병의 증상은 존재하지 않는다.

단기 정신병 장애. 적어도 다음 정신병 증상 중 하나가 존재해야 한다. 망상, 환각, 종종 탈선하고, 또는 비일관성과 같은 혼란스러운 언어, 또는 전체적으로 붕괴되거나 또는 긴장형적인 행동. 장애는 1일 이상 한달 미만 지속되고, 개인은 이전 기능 수준으로 되돌아 온다.

(다음 페이지 계속)

표 16-4 정신병 장애 *(계속)*

전신상태 장애에 의한 정신병 장애. 의학적인 질병동안 현저한 환각 또는 망상을 특징으로 하지만 섬망의 기간동안을 제외하고는 발생하지 않는다. 내과적 질병이 뚜렷이 있어야 하고, 증상과 인과관계가 있어야 한다.

물질 유발 정신병 장애. 중독이나 알코올 코카인 또는 아편과 같은 물질의 투여중지로 유발되는 현저한 환각 또는 망상. 증상은 섬망 동안을 제외하고는 발생해서는 안된다. 물질은 원인적으로 증상과 관련이 있어야 한다.

---

*Catatonic behaviors are psychomotor abnormalities that include stupor, mutism, negativistic resistance to instructions or attempts to move the person, rigid or bizarre postures, adn excited, apparently purposeless activity.

CHAPTER

신경계: 중추신경, 운동계, 감각계 그리고 반사

17

신경계를 평가하기 위한 기초

중추신경계는 뇌와 척수로 구성된다. 말초신경계는 12쌍의 뇌신경과 척수신경 그리고 말초신경으로 구성된다. 대부분의 말초신경은 운동섬유와 감각섬유를 포함하고 있다.

중추신경계

뇌

- 회색질 즉, 신경세포체의 집합체: 대뇌반구의 표면을 둘러싸면서 대뇌 피질을 형성한다.
- 백질: 신경자극을 보다 빠르게 전달하도록 하는 수초로 둘러쌓인 신경축삭들
- 기저핵: 운동에 영향을 준다.
- 시상: 감각신호를 대뇌피질로 처리하고 전달한다.
- 시상하부: 항상성을 유지시키고, 체온, 심박수 그리고 혈압을 조절한다; 내분비계에 영향을 주고, 분노와 성적 욕구 같은 감정적인 행동들을 지배한다. 그리고 뇌하수체에 직접 작용하는 호르몬을 갖고 있다.

- 뇌간은 척수와 뇌의 상부를 연결하고, 세부분으로 구성된다. 중뇌, 뇌교, 연수
- 망상계, 간뇌와 상부뇌간에 있다; 의식과 관련이 있는 활동
- 소뇌: 뇌의 기저에 위치하면서, 모든 행동을 조정하고, 공간에서 몸이 수직을 유지하도록 돕는다.

척수

- 척추 안에 쌓여 있는 원추모양의 신경 덩어리, 연수에서부터 첫째 혹은 둘째 요추까지 확장된다.
- 전후 신경근을 통해 척수로 나가고 들어가는 중요한 운동신경과 감각신경 통로이며, 척수신경과 말초신경을 포함한다.
- 심부건(또는 척수신경) 반사의 반사를 중재한다.
- 다섯개의 구획으로 나뉜다. 경부(C1-8), 흉부(T1-12), 요부(L1-5), 천부(S1-5), 그리고 미부
- 신경근은 L1-2에서 말의 꼬리처럼 산개하여 마미총이라 불린다.

말초신경계

뇌신경

- 뇌신경 2번부터 12번은 간뇌와 뇌간에서 발생한다.
- 뇌신경 1번과 2번은 실제로 뇌에서 나온다.

말초신경

- 31쌍의 신경들이 자극을 척수 위·아래로 전달한다: 경부8, 흉부12, 요부5, 천부5, 미부1
- 각각의 신경은 운동섬유를 포함하는 전근(복부)과 감각섬유를 포함하는 후근(배부)을 가진다.
- 이것들은 짧은(<5 mm) 척수신경을 형성하기 위해 병합된다.
- 척수신경은 말초신경을 형성하기 위해서 다른 높이(레벨)에서 나오는 비슷한 섬유들과 병합된다.

건강력

일반적이거나 염려되는 증상들

- 두통
- 어지럼증 또는 현훈
- 전신적이거나 근위부 또는 원위부 위약감
- 저린 감각, 비정상적인 감각 또는 감각소실
- 의식소실, 실신, 또는 실신에 가까운 상태
- 경련
- 진전, 또는 불수의적인 운동

두통에 대해서는 위치, 강도, 기간, 그리고 시각의 변화, 위약감 또는 감각의 소실과 같은 관련 증상에 대하여 묻는다. 기침, 재채기 또는 머리의 갑작스런 움직임이 두통에 영향을 주는지 묻는다.

표 6-1, 두통(104~108쪽)을 참조하시오. 지주막하출혈은 "나의 일생중 가장 아픈 두통"을 유발할 수도 있다. 특히, 잠에서 깰 때 그리고 같은 위치에서 조작에 의해서 무지근하게 느껴지는 두통은 뇌종양 같은 덩어리 병변으로 발생한다.

어지럼증은 많은 의미를 가질 수 있다. 환자가 아득해지거나 몽롱해지는가? 또는 방이 핑돌거나 빙빙도는것 같은 현훈이 있는가?	심세항진시 머리가 몽롱해짐; 혈관미주신경 자극, 혈압 하강, 열성질환 그리고 다른 이유로 인해 실신에 준하는 것; 중이병변이나 뇌간 종양에서의 현훈
어지럼증을 유발하는 약물이 있는가? 복시, 언어형성의 어려움(구음장애) 또는 걸음이나 균형의 어려움(운동실조)과 같은 관련 증상들이 존재하는가?	후반부 혈액흐름(posterior circulation), 일과적 뇌허혈 발작 또는 뇌졸중에서 복시, 구음장애, 운동실조
연관된 위약감은 무엇인가?	일과성 뇌허혈 발작이나 뇌졸중에서의 위약감 또는 마비
근위부와 원위부 위약감을 구분하도록 노력한다. 근위부 위약감에 있어서는 머리를 빗거나 높은 선반에 있는 물건에 손이 닿는지 또는 의자에서 일어나거나 또는 높은 계단을 올라가는데 어려움은 없는지에 대해서 물어본다. 팔의 원위부 위약감에 대해서는 항아리나 캔을 열거나 손도구(가위, 펜치, 드라이버)를 사용하는 것과 같은 손운동에 대하여 물어본다. 다리의 원위부 위약감에 대해서는 종종 다리가 풀리는지 묻는다.	근병증에서는 양측성 근위부 위약감; 다발성 신경병증에서는 양측성, 원위부 쇠약감이 우세하다. 중증근무력증에서는 반복에 의하여 악화되고, 휴식을 통하여 향상된다.
감각의 소실이 있는지, 사지를 움직이는데 어려움이 있는지 또는 저리거나 핀이나 바늘로 찌르는 듯한 변화된 감각이 있는가? 명백한 자극이 없는데 이상한 감각(감각이상)이 있는가? 이상감각증 즉, 자극에 대한 반응에서 병적 감각이 자극 그 자체보다 더 오래 지속될 수 있다.	말초 감각신경근과 신경에서뿐만 아니라 뇌와 척수의 중앙부위 병변에서 감각소실, 감각이상 그리고 이상감각증; 과호흡증후군에서 손과 입주위의 감각이상

"당신은 현기증이 나거나 의식을 잃은 적이 있습니까?"는 의식의 소실에 대한 토의를 이끌어낸다. 실신은 갑작스럽지만 일시적인 의식의 소실로서 뇌혈류의 감소로 인해 발생하고 일반적으로 아득해지는것으로 묘사된다.

가능하면 완전하고 편견이 없는 사건의 설명을 이끌어 낸다.
무엇이 사건을 초래했는가?
어떤 경고성 증상이 있었는가?
증상이 시작될 때 환자는 서 있었는가, 앉아 있었는가? 혹은 누워있었는가?
얼마나 오랫동안 지속되었는가?
정신을 잃고 회복되었을 때 목소리를 들을 수 있었는가?
회복은 얼마나 빨랐는가?
발병과 회복은 느렸는가, 혹은 빨랐는가?

감정적인 스트레스와 홍조, 온열감 또는 오심의 경고 증상이 있는 젊은이들은 발병과 회복이 느린 혈관확장성 실신일 가능성이 높다. 부정맥으로 인한 심인성 실신은 노인에서 더 흔하고 종종 발병과 회복이 빠르다.

또한 그 사건을 목격한 사람이 있는지 물어본다. 환자가 그 사건 동안과 그 이후, 의식을 잃기 전에 환자가 어떻게 보였는가? 팔과 다리의 경련과 같은 움직임이 있었는가?
요실금이나 변실금은 없었는가?

강직성-간대성 운동, 실금 그리고 발작 후 상태는 전신 발작을 시사한다. 실신과는 다르게 혀깨물기 또는 사지에 멍이 들어있는 것과 같은 상처가 발생한다.

경련은 대뇌피질 또는 그것의 하위 구조물들에서 갑작스런 과도한 전기적 방전으로 인해 발생하는 발작성 질환이다. 유형에 따라 비정상적인 운동뿐만 아니라 의식의 소실 또는 비정상적 사고과정 그리고 냄새를 포함하는 감각, 느낌의 이상이 나타날 수 있다.

건강증진과 상담

건강증진과 상담에 관한 중요한 주제

- 일과성 뇌허혈 발작과 뇌졸중의 예방

뇌혈관 질환은 미국에서 세번째로 흔한 사망의 원인이다. 혈류 감소는 혈류의 일시적인 소실이 동반되는 일과성 뇌허혈 발작 또는 영구적인 대뇌경색 즉 뇌졸중으로부터 갑작스런 뇌의 기능이상을 가져온다.

일과성 뇌허혈 발작의 증상은 시각소실(특히 일시적인 단안 실명), 실어증, 구음장애 그리고 안면운동 또는 감각의 변화를 포함한다. 운동과 감각로에 영향을 주는 일과성 뇌허혈 발작에서는 사지의 서툼(clumsiness), 위약감, 마비 또는 따끔거림, 또는 감각이상을 주의한다. 대부분의 일과성 뇌허혈 발작은 1시간 미만으로 지속된다. 좀더 긴 기간의 일과성 뇌허혈 발작 증후군의 대략 50% 정도가 영구적인 대뇌 손상의 증거를 보인다. 일과성 뇌허혈 발작을 발견하는 것이 중요하다–대략 10%의 환자에서 일과성 뇌허혈 발작 3개월 후에 이어서 뇌졸중이 발병한다.

뇌졸중의 예방은 위험인자의 적극적인 처치와 환자교육이 필요하다. 위험인자에는 고혈압, 식이,고지질혈증, 알코올의 과다섭취, 육체적인 운동의 부재, 비만, 그리고 당뇨가 있다. 혈압은 140/90 이하, 당뇨나 단백뇨증을 가지고 있는 비당뇨성 신장질환이 있는 사람에게서는 130/90 이하이여야 한다. 지질강하제는 뇌졸중의 위험을 감소시킬 수 있다. 유제품, 고기, 고체 마가린에 들어있는 포화, 트랜스지방을 콩, 액체 마가린, 생선오일에 들어있는 불포화 지방으로 대체하기 위해 비건전식이와 고지질혈증을 갖고 있는 환자들을 설득해야 한다. 또는 과일, 채소 그리고 식이섬유의 섭취를 늘일 것을 권장해야 한다. 과음자들은 고위험군이다. 환자들에게 규칙적인 운동과 체중을 유지할 것을 상담해야 한다. 당뇨가 있는 환자에서는 혈당의 최적 목표가 대략 100 mg/dl이 되도록 해야 한다.

검사기술

■ 뇌 신경과 기능

숫자	뇌신경	기능
1번	후각신경	후각
2번	시각신경	시각
3번	동안신경	동공축소, 개안, 그리고 대부분의 외안근 운동
4번	활차신경	안구의 하부, 내부 운동
6번	외전신경	눈의 가쪽 편향
5번	삼차신경	운동-측두근 또는 저작근(턱의 저작운동) 또한 턱의 가쪽 운동 감각—얼굴, 신경은 세가지 분지를 가진다. (1) 시신경분지, (2) 상악분지, (3) 하악분지
7번	안면신경	운동—얼굴표정, 눈감기, 그리고 입다물기와 같은 얼굴의 운동 감각—혀의 앞 2/3의 짠맛, 단맛, 신맛, 그리고 쓴맛
8번	청신경	청취(달팽이관 분지)와 균형(전정기관 분지)
9번	설인두신경	운동—인두 감각—고막과 이관의 뒷부분, 인두, 그리고 맛을 포함하여 혀의 뒷부분 (짠맛, 단맛, 신맛, 쓴맛)
10번	미주신경	운동—구개, 인두 그리고 후두 감각—인두, 후두
11번	부신경	운동—흉골유돌 또는 승모근의 상부부분
12번	설하신경	운동—혀

뇌신경

1번(후각신경)

양측 각각 후각을 검사한다. — 전두엽 병변에서 소실

2번(시각신경)

검사기술	가능한 소견
시력을 평가한다.	실명
시야를 체크한다.	반맹
시신경 원판을 검사한다.	유두부종, 시신경 위축

2번, 3번(시신경과, 동안신경)

검사기술	가능한 소견
빛에 대한 동공의 반응을 평가한다. 만일 비정상이라면, 가까운 것을 보게 하고, 그에 대한 반응을 평가한다.	실명, 3번 뇌신경 마비, 강직성의 동공 호너증후군은 빛의 반응에 영향을 줄 수도 있다.

3번, 4번, 6번(동안신경, 활차신경, 외전신경)

검사기술	가능한 소견
외안근의 운동을 평가한다.	3번, 4번, 6번 뇌신경의 마비로 인한 사시; 안구진탕

5번(삼차신경)

시신경, 상악, 하악 영역에서 얼굴에 있는 통증과 가벼운 접촉감각을 검사한다.

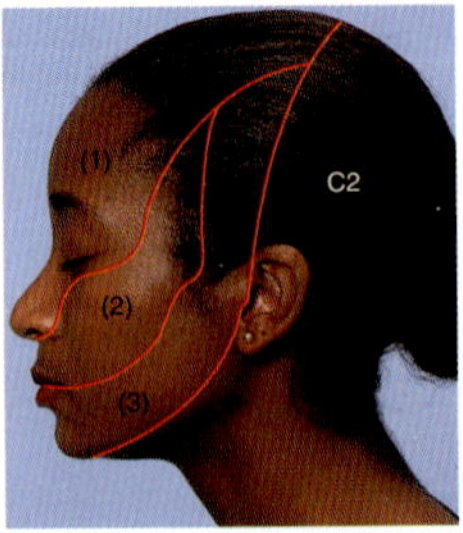

CN V -SENSORY

검사기술	가능한 소견

측두근과 저작근의 수축을 느껴본다.

5번 뇌신경과 그것의 상위 운동경로병변에서 운동과 감각의 소실

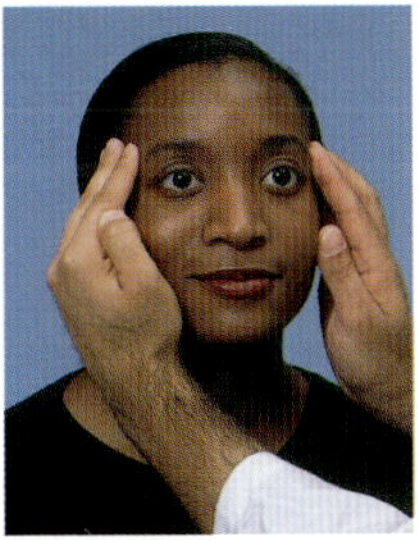

측두근 촉진

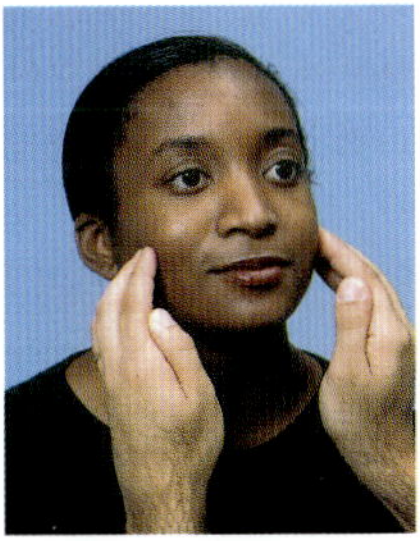

저작근 촉진

각막반사를 체크한다.

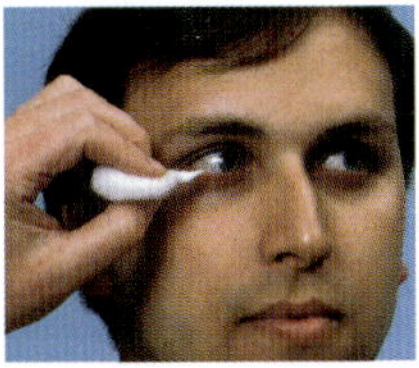

7번(안면신경)

양측 눈썹을 들어올리고, 눈살을 찌푸리게 하거나 눈을 꽉 감게 하거나, 이를 드러내 보이거나, 웃게 하거나, 바람을 불어 볼을 바깥으로 나오게 한다.

벨 마비에서 보이는 것과 같은 말초신경 손상이나 또는 뇌졸중에서 보이는 것과 같은 중추신경 손상으로부터 오는 위약감. 표 17-1, 안면마비(329쪽)를 참조하시오.

8번(청신경)

청각을 평가한다. 감소되었다면:

- 편측화를 평가한다. (웨버 테스트 101쪽 참조)

감각신경소실은 병변측에서 AC > BC이다.
전도상실은 병변측에서 BC > AC이다.

검사기술	가능한 소견
■ 공기전도와 골전도를 비교한다. (린네 테스트)	101쪽을 참조하라.
9번, 10번(설인두신경과 미주신경)	
연하에 어려움이 있는지 관찰한다.	약화된 구개 또는 인두는 연하를 손상시킨다.
목소리에 귀를 기울인다.	쉰목소리나, 비음
"아" 소리와 함께 연구개를 들어올리는 것을 관찰한다.	뇌혈관발작에서의 구개 마비
양측의 구역반사를 검사한다.	반사의 부재
11번(부신경)	
승모근. 근육의 크기, 불수의적인 운동 그리고 어깨를 들어오리는 힘을 평가한다.	위축, 연축, 위약감
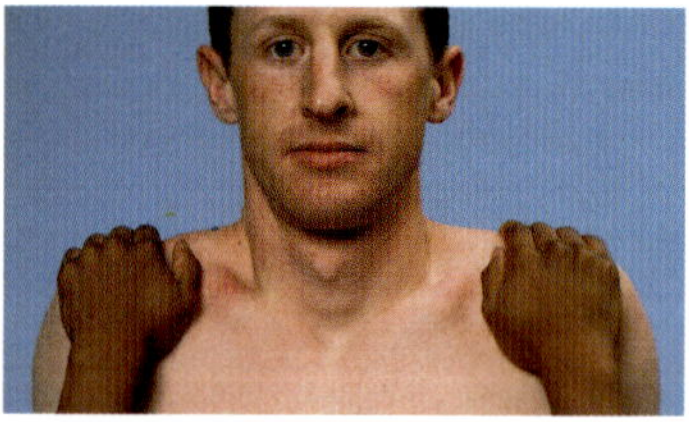	
흉골유돌근. 검사자의 손힘에 대항하여 머리를 돌리는 힘을 평가한다.	머리를 반대로 돌릴 때 흉골유돌근의 위약감
12번 설하신경	
환자의 발음을 들어본다.	10번, 12번의 손상으로 인한 구음장애
휴식 시 혀를 관찰한다.	위축, 연축
내민 혀를 관찰한다.	약한 쪽으로의 편향

검사기술	가능한 소견

운동계

체위 움직이거나 휴식하는 동안 환자의 체위를 관찰한다.	뇌졸중에서의 반신마비
불수의적인 운동 존재한다면, 위치, 성질, 속도, 박자, 크기, 그리고 주위환경	진전, 연축, 틱, 무도병, 무정위운동, 구강－안면운동장애
근육의 양 근육의 윤곽을 관찰한다.	위축
근육의 긴장도 팔과 다리의 수동적인 신전에의 저항을 평가한다.	경직, 강직, 연약감
근육의 강도 주요 근육 그룹들을 평가하고 등위를 매긴다.	

■ *Grading Mucle Stength*

Grade	설명
0	어떤 근육의 수축도 관찰되지 않는다.
1	약간의 근수축이 관찰된다.
2	중력이 제거되면 활동적인 운동
3	중력에 저항해서 활동적인 운동
4	중력과 약간의 저항에도 활동적인 운동
5	모든 저항에도 활동적인 운동

검사기술	가능한 소견

- 팔꿈치 굴곡(C5, C6)—이두근
- 팔꿈치 신전(C6, C7, C8)—삼두근
- 손목 신전(C6, C7, C8, 노신경)
- 잡는 것(C7, C8, T1)
- 손가락 외전(C8, T1)—척신경

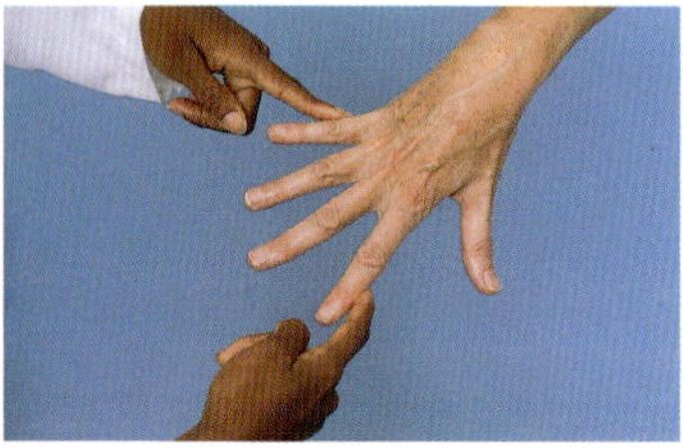

위약감이 있다면, 패턴을 관찰한다. 그것은 말초신경이나 신경근에 영향을 준 하위운동신경원의 병변을 암시할지도 모른다. 몸의 일측성 위약감은 상위운동원의 손상을 암시한다. 다발성신경병증은 대칭적인 원위부 위약감을 유발하고, 근병증은 근위부 쇠약감을 주로 유발한다. 반복적인 운동으로 악화되고, 휴식을 통해 향상되는 쇠약감은 중증근 무력증을 암시한다.

- 엄지손가락 반대편 향하기 (opposition) (C8, T1, 정중신경)

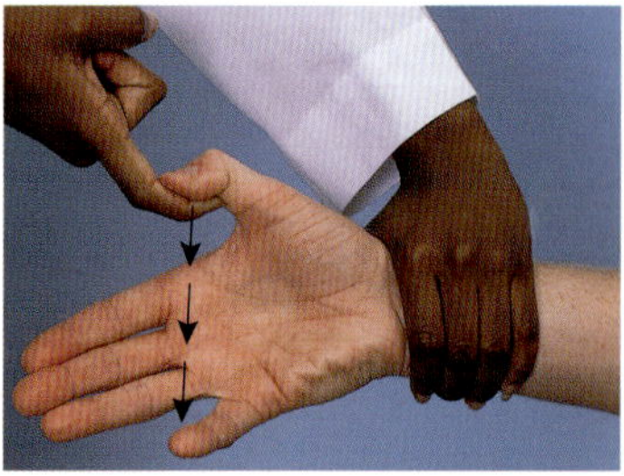

- 몸체—굴곡, 신전, 측부 굴신운동

- 골반부 굴곡(L2, L3, L4) —장요근

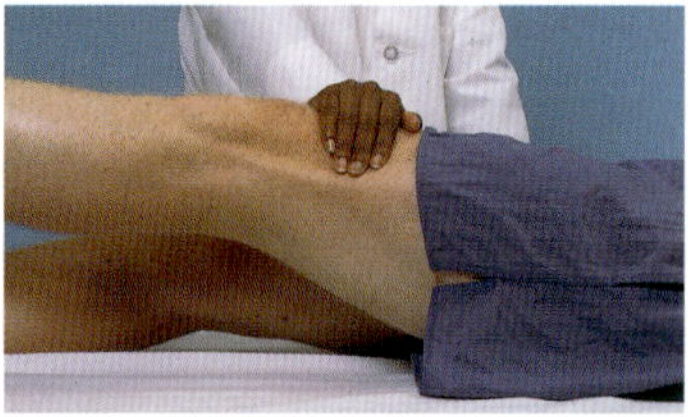

검사기술	가능한 소견

- 골반부 신전(S1)—대둔근
- 골반부 내전(L2, L3, L4)—내전근
- 골반부 외전(L4, L5, S1)
  —sulcus medius and minimus
- 무릎신전(L2, L3, L4)—사두근
- 무릎굴곡(L4, L5, S1, S2)—슬와부근육
- 발목의 발등쪽 굽힘(L4, L5)
- 발목의 발바닥쪽 굽힘(S1)

조화

팔과 다리의 신속한 교대 운동

소뇌병변에서는 서투르고, 느린 운동

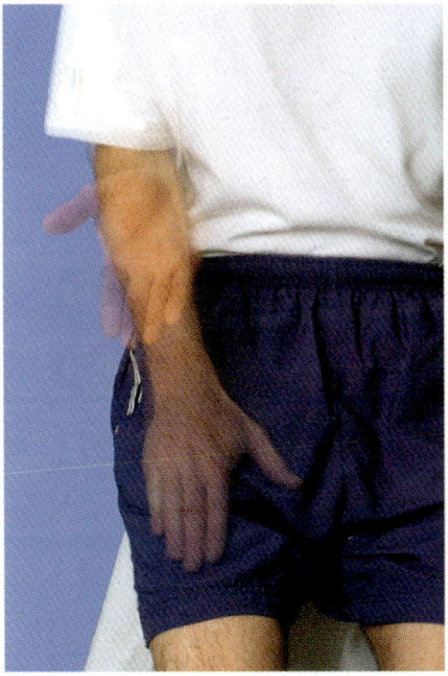

검사기술	가능한 소견
팔과 다리의 점대점 운동	소뇌병변에서는 서투르고, 불안정한 운동
걸음걸이, 환자에게 걷도록 시킨다.	
■ 멀리 걸어가서, 돌고, 다시 걷게 한다.	뇌혈관발작, 소뇌성운동실조, 파킨슨병, 위치감각의 소실은 모두 걸음걸이에 영향을 준다.
■ 발꿈치에서 발가락으로 걷게 한다.	
■ 발가락으로 걷고 그리고 나서 발꿈치로 걷게 한다.	
■ 각각의 발로 껑충 뛰게 한다.	
■ 한쪽 다리로 살짝 다리를 굽히게 한다. (의자에서 일어나고, 껑충뛰어 의자로 올라서고, 구부리는 것으로 대체할 수 있다)	근위부 골반부의 위약은 넘어질 위험이 크다.
선 자세	
■ 롬버그 테스트(선자세의 감각 검사)를 시행한다. 환자에게 눈을 뜨고 다리를 모으고 선 다음에 20~30초 동안 눈을 감으라고 한다. 가벼운 흔들림이 발생할지도 모른다(낙상을 방지하기 위해서 곁에 가까이 서 있어야 한다)	눈을 감았을 때 나타나는 균형상실은 롬버그 테스트 양성이고, 위치감각 손상을 암시한다.

검사기술	가능한 소견
■ 회내전 여부를 확인한다. 환자가 눈을 감고 20~30초 동안 팔을 앞으로 펼치고 있을 때 관찰한다.	반대편 피질척수로의 손상에서 팔꿈치의 굴곡과 회내전 그리고 팔의 하방이동
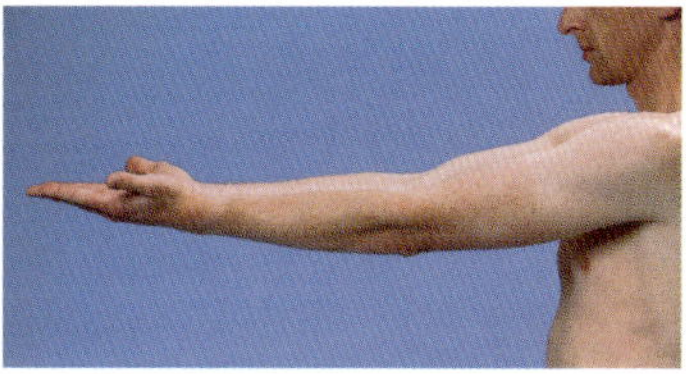	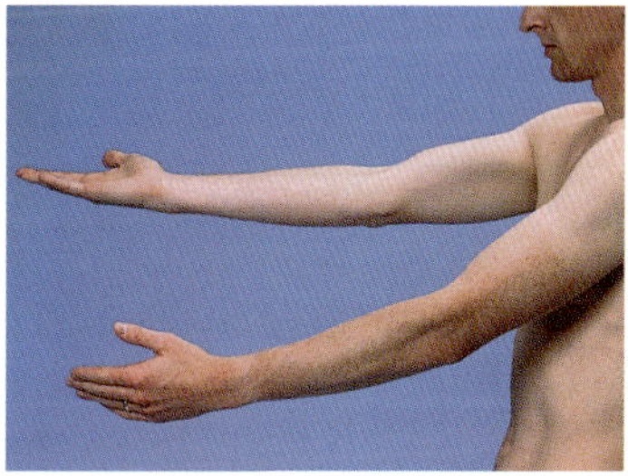
환자에게 팔을 계속 들고 있으라고 하고, 그것들을 아래쪽으로 가볍게 톡 쳐서, 부드럽게 제자리로 돌아오면 정상이다.	위약감, 비협조, 위치감각 손상

감각계

통증 날카롭고, 무딘 감각을 검사하기 위해서 부러진 면봉과 같은 도구를 이용한다. 몸의 양측에서 대칭적인 부위를 비교한다.	편감각 결핍
또한 통증, 체온, 그리고 촉감을 팔과 다리의 근위부와 원위부에서 비교한다. 대부분의 dermatome(체절)과 주요 말초신경을 표본으로 삼기 위해 자극을 분산시킨다.	말초신경병증의 "Glove- and-stocking" 소실

검사기술	가능한 소견
존재한다면, dermatome을 포함한 비정상 반응의 영역을 그려 놓는다.	
다음의 자극에 대한 반응을 평가한다. (검사를 설명할 때를 제외하고는 환자의 눈을 감게 해야 한다)	
■ 통증. 핀이나 다른 적당한 도구의 날카로운 끝부분을 사용한다. 대조군으로 무딘 끝을 가진 도구를 사용한다.	무통각, 통각감퇴, 과통각
■ 온도(만약 지시되었다면). 뜨겁거나 얼음처럼 차가운 물을 가진 시험관 또는 다른 적당한 온도의 물건을 사용한다.	온도와 통증감각은 보통 서로 관련되어 있다.
■ *가벼운 촉감.* 고운 솜 한다발을 사용한다.	무감각증, 감각과민증
진동감각과 위치감각을 체크한다. 만약 반응이 비정상이라면, 보다 근위부에서 테스트한다.	당뇨나 또는 알코올중독에서 오는 말초신경병증에서 그리고 매독이나 비타민 B_{12} 부족으로 인한 후방척수기둥 질병에서 진동감각과 위치감각의 상실
■ *진동과 위치.* 진동: 128 Hz 또는 256 Hz의 소리굽쇠를 사용하고, 뼈의 돌출부위에 대고 있는다. 진동과 위치감각은 둘다 후방 척수에서 운반되고 종종 상호관련이 있다.	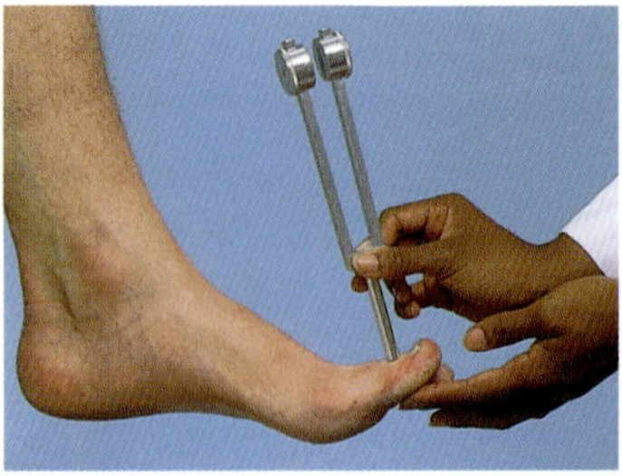

검사기술 | **가능한 소견**

- *위치.* 환자의 손가락과 엄지발가락의 양측을 잡고, 위아래로 움직인다.

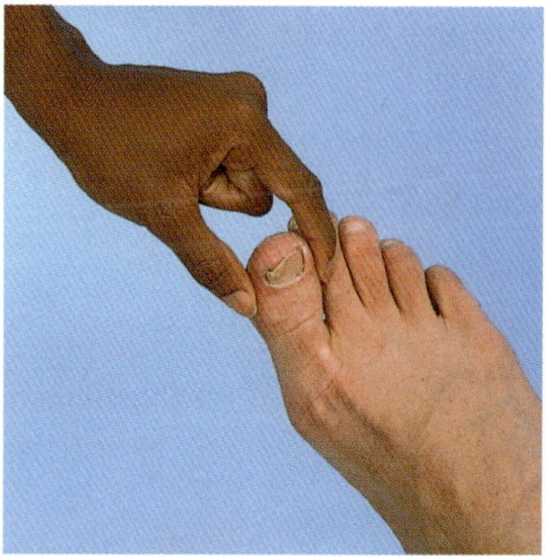

더 많은 감각 테스트를 위해서는 하나 이상의 분별감각을 평가한다.

- *입체감각.* 환자의 손에 올려놓은 일반적인 물건의 정체를 물어본다.

후방척수 또는 감각피질의 손상은 입체감이나 숫자 확인 그리고 두점의 분별력이 손상된다.

- *숫자 확인.* 펜의 무딘부분으로 환자의 손바닥에 쓴 숫자의 정체에 대해서 물어본다.

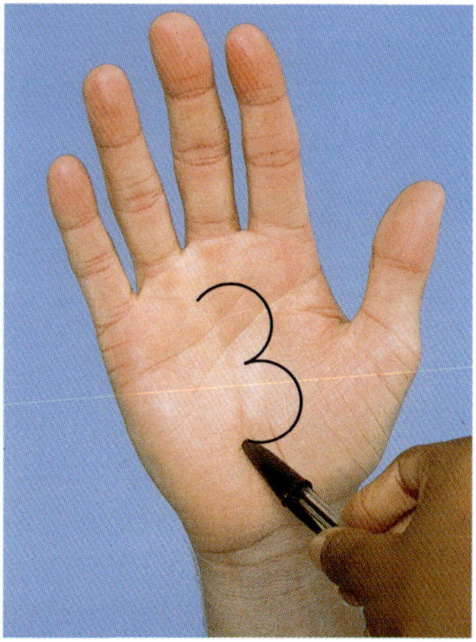

검사기술	가능한 소견
■ *두 점의 분별.* 환자의 손가락에서 두 점의 부분을 하나로부터 구별할 수 있는 최소거리를 찾는다(보통 5 mm 미만).	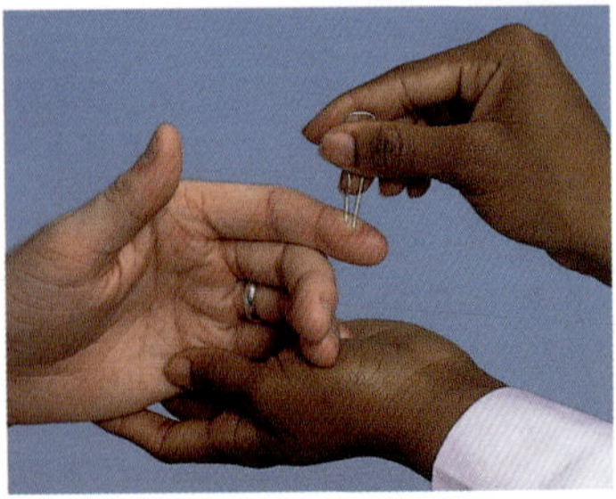
■ *점의 위치.* 피부를 잠시동안 만지고 환자에게 눈을 뜨고 만져진 부분을 말해 보라고 물어본다.	감각피질의 손상은 반대편의 점 국재화를 손상시키고, 그 부분의 촉감의 소멸을 유발한다.
■ 소멸. 동시에 반대편, 몸의 대응하는 부위를 만지고 나서 어디에서 감각이 느껴졌는지를 물어본다.	

반사

■ 반사의 등급

등급	설명
4+	과항진(간헐성 경련을 동반)
3+	평균보다 항진, 반드시 비정상이지는 않다.
2+	평균, 정상
1+	감소된, 정상보다 낮다
0	무반응

이두근(C5, C6)

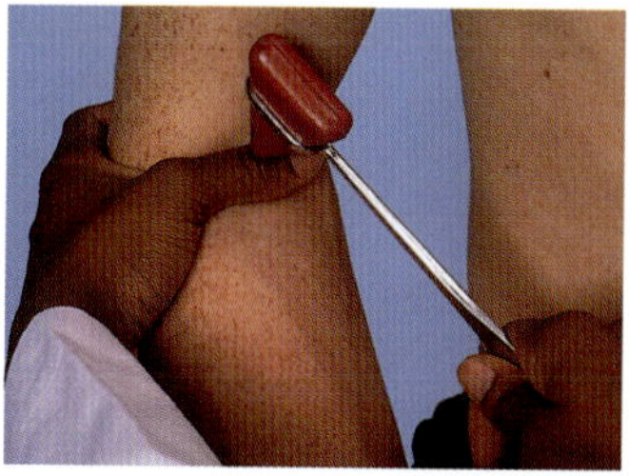

과항진된 심부건 반사, 복부반사의 부재, 그리고 바빈스키반사는 상위운동신경원손상을 의미한다.

삼두근(C6, C7)

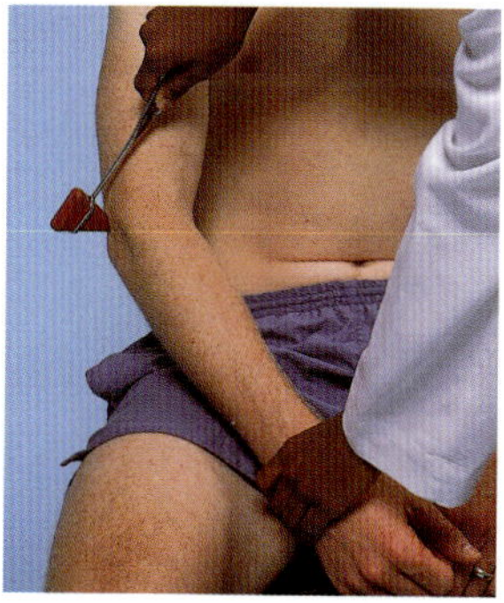

검사기술	가능한 소견

회외근(C5, C6) (상완요골)

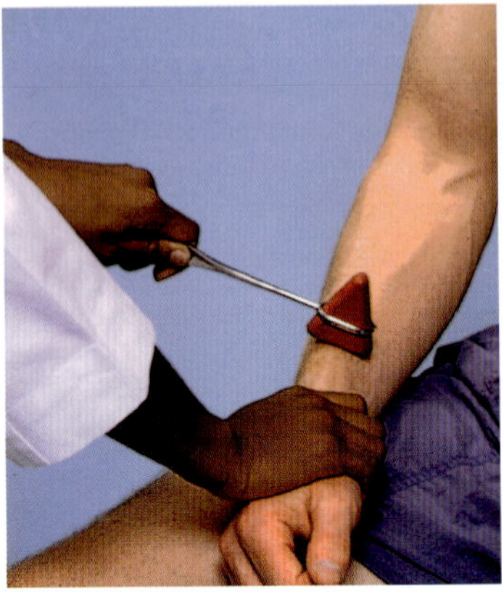

복부(상부 T8, T9, T10; 하부 T10, T11, T12)

상위 또는 하위 신경원 손상에서는 없을 수도 있다.

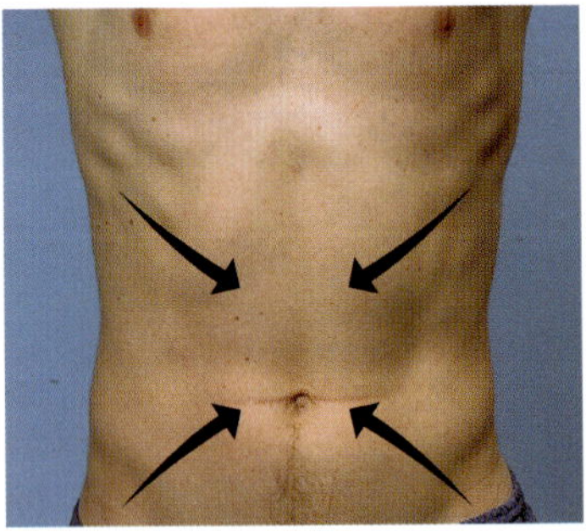

상부(T8, T9, T10)

하부(T10, T11, T12)

검사기술	가능한 소견

무릎(L2, L3, L4)

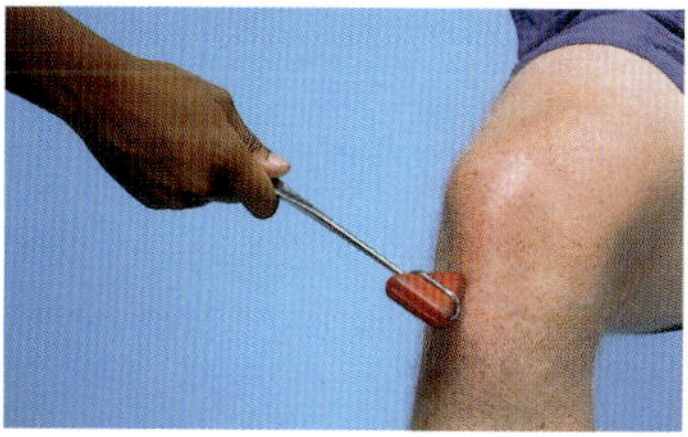

발목(S1)

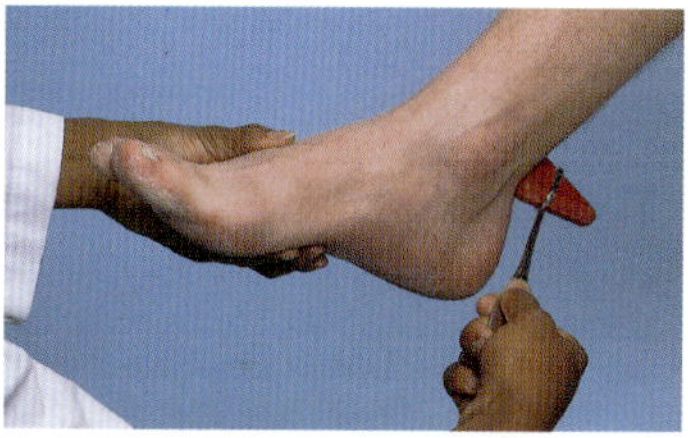

대칭적으로 발목반사; 말초신경병증에서는 감소되거나 부재함

발바닥(L5, S1), 정상적으로 굴곡

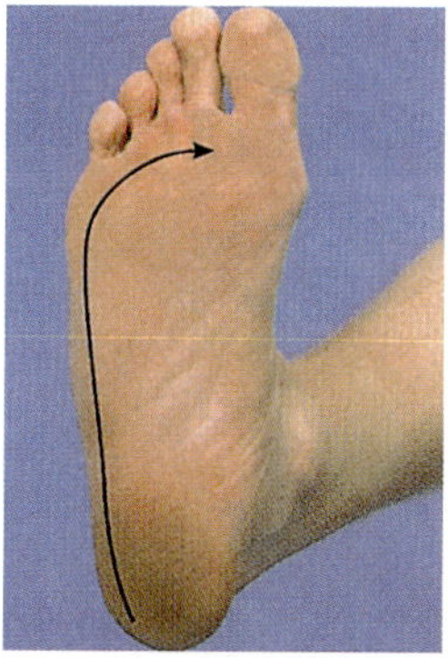

피질척수로손상으로 바빈스키 반응

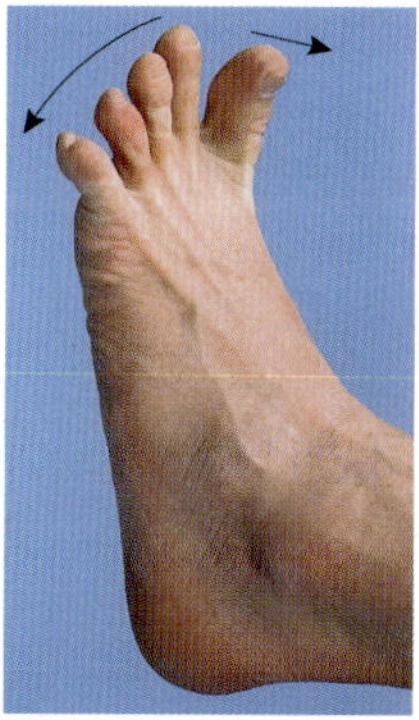

검사기술	가능한 소견
반사가 항진된 듯이 보이면, 간헐성 경련(clonus)을 체크한다.	

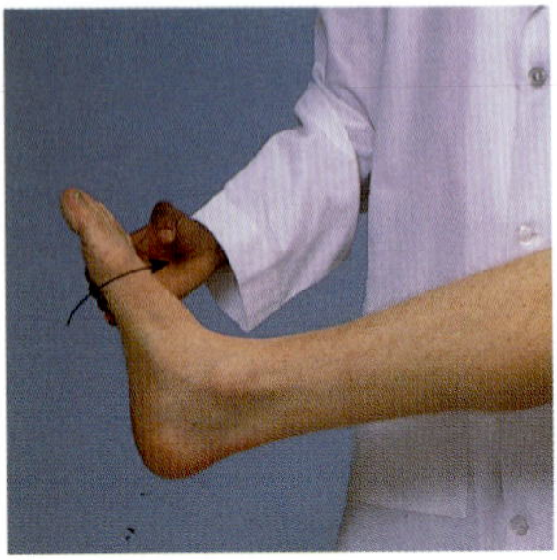

특 별 한 기 술

자세고정불능증(Asterixis). 환자에게 양팔을 앞으로 펴고, 양손은 위로 젖히고, 손가락을 쫙 펴라고 말한다. 1~2분 동안 관찰한다.	갑작스럽고 짧은 굴곡은 대사성 뇌병증을 암시한다.
견갑골의 날개모양. 환자에게 검사자의 팔을 벽삼아서 밀면서 팔을 곧게 펴라고 한 후 견갑골을 관찰한다. 그것은 정상적으로 흉벽 가까이에 놓여 있어야 한다.	흉벽에서 멀리 떨어진 견갑골의 날개모양은 전거근의 쇠약을 암시한다.

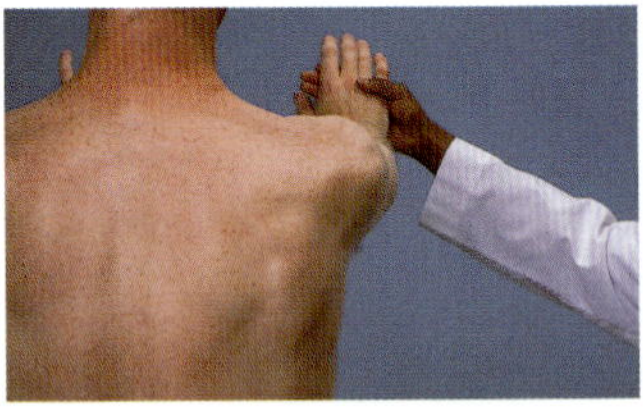

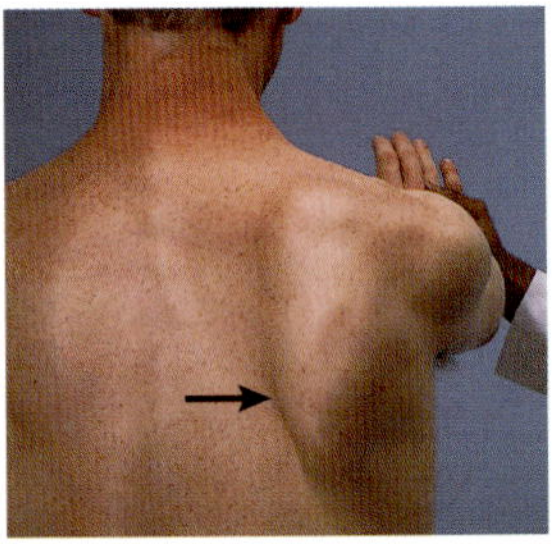

검사기술	가능한 소견
뇌막 증상. 환자를 바로 눕히고, 머리와 목을 가슴쪽으로 굴곡시킨다. 저항, 통증에 유의하고, 골반부와 무릎의 굴곡을 관찰한다 (Brudzinski's sign).	뇌막자극은 두개의 조작을 하는 동안 굴곡시 저항이나 통증을 유발할 수도 있다.
엉덩이와 무릎에서 환자의 다리를 굴곡시키고 무릎을 곧게 한다. 저항이나 통증에 유의한다(Kernig's sign).	요천추신경근 압박시 들린 다리의 무릎을 곧게 할 때 통증을 유발한다.

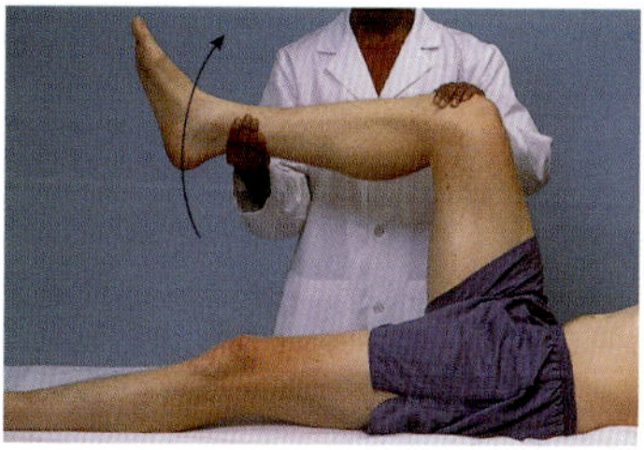

검사기술	가능한 소견
항문반사. 무딘 물체로 4개의 4분원 안에서 항문으로부터 바깥쪽으로 치라(stroke) 항문의 수축을 관찰한다.	반사의 소실은 S 2-3-4 위치에 손상을 암시한다.
혼미하고, 혼수상태의 환자를 평가한다. ABC(airway, breathing, and circulation)를 평가한다.	
맥박, 혈압 그리고 직장온도를 잰다.	
점차 증강되는 자극으로 의식의 수준을 정한다.	기면, 둔감, 혼미, 혼수

■ *의식의 수준*

각성도	환자는 깨어있고, 자신과 주위를 인식한다. 정상적인 목소리로 이야기를 들었을 때 환자는 당신을 바라보고, 반응에 충분히 그리고 적절히 반응할 것이다.
기면	환자는 졸린 듯이 보이나, 큰소리로 불렀을 때 눈을 뜨고 당신을 바라보고, 질문에 대답하며, 그리고 나서 잠에 다시 빠져 든다.
둔감	부드럽게 흔들었을 때 환자는 눈을 뜨고, 당신을 바라보지만, 느리게 반응을 하고, 어느정도 혼란스러워 한다. 주위 환경에 각성도와 관심이 줄어든다.
혼미	환자는 고통스런 자극 후에만 잠에서 깨어난다. 언어 반응은 느리거나 존재하지 않는다. 환자는 자극이 중단되었을 때 무반응 속으로 빠져든다. 환자는 자신과 주위에 최소한의 인식만을 하게 된다.
혼수	반복적인 고통스런 자극에도 불구하고, 환자는 눈을 감은채 비각성적인 상태를 유지한다. 내부 필요 또는 외부자극에 대한 어떤 명백한 반응이 보이지 않는다.

만일 경수 손상 가능성이 있다면 동공을 확장시키거나 환자의 목을 굴곡시키지 말아라.

관찰

검사기술	가능한 소견
■ 호흡 양상	Cheyne-Stokes, 실조성 호흡
■ 동공	
■ 안구운동	한쪽으로 편향
몸의 자세에 주의한다.	제피질 강직, 제뇌강직, 이완성 편마비

검사기술

안구두부(인형안 운동)반사.
상부안검을 열은 채로, 각각의 방향으로 빠르게 머리를 돌린다. 그리고 나서 환자의 머리를 굴곡시키고, 신전시킨다.
이 환자의 머리는 환자의 오른쪽으로 돌린 것이다.

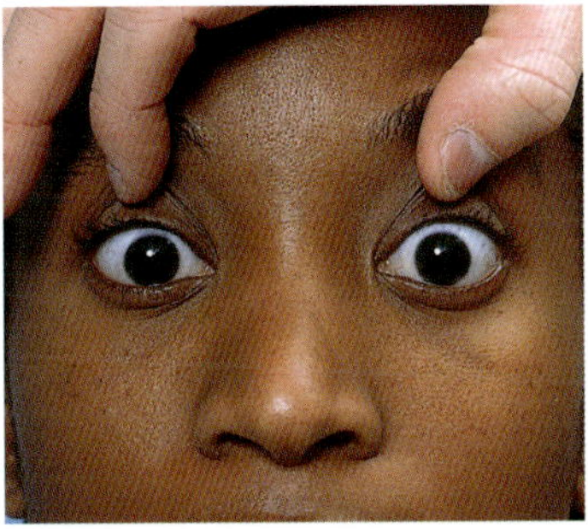

가능한 소견

뇌간의 기능이 손상되지 않은 혼수상태의 환자에서 눈은 반대편으로 움직이는데, 이 경우에는 환자의 왼쪽으로 눈이 움직였다(인형안 운동).
매우 깊은 혼수 또는 중뇌나 뇌교의 손상은 이 반사가 나타나지 않는다.

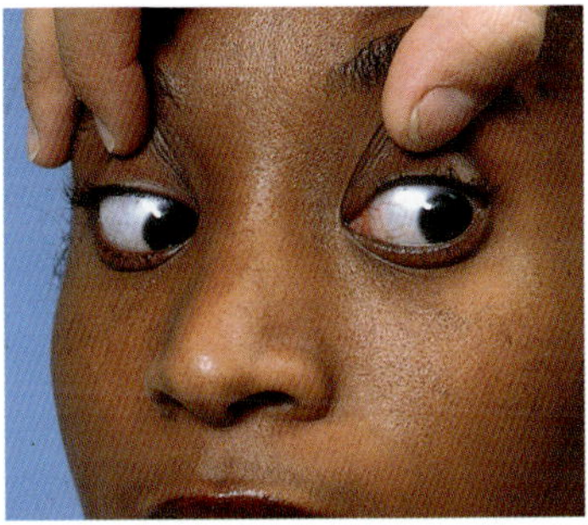

검사기술	가능한 소견
이완성 마비를 평가한다.	
■ 팔을 수직으로 붙잡고, 손목의 위치에서 관찰한다.	이완된 손은 수평방향으로 떨어진다.
■ 침대위 12~18인치에서 각각의 팔을 떨어뜨린다.	이완된 손은 더 빨리 떨어진다.
■ 어느 정도 고정된 자세에서 양측 무릎을 지탱하게 하고, 양측 무릎을 신전시킨 뒤 침대로 다리를 떨어지게 한다.	이완된 다리는 보다 빨리 떨어진다.
■ 비슷한 위치에서 양다리를 놓는다.	이완된 다리는 신전되고 외전된다.

신경학적 그리고 일반 신체검사를 완료한다.

소견기록

신체검사 기록-신경계

"정신 상태: 각성, 이완된 상태, 협조적.사고과정 일관적. 사람, 장소, 시간에 대해 지남력이 있는 상태, 자세한 인지 기능 평가는 미뤄둔다.

뇌신경: 1—시행되지 않음; 2-12 정상. 운동신경 정상 근육양과 긴장도, 근육의 힘: 5/5

소뇌: 빠른 엇갈림 운동, 손에서 코운동, 발뒤꿈치에서 정강이 운동 정상. 정상적인 보행, 롬버그—눈을 감은채, 균형을 유지, 회내전 없음

- 감각: 단자시험, 가벼운 감각, 위치감각, 진동감각 정상
- 반사: 2+ 그리고 아래로 향하는 대칭적인 발바닥쪽 굽힘

대안적으로 반사를 테이블이나 막대숫자를 사용하여 기록한다."

	Biceps	Triceps	Brach	Knee	Ankle	Pl
RT	2+	2+	2+	2+	2+	↓
LT	2+	2+	2+	2+	1+	↑

또는

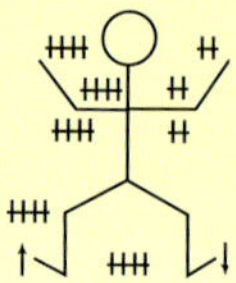

해석에 대한 도움

표 17–1 얼굴 마비

얼굴 윗부분의 움직임을 면밀히 관찰함으로써 말초신경병변과 7번 뇌신경의 중추성 얼굴마비 병변을 구별한다. 얼굴 윗부분의 움직임은 양측 대뇌반구에서 신경 지배를 받기 때문에, 중추성 병변시 손상받지 않는다.

	말초신경 병변	뇌신경 병변
영향을 받은 얼굴방향	손상부위와 같은쪽	손상부위와 반대쪽
얼굴위부분	이마에 주름을 쥐게 할수 없고, 눈썹을 올릴 수 없으며, 눈을 감을 수 없다.	운동은 정상 또는 약간 감소
얼굴 아래 부분	웃음을 짓거나 이를 보일 수 없음	웃음을 짓거나 이를 보일 수 없음

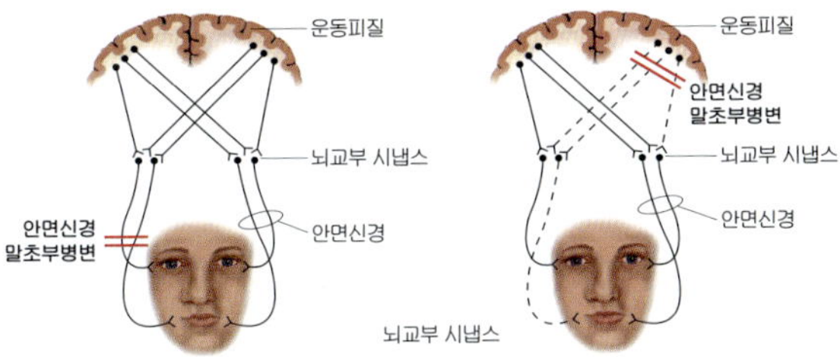

	말초신경 병변	뇌신경 병변
일반적인 원인	벨의 마비 (7번뇌신경의 마비)	뇌혈관 발작

표 17-2 운동 장애

	말초신경 병변	중추신경 병변*	파킨슨(기저핵 장애)	소뇌 병변
불수의적인 운동	가끔 속상수축	속상수축 없음	안정시 진전	활동시 진전
근육 양	위축	정상 또는 경한 위축	정상	정상
근육 긴장도	감소 또는 부재	증가, 경직	증가, 강직	감소
근육의 힘	감소 혹은 소실	감소 혹은 소실	정상 또는 경한 감소	정상 또는 경한 감소
협조	위약에 의하여 제한적이지만 손상되지 않음	느리고, 위약감에 의하여 제한적	느리고 종종 진전적이지만 좋음	손상되고 실조적임
반사				
심부건	감소되거나 부재	증가	정상 혹은 감소	정상 혹은 감소
발바닥	굴곡 또는 부재	신전	굴곡	굴곡
복부	부재	부재	정상	정상

*Upper motor neuron

표 17-3 불수의적 운동

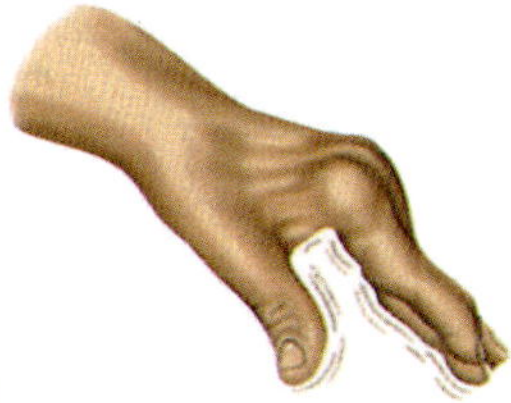

1

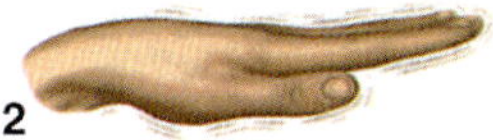

2

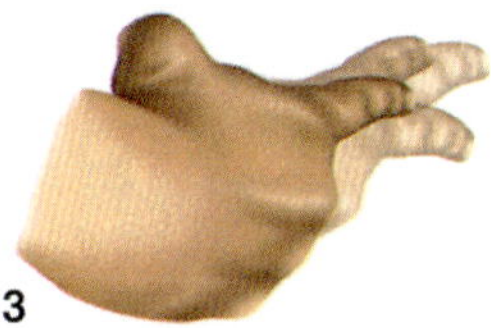

3

진전. (1) 휴식시 (2) 운동시 또는 (3) 자세를 유지할 때 명백해지는 리듬감 있는 진동

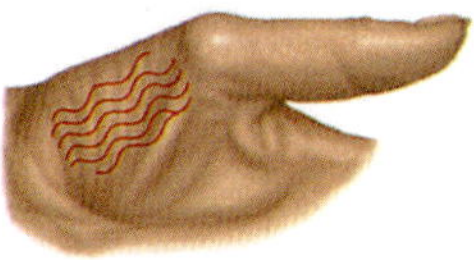

속상수축. 미세하고 빠른 근육다발의 펄럭거림

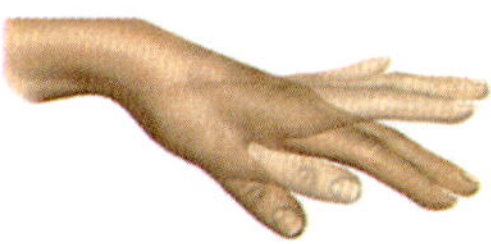

무도병. 짧고, 빠르고 불규칙적이고 갑자기 움직이는(jerky) 운동; 얼굴, 머리, 팔, 또는 손

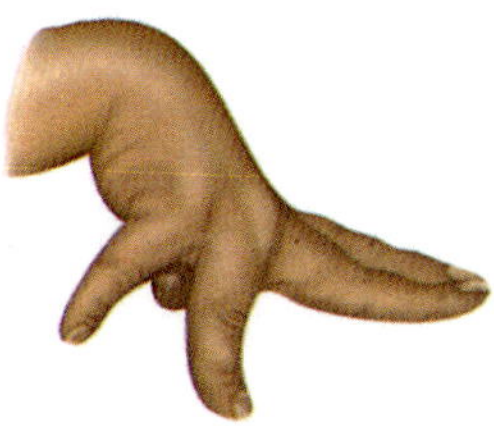

무정위운동. 느리고, 꼬이고, 뒤틀림; 얼굴 또는 사지의 원위부

(표 다음 페이지 계속)

표 17-3 불수의적 운동 *(계속)*

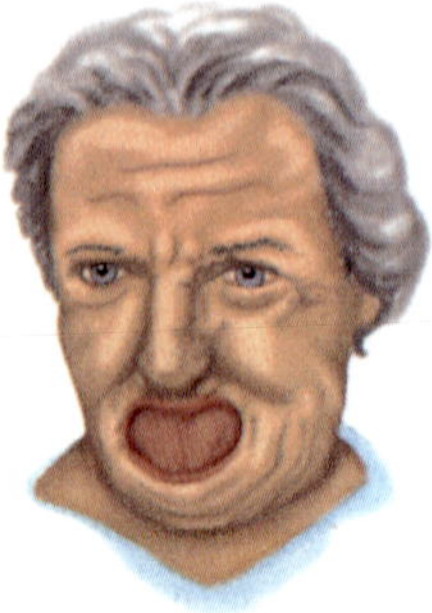

구강-안면 운동이상증. 얼굴과 입의 리듬감있고, 반복적이며 기이한 운동

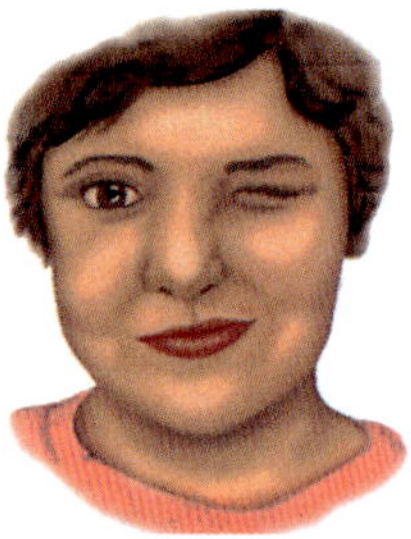

틱. 짧고 불규칙적이며, 반복적이고 협조적인 운동(예. 눈깜빡임, 어깨 으쓱거림)

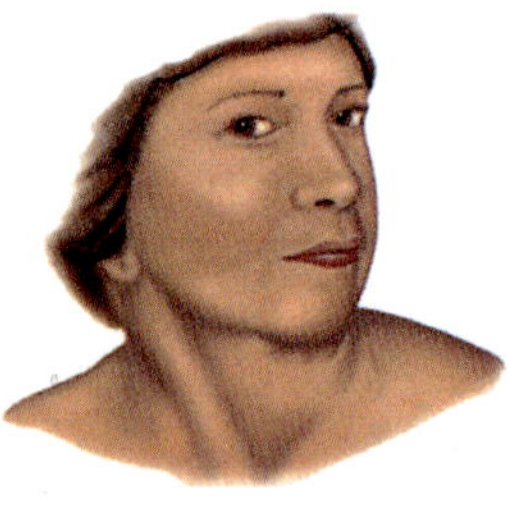

긴장이상.(종종 몸통이나 보이는 바와 같이 목에서) 기이하고, 꼬인 자세(연축사경)

표 17-4 근육 긴장도 이상 질환

경직	강직
위치: 대뇌피질에서 척수까지 어느 지점에 있는 피질척수로의 상부 운동 뉴런	**위치:** 기저핵 계
설명: 속도 의존적인 근육의 긴장도 증가(과다근육긴장증). 긴장도는 수동적인 운동이 빠를 때 더 증가한다. 그리고 수동적인 운동이 느릴 때 덜하다. 긴장도는 또한 운동의 극단에서 더 증가한다. 빠른 수동 운동 동안에 초기 과다근육긴장증은 사지가 이완될 때 갑자기 감소한다. 이런 경직성 "catch" 그리고 이완은 clasp-knife 저항이라고 알려져 있다.	**설명:** 운동의 속도와 무관한 운동궁의 전반에 걸쳐 지속되는 증가된 저항은, 납 파이프 강직이라고 불린다. 손목 또는 팔의 굴곡과 신전시에 중복된 톱니바퀴 모양의 경련은 cogwheel 강직이라고 불린다.
일반적인 원인: 뇌졸중, 특히 후기 또는 만성기	**일반적인 원인:** 파킨스병

이완	근육긴장병증
위치: 전뿔각세포에서 말초신경까지 어떤 위치에 있는 하위운동뉴런	**위치:** 양측 대뇌반구, 보통 전두엽
설명: 상하지를 느슨하고 기운없게 하는 근육의 긴장도 상실(근육긴장저하). 영향을 받은 상하지는 과신적 또는 심지어 팔이 휘둘리는 것 같을 수 있다.	**설명:** 운동의 수동적인 범위에서 긴장도의 갑작스런 변화. 운동의 용이함을 증가시키는 긴장도의 갑작스런 상실을 mitgehen이라고 부른다. 보다 힘들게 운동을 하게 하는 긴장도의 갑작스런 증가는 gegehalten이라고 부른다.
일반적인 원인: 길레인-바레 증후군, 또는 척수손상(척수 쇼크), 또는 뇌졸중의 초기단계도 가능하다.	**일반적인 원인:** 치매

표 17-5 피부분절

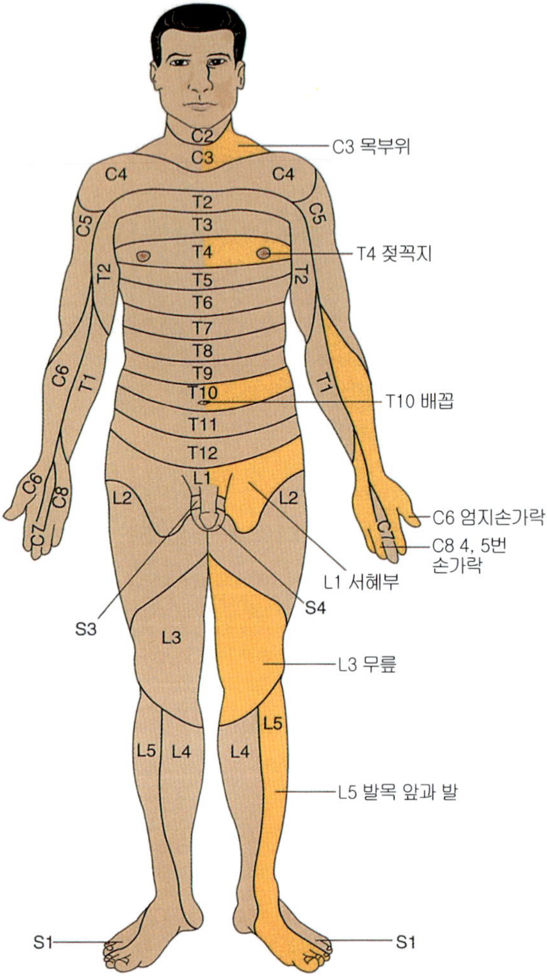

후근에 의해 지배되는 피부 분절

(표 다음 페이지 계속)

표 17-5 피부분절 *(계속)*

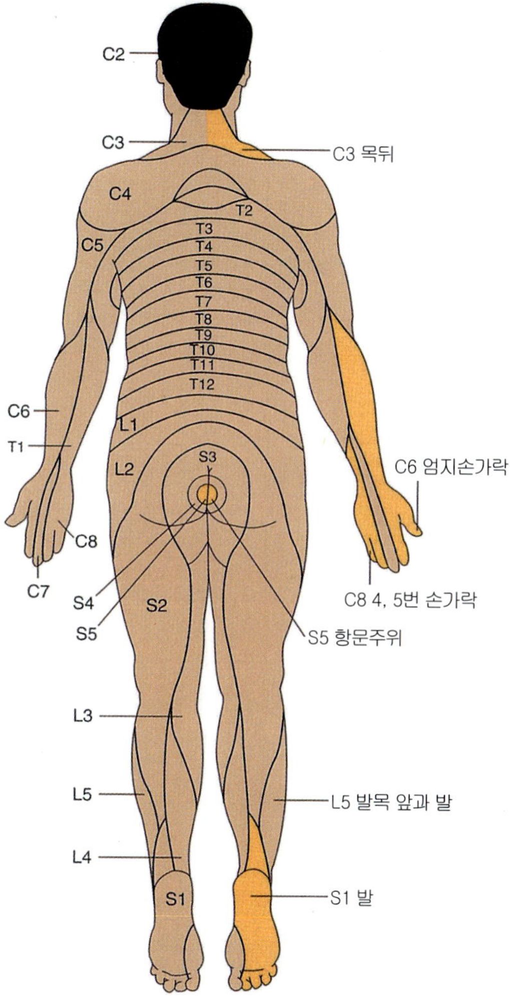

후근에 의해 지배되는 피부 분절

표 17-6 혼수환자에서의 동공

작거나 바늘침 동공

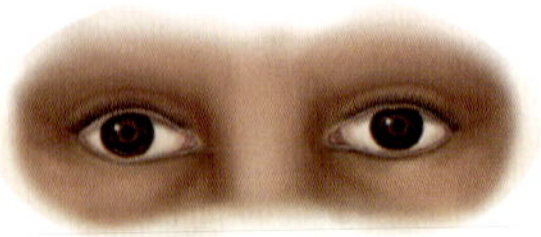

양측성 소동공(1~2.5 mm)은 (1) 시상하부에 있는 교감신경로의 손상 (2) 대사성 뇌병증(약물을 포함한 많은 원인으로 인한 대뇌 기능의 전반적인 기능 상실)을 암시한다. 대광반사는 보통 정상이다.
바늘침 동공(<1 mm)은 뇌교의 출혈이나 (2) 모르핀, 헤로인 또는 다른 마약의 효과를 암시한다. 대광반사는 돋보기로 볼 때 관찰된다.

중앙부 고정 동공

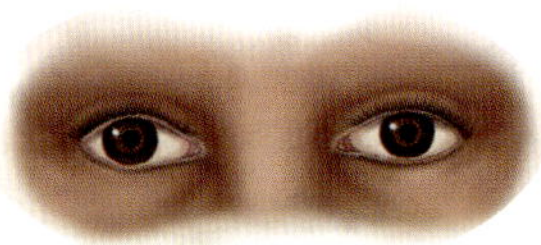

중앙부 또는 약간 확장된 동공(4~6 mm) 그리고, 대광반사에도 고정된 동공은 중뇌의 손상을 암시한다.

큰 동공

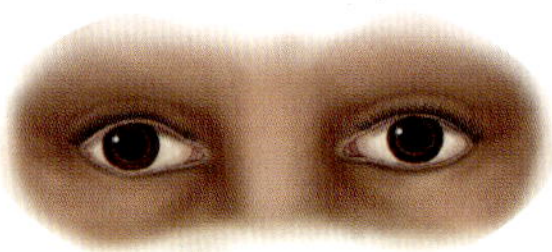

교감신경흥분성 효과가 있는 심각한 무산소상태에서 양측성으로 고정되고 확장된 동공은 심정지에서 보일 수 있다. 그것들은 또한 아트로핀양 약물, 페노싸이아진, 또는 삼환계항우울증 약물로도 생길 수 있다.

일측성 큰 동공

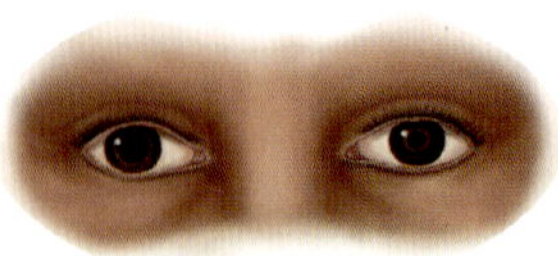

하나의 고정되고 확장된 동공은 측두엽의 탈출의 위험신호이다. 이것은 동안신경과 중뇌를 압박해서 생기는 것이다.

CHAPTER 18

소아의 평가: 영아에서 사춘기까지

소아의 발달

소아는 성인과는 신체, 인지, 사회적 발달이 매우 다르다.

소아발달의 키포인트

- 소아의 발달은 뇌의 성숙과 함께 발달의 이정표가 있어 예견할 수 있는 경과에 따른다.
- 정상 발달단계는 매우 광범위하고 소아들마다 성숙 속도가 다르다.
- 소아 발달과 건강에 신체적, 질병상태, 심리적, 사회적, 환경적 요소 등이 영향을 준다. 예를 들면 만성질환과 사회적인 문제는 신체적인 영향뿐 아니라 성장발달 속도에도 영향을 미친다.
- 소아의 발달정도는 과거력, 진찰에 영향을 준다.

건강력

소아의 병력청취의 기본은 성인과 같으나 다음 몇가지를 덧붙인다.

기록.
출생일, 출생 장소, 예명, 부모의 이름(만일 성이 다르면 각각 명시한다)

주증상.
소아, 부모, 학교 교사, 다른 사람 등 관련이 있다고 생각되는 사람을 정해야 한다.

현증상.

각 가족 구성원이 아이의 증상에 어떤 관련이 있으며 증상으로부터 얻을 수 있는 부가적인 잇점이 있는지 기록한다.

과거력.

출생력: 신경발달적인 문제가 있다면 특히 중요하다. 병원기록이 필수적이다.

- 출생전: 모체의 건강, 약물복용력, 흡연, 마약복용, 음주 등을 기록, 질 출혈, 체중증가, 임신 기간 등을 기록한다.
- 출생: 진통과 분만, 출생체중, 1분과 5분의 APGAR 점수 등을 기록한다.
- 신생아기: 심폐소생술 여부, 청색증, 황달, 감염, 애착 정도 등을 기록한다.

수유력: 특히 영양실조나 비만에서 중요하다.

- 모유수유: 모유수유 횟수와 간격, 어려움, 이유식 시기와 방법
- 분유수유: 형태, 양, 빈도, 구토, 복통, 설사, 비타민, 철분, 불소첨가, 고형식의 도입 등을 기록한다.
- 식습관: 식사량, 식사형태를 기록한다. 식습관문제에 대해서는 부모태도의 책임이 있다.

성장과 발달력: 특히 성장 발달장애가 있거나 행동장애가 있는 경우 중요하다.

- 신체적인 성장: 모든 연령의 체중, 키를 기록한다. 2세 이전에는 머리둘레, 가슴둘레를 기록하고 느린 또는 빠른 성장기간을 기록한다.
- 발달이정표: 고개들기, 뒤집기, 앉기, 서기, 걷기, 말하기 등을 한 나이를 기록한다.
- 언어발달: 학령전기, 학동기의 언어수행능력을 기록한다.

- 사회성 발달: 낮잠, 밤에 잠자기 형태, 대소변 가리기, 습관적인 행동, 체벌의 문제, 학교 습관, 가족과 친구와의 관계 등을 기록한다.

현재의 건강상태.

알레르기: 습진, 두드러기, 계절성 알레르기. 천식, 음식과민, 곤충과민, 반복적 쌕쌕거림 등을 기록한다.

예방주사: 예방접종한 날짜와 부작용을 기록한다.

선별검사: 소아의 의학적, 사회적 상황에 따라 다르다. 신생아 선별검사, 빈혈 선별검사. 납적혈구 빈혈, 시력, 청력 등(그 외 결핵 검사 등)을 한다.

건강증진과 상담

1. 나이에 맞는 발달을 하는 소아
   - 신체발달(성숙도, 성장, 사춘기)
   - 운동발달(대운동, 미세운동수행능력)
   - 인지발달(이정표 수행, 언어, 학업수행)
   - 감정발달(자아, 통제력, 자아통제력, 독립성, 도덕성)
   - 사회발달(사회적성, 책임감, 가족과 주변과의 적합성)

2. 건강상담 방문
   - 주기적으로 의학적, 구강건강을 표 18-8처럼 평가한다.
   - 필요할 경우 더 자주 방문하도록 한다.

3. 신체검사소견을 통합한다(정상, 건강한 생활습관을 확인한다).

4. 예방접종

5. 선별검사

6. 지도
- 건강한 습관
- 영양, 건강한 식사
- 감정적, 정신적 건강
- 구강건강
- 외상으로부터의 보호
- 성발달과 성
- 책임감과 효력
- 가족관계(상호관계, 정신력, 지지)
- 질병의 예방 및 인지
- 위험한 행동과 남용에 대한 예방
- 학업과 직업의 성취
- 동료와의 관계
- 사회 상호적용(놀이방, 학교)

7. 의료계 종사자와 소아, 청소년, 가족간의 협력

검사의 기술

순서

환자의 나이에 따라 달리한다.

- 영아와 어린 소아에서는 아기가 힘들어하지 않을 동작을 먼저하고 힘들어하는 동작은 가장 나중에 한다. 예를 들면 머리와 목의 촉진, 심장과 폐의 청진은 가장 먼저하고 귀와 입의 진찰, 복부촉진은 가장 나중에 한다. 환자가 아파하는 부위가 있으면 가장 나중에 한다.
- 나이든 소아와 청소년은 가장 아픈 곳을 가장 나중에 하는 것 이외는 성인과 같은 순서로 한다.

신생아의 평가

출생 직후의 평가

청진기로 흉부를 청진하고 복부를 촉진하고 머리, 얼굴, 구강, 사지, 생식기, 회음부를 시진한다.

Apgar 점수

다음 표를 따라 1분과 5분의 APGAR 점수를 매긴다. 각 항목은 0~2점까지 매긴다.

만일 5분 APGAR 점수가 8점 이상인 경우 더욱 완전한 진찰을 한다.

■ *Apgar 점수*

Apgar 점수

임상양상	0	1	2
심박수	없음	<100	>100
호흡운동	없음	느리고 불규칙하다	좋고 강하다
근력	축쳐짐	사지를 약간 굴곡한다	힘차게 움직인다
자극*에 대한 반응	무반응	찡그린다	힘차게 울거나 재치기, 기침을 한다
색깔	청색, 창백	몸통은 분홍, 사지는 청색	전체가 분홍

(표 다음 페이지 계속)

*코를 카테터로 자극하거나 흡인한다.

■ *Apgar 점수 (계속)*

1분 Apgar 점수		5분 Apgar 점수	
8~10	정상	8~10	정상
5~7	약간 신경계기능저하	0~7	신경계 및 다른 장기의 기능부전고위험
0~4	심한 기능저하 즉시 심폐소생술 필요		

임신주수와 출생체중.
아기를 출생체중과 임신주수에 따라 구분한다.

임신주수와 출생체중

출생체중

분류	*체중*
■ 초극소 저체중 출생아	<1,000그램
■ 극소 저체중 출생아	<1,500그램
■ 저체중 출생아	<2,500그램
■ 정상체중 출생아	≥2,500그램

임신주수

분류	*임신주수*
■ 미숙아	<37주(<259일)
■ 만삭아	37~42주
■ 과숙아	>42주(>294일)

분류	약어	백분위수
부당 경량아	SGA	<10백분위수
적정 체중아	AGA	10~90백분위수
부당 중량아	LGA	>90백분위수

출생후 수시간 지난 후 검진

출생 첫 1일(출생후 8시간이 적정)에 신생아는 다음항목을 완전히 검진하여야한다. 수유 후 1~2시간 후가 신생아가 더 잘 반응을 한다. 나머지는 부모에게 질문한다.

신생아의 색깔, 크기, 사지균형, 영양상태, 자세, 호흡 및 머리와 팔다리 움직임을 관찰한다.

정상소견은 자발적으로 움직이고 사지는 구부리며 약간 떤다.

대부분의 신생아는 자궁내의 자세 때문에 다리를 구부린 자세를 취한다.

환자의 탯줄을 관찰하고 비정상소견을 확인한다. 정상적으로는 2개의 두터운 벽을 가진 작은 배꼽동맥과 1개의 얇은 벽을 가진 큰 배꼽 정맥이 있으며 12시 방향에 보통 위치한다.

단일 배꼽 동맥은 선천성 기형과 관련이 있으며 배꼽 탈장은 복벽의 소실로 나타난다.

검사기술	가능한 소견
모든 신생아는 의식상태, 대운동 및 미세운동, 근력, 울음, 심부건반사, 미숙신경반사 등 신경학적 검사를 하여야한다.	심한 뇌손상의 경우; 지나치게 보채거나 지속적인 부조화 자세 또는 사지를 펴거나 계속 머리를 한쪽에 고정시키거나 머리와 목을 지나치게 신전시키거나(활모양 강직) 심하게 축처져 있고 통증에 대한 반응이 적다.

신생아의 평가

정신과 신체적 상태

부모의 아기를 대하는 태도-아기를 안는 방법, 움직임, 옷입히기, 아기가 불편해 하는 방식에 대한 반응 정도 등을 관찰한다. 모유 또는 분유 수유하는 방법을 관찰하고 신체검사 하기 전에 덴버발달검사를 통해 발달 상태를 평가한다.

흔한 발달지연은 배아발달장애, 선천성, 유전적장애, 환경적, 사회적인 문제, 임신 또는 주산기적인 문제, 감염(뇌막염 등), 외상, 만성질환 등을 포함한다.

전반적인 관찰

성장은 키와 체중의 정상적인 증가를 뜻하고 영아, 소아기의 건강상태의 훌륭한 지표가 된다.

성장장애의 원인으로 환경 또는 심리 사회적, 위장, 신경학적, 심장, 내분비, 신장 등 다른 장기의 장애를 뜻한다.

검사기술	가능한 소견
정상범위에서 벗어난 경우 조기에 문제점을 찾아내고 성장을 평가하고 비교하여야 한다.	
■ 나이와 성별에 맞는 정상범위 ■ 평가방식을 미리 읽어둔다.	97백분위수 이상이거나 3백분위수 이하인 경우 또는 최근 급격한 증가나 감소가 있었던 경우 조사가 필요하다.
키와 체중 각 소아의 키와 체중을 정상 성장 곡선에 맞추어 그린다(표 18-2~18-5, 372~375쪽을 참조하시오).	키의 성장장애는 내분비질환 및 다른 저신장의 원인을 의미하고 체중장애는 만성질환을 의미한다.
머리둘레 머리둘레는 첫 2년 동안 매 신체검사를 할 때마다 측정한다(표 18-6, 18-7, 376~377쪽을 참조하시오).	봉합선의 조기닫힘 또는 작은 머리증은 머리가 비정상적으로 작다. 수두증, 경막하출혈 또는 드물지만 뇌종양 또는 선천성 질환의 경우 비정상적으로 머리크기가 크다.

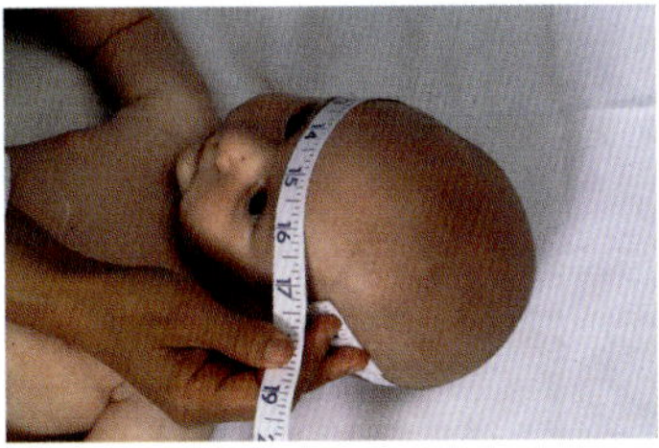

검사기술	가능한 소견

체질량지수 (Body Mass Index: BMI)

체질량지수는 나이, 성별 별로 차트가 있다.

5백분위수 이하인 경우 저체중, 85백분위수이상인 경우 과체중, 95백분위수 이상인 경우 비만이다.

활력징후

혈압의 측정

신생아기에 적어도 한번은 측정한다. 영아와 어린 소아는 도플러방법을 통해서 수축기혈압을 측정한다.

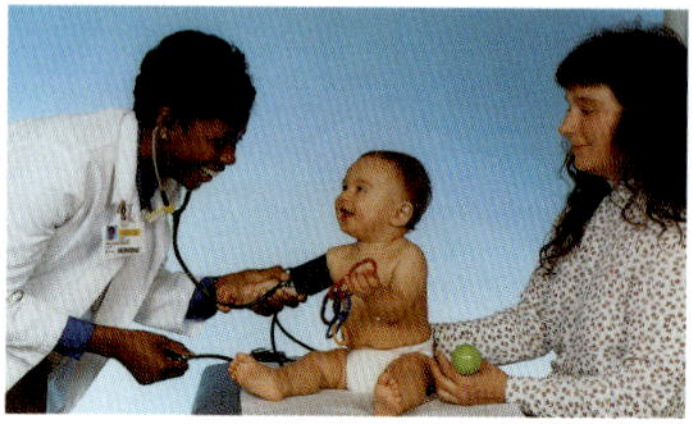

■ *소아연령의 지속적인 고혈압원인*

신생아	중기 소아
신동맥질환(협착, 혈전)	신실질 또는 신동맥질환
선천성 신장기형	일차성 고혈압
대동맥축착	대동맥축착
영아, 조기 소아	**사춘기**
신실질 또는 신동맥질환	일차성 고혈압
대동맥축착	신실질 또는 신동맥질환
	약물

맥박

심박동은 정상적으로 약간 불규칙하다.

빠른맥(>180~200/분)은 보통 발작성 심실위 빠른 맥을 뜻한다.

검사기술	가능한 소견
호흡수	
호흡수는 질병상태, 운동 그리고 감정에 따라 변한다.	모세기관지염 또는 폐렴과 같은 호흡기 질환은 빠른 호흡(분당 80~90회 이상)이 나타날 수 있고 호흡을 힘들게한다.
피부	
평가	
▪ 탄력과 상태	대리석양 피부(cutis marmorata)
▪ 혈관운동성 변화	말단청색증, 청색증형 선천성 심질환
▪ 착색(즉, 몽고반점)	카페오레반점
▪ 털(즉, 배냇솜털)	등중심선 털뭉치
▪ 흔한 피부상태 (즉, 땀띠, 신생아 중독성홍반)	단순 헤르페스
▪ 황달	용혈성질환
▪ 피부 긴장도	탈수

검사기술	가능한 소견

머리

봉합선과 숫구멍(천문)을 주의깊게 관찰한다.

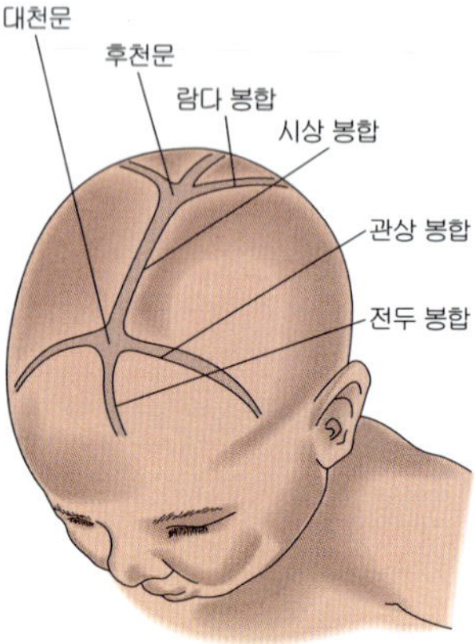

머리가 작으면 작은 머리증, 커지면 수두증, 숫구멍(천문)이 탄탄하고 벌어져 있으면 뇌막염, 일찍 닫히면 작은 머리증, 벌어져 있으면 뇌압의 증가(수두증, 경막하출혈, 뇌종양 등)를 의미한다.

빼막하출혈로 인해 붓는 경우(두개혈종)는 봉합선을 넘지않으며 두개골절로 인한 출혈로 부은 것이다.

얼굴이 대칭적인지 체크한다. 얼굴의 전반적인 모습을 확인하고 부모의 얼굴과 비교하면 도움이 된다.

목

림프절을 촉진하고 다른 비정상 덩이가 있는지(선천성 낭 등) 확인한다.

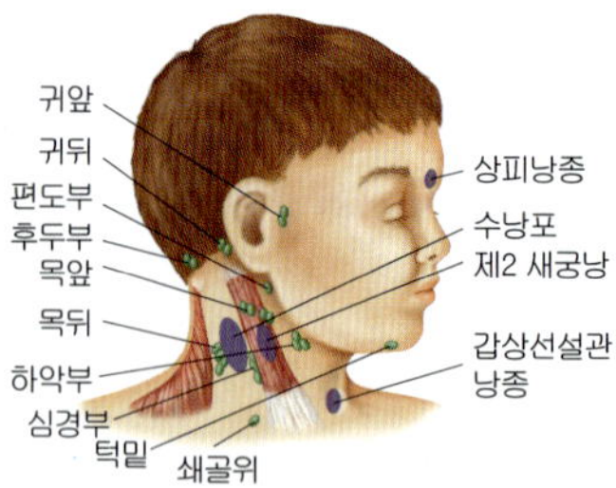

림프절병증은 보통 바이러스, 또는 세균감염으로 인한다. 악성종양, 위팔틈낭(brachial cleft cyst), 갑상혀관낭(thyroglossal duct cyst) 귓바퀴주변낭(periauricular cyst)와 굴(sinus)와 목의 저항성(nuchal rigidity) 등을 검사한다.

비정상 얼굴의 가능성을 평가하는데 도움되는 항목

과거력, 특히 가족력, 임신, 주산기력을 자세히 알아본다.

성장, 발달, 비정상 신체모양 등을 확인한다.

머리둘레, 키, 체중 등 성장패턴을 그래프에 표시한다.

얼굴기형이 있는 경우 다음 3가지 기전에 의한다.

- 자궁 내 압박에 의한 경우
- 양막대 또는 태아조직으로 인한 절단
- 내적인 원인으로 인한 기형(얼굴, 머리, 뇌)

부모와 형제들의 얼굴을 관찰한다(닮은 경우 안심하거나 가족적인 병이 있는 경우 의미).

얼굴모양이 특징적인 증후군인 경우 참고자료, 사진, 표 등을 참고한다.

눈

아기가 깨어있을 때 신생아와 영아는 검사자의 얼굴을 보고 밝은 빛을 따라 볼 수 있다.

눈떨림과 사팔눈

정상 시력은 다음 발달과정을 따른다.

출생시	깜빡거릴 수 있다.
1개월	눈을 고정할 수 있다.
1개월 반~2개월	눈동작을 조화롭게 할 수 있다.
3개월	눈을 집중하고 따라볼 수 있다.
12개월	시력은 20/50 정도이다.

검사기술	가능한 소견

귀

위치, 모양을 체크한다.	작고 기형, 지나치게 낮은 귀는 선천성 기형과 동반되는 경우가 많다. (특히 신질환)

나이	청력의 증거
0~2개월	갑작스런 소음에 놀라고 눈을 깜빡거리고 부드럽고 조용한 목소리나 음악소리를 들으면 안정한다.
2~3개월	소리에 대한 반응으로 몸을 움직인다. 친숙한 소리에 얼굴표정이 바뀐다.
3~4개월	소리나는 곳으로 눈과 머리를 돌린다.
6~7개월	목소리와 대화를 듣기 위해 몸을 돌린다.

코

콧구멍을 한쪽씩 막고 콧구멍에 잘 카테터가 잘 들어가는지 본다(이때 입은 막는다).	콧구멍 막힘증-만일 콧구멍이 막히면 숨을 쉴 수가 없다.

입과 인두부

설압자와 불빛으로 보고 만져본다.	과다치아, 진주종
혀를 흰막이 덮고 있을 경우: 우유찌꺼기의 경우 쉽게 제거가 된다.	구강칸디다

검사기술	가능한 소견
흉곽과 폐	
호흡과 호흡패턴을 본다.	무호흡
중요한 점은 환자를 주의깊게 관찰하지 않고 너무 서둘러 청진기를 대지 않도록 한다.	상기도 감염은 보통 콧구멍을 벌렁거린다.

■ 아기를 만지기 전에 먼저 아기의 폐를 검사한다

평가	가능한 경우	해석
전신상태	먹거나 웃지 못한다. 안정되지 않는다.	성대 이하의 하기도 감염(즉 모세기관지염, 폐렴)이 흔한다.
호흡수	가쁜 호흡	
색깔	창백 또는 청색증	
코 호흡양상	콧구멍 벌렁거림 (흡기 중 양쪽 콧구멍을 크게 하고 숨을 쉼)	
호흡음	그르렁거림(반복적, 호흡이 짧음) 쌕쌕거림(wheezing)(호기시 음악소리) 협착음(stridor): 고음의 흡기시 잡음 폐색(호흡음이 안들림)	급성 협착음은 위험한 상황일 수 있다(후두기관지염-크루프, 후두개염, 세균성 기관지염, 이물흡인, 혈관륜 등)

(표 다음 페이지 계속)

■ 아기를 만지기 전에 먼저 아기의 폐를 검사한다 (계속)

평가	가능한 경우	해석
호흡노력	콧구멍 벌렁거림(351쪽 참조) 그르렁거림(351쪽 참조) 흉곽함몰: 빗장뼈위쪽 함몰 갈비뼈사이 함몰 갈비뼈아래	영아에서 비정상적인 호흡노력과 비정상 청진소견은 폐렴을 의미한다.

■ 상기도와 하기도의 구분

방법	상기도	하기도
코와 청진소리를 비교한다	같은 소리	보통 다른소리
소리의 거친 정도를 듣는다	보통 거칠다	다양
대칭성(좌.우대칭)	대칭적	보통 비대칭
다른 부위와 비교(상하)	상부로 갈수록 보통 더 크게 들린다	보통 하부가 더 크다
흡기/호기	거의 항상 흡기	보통 호기

검사기술	가능한 소견
심장	
시진 청색증 유무를 주의깊게 관찰한다.	**출생시:** 완전 대혈과 전위, 폐동맥폐쇄 **수일이내:** 상기 질환, 전폐혈관정맥환류이상, 좌심실형성부전 **수주, 수개월, 수년 이내:** 심방, 심실, 대혈관의 단락으로인한 폐혈관질환
촉진 맥박을 만진다. 최대심박동은 영아에서는 잘 느껴지지 않는다. 떨림은 심장이나 대혈관을 지나는 와류가 있는 경우 느껴진다.	넙다리동맥이 잘 안 만져지거나 감소되어 만져지는 경우 대동맥축착을 의미한다. 약하거나 잘 안만져지는 경우 심근기능부전과 울혈성 심부전을 의미한다.
청진 심박은 심장부위에서 말초부위보다 더 쉽게 들을 수 있다.	소아의 가장 흔한 부정맥은 발작성 심실위 빠른맥이다.
심음 S_1과 S_2를 주의깊게 관찰한다.	폐성음이 정상보다 크게 들리는 경우 폐고혈압을 의미한다. 지속적인 S_2의 고정분열음은 심방중격결손과 같은 우심실 용적부하를 의미한다.

검사기술	가능한 소견
유방	
남아와 여아 모두 출생 후 수개월 동안은 모체의 에스트로겐의 영향으로 커져있으며 때로는 1~2주 동안은 흰 유즙이 분비되는 경우도 있다.	
복부	
영아의 복부를 촉진한다.	비정상 복부덩이는 신장, 방광 또는 장종양과 연관될 수 있다. 비대날문협착의 경우 우상복부 또는 중심부에서 올리브모양 또는 2 cm의 딱딱한 날문덩이가 만져진다.
남아성기	
아기를 누운 자세에서 관찰 3%에서 한쪽 또는 양측의 고환이 음낭이나 샅고랑에서 만져지지 않는다.	흔한 음낭덩이는 음낭수종이나 샅굴탈장(inguinal hernia)이다.
여아성기	
여아에서 생식기가 출생 후 수개월 동안 모체의 에스트로겐의 영향으로 뚜렷하게 보인다.	애매모호성기증의 경우 여아 외성기가 남성화된다.

검사기술	가능한 소견

근골격계

선천성 기형, 특히 손, 발, 척추, 엉덩이, 다리 등의 기형을 관찰한다.

취젖, 다지증 또는 합지증은 선천성 기형이다. 빗장뼈 골절은 난산으로 인한 경우가 많다.

엉덩이는 방문시마다 탈구의 증세가 있는지 검사한다. 2가지 방법이 있다. 후방으로 탈구되었는지 검사(Ortolani 검사)와 부분탈구가 되었는지 보는 검사(Barlow 검사)가 있다.

선천성 엉덩이뼈 탈구는 Ortholani 검사와 Barlow검사 모두 양성으로 나온다. 그러나 3개월이 지나면 이런 검사는 도움이 안된다.

엉덩이뼈 형성이상이 있는 경우 "뚝" 하는 소리가 난다.

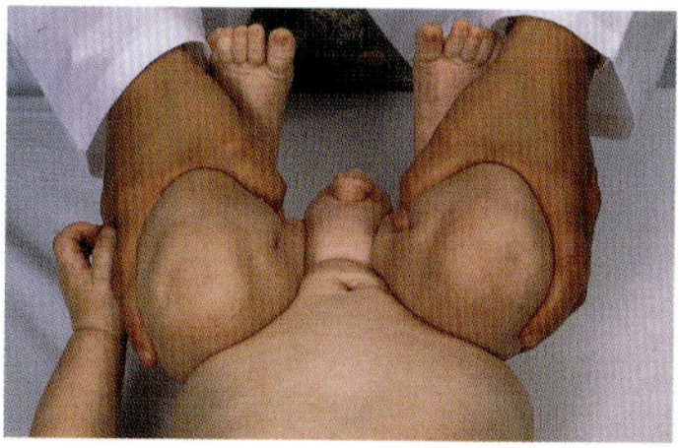

Ortolani 검사

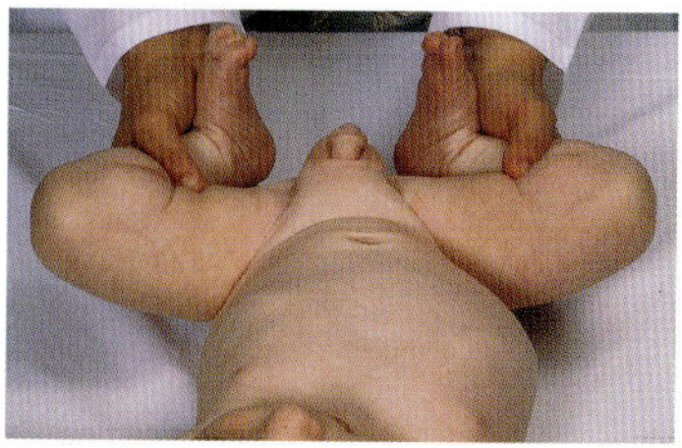

Barlow 검사

정상아의 일부 중 정강뼈가 세로축에서 안쪽 또는 바깥쪽으로 꼬여있는 경우가 있다.

병적인 정강이뼈의 꼬임의 경우는 다리나 엉덩이뼈 기형과 관련이 깊다.

검사기술	가능한 소견
신경계	
발달하고 있는 중추신경계는 신생아 자동능, 즉 원시반사로 평가한다.	신경계발달이상이 있는 경우 원시반사가 ▪ 적절한 나이에 없거나 ▪ 정상보다 오래 지속되거나 ▪ 비대칭적이거나 ▪ 자세를 취하거나 잡아당기면 나타난다. 일부 신경학적 이상은 인지장애, 또는 사회발달장애 때 나타날 수 있다. 발달 장애가 있는 경우 연령별 발달에 이상소견이 나타난다. 경직성 양측마비의 경우 때로는 영아기때 근육긴장저하의 형태로 나타나기도 한다.

소아의 평가(1–10세)

소아면담의 조언

- **신뢰감 형성**

  환자의 이름을 부르고 환아의 눈높이에 맞게 한다. 즉 눈을 맞추고 (필요하면 바닥에 앉아서) 아동이 좋아하는 놀이에 참여하거나 그들의 관심사에 대해 대화한다.

- **가족과 함께 작업한다**

  간단히 간략한 대답을 유출할 수 있는 대화를 한다. 예를 들면 "아프니?" "나에게 그것을 설명해 주렴" 등, 그리고 조금 더 구체적인 질문을 한다. 부모가 대화를 시작하면 직접 아동에게 되물어본다. 아울러 얼마나 부모가 아이에게 관심이 있는지도 관찰한다.

- **다양한 안건을 도출한다.**

  당신의 할일은 가능한 한 많은 안건으로 유추해내는 것이다.

- **가족을 주요한 수단으로 한다.**

- **숨겨진 의제를 찾는다.**

  성인과 마찬가지로 주증상은 진짜 이유와는 다를 수 있다.

다음은 영아나 성인과는 다소 다른 소아의 광범위한 신체검사에 대해 다루겠다.

검사기술	가능한 소견
정신과 신체적 상태	
1-5세의 아동은 아픈 정도, 건강상태, 기분, 영양상태, 언어, 울음, 얼굴표정, 겉으로 보이는 역연령과 감정연령, 발달정도, 부모-아동상호관계 (분리에 대한 견디는 정도, 애정, 그리고 체벌에 대한 반응 등)를 관찰한다.	모든 검사는 만성질환, 발달장애, 사회, 환경적인 장애, 가족문제 등을 모두 망라하지는 못한다.
6~10세 아동은 시간, 장소, 사실에 입각한 지남력 및 언어, 숫자 능력을 가지고 있다. 쓰기, 타이핑, 단추끼우기, 자르기, 그리기 등의 운동능력을 관찰한다.	
혈압	
소아기 고혈압은 예전에 생각한 것 보다는 많다. 인지, 확진, 적절한 치료가 중요하다. 혈압은 2세 이상 모든 소아에서 신체검사의 일부로 꼭 측정하여야한다. 소아에서는 적절한 혈압대의 크기가 정확한 측정을 위해서 매우 중요하다.	가장 흔히 혈압이 높게나오는 '원인' 은 흔히 혈압대의 크기가 환자와 맞지 않는 경우 등 잘못 측정한 경우이다.

검사기술	가능한 소견

눈

가장 중요한 검사는 각 눈의 시력과 초점을 잘 맞추는지 또는 대칭적으로 움직일 수 있는지 등이다.	사시, 약시, 근시, 원시 등

특별한 기술

각막대광반사와 사시검사가 특히 어린 소아에서 중요하다.	시력에 차이가 있는 경우는 비정상이다.

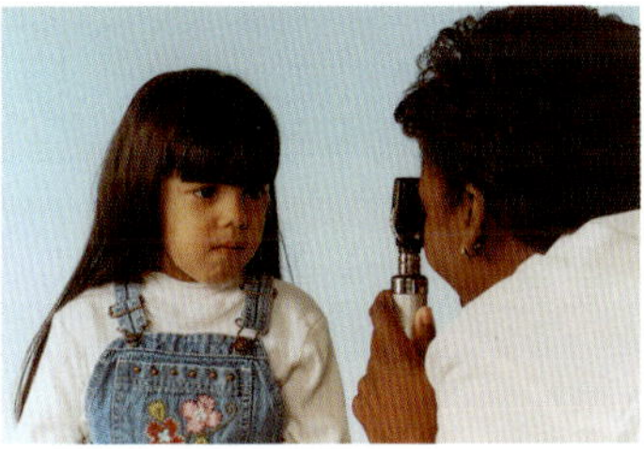

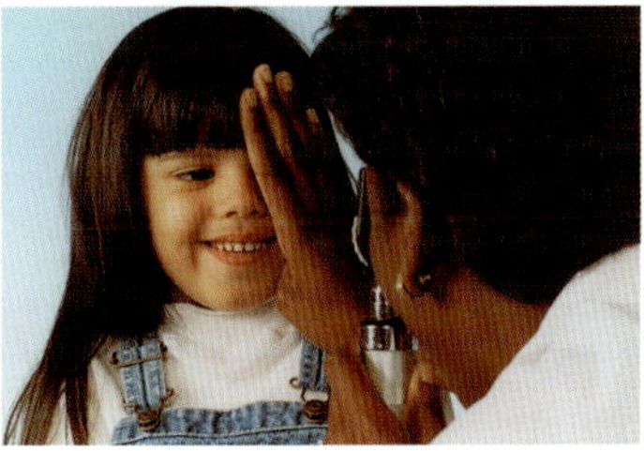

나이	시력
3개월	눈조절, 따라보기
12개월	-20/200
4세 이하	20/40
4세 이상	20/30

검사기술	가능한 소견

귀

이경으로 외이도과 고막을 검진한다. 환자가 누워서 하는 방법과 앉아서 고막을 보는 방법이 있다.

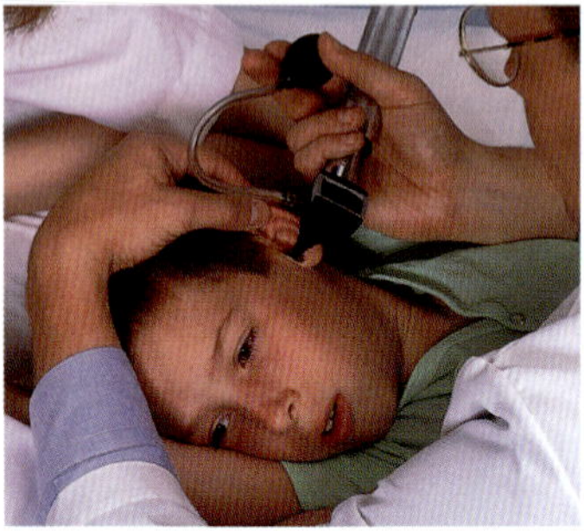

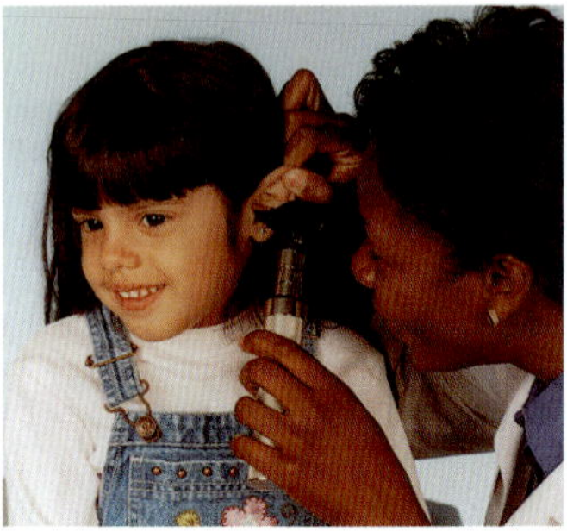

특 별 한 기 술

공기이경검사:
소아에서 중이염의 진단율을 높이기 위해 공기이경검사하는 방법을 숙지한다.

- 검사자의 손가락을 이경 끝에 대고 팽대를 압착하여 새는지를 체크한다.
- 귀에 이경을 넣고 적절히 막는다.

급성 중이염의 경우 고막이 팽대하고 발적한다.

검사기술	가능한 소견
■ 정상고막의 경우 공기를 불어 넣으면 고막과 빛반사는 안쪽으로 움직인다. 공기가 제거되면 고막은 바깥쪽(검사자쪽)으로 움직인다.	움직임이 적은 경우 급성 중이염을 시사한다. 움직이지 않는 경우는 중이염과 삼출물을 의미한다. 귓바퀴를 움직일때 아파하는 경우 외이도염을 시사한다.

입과 인두부

검사기술	가능한 소견
만일 아이가 겁을 내고 어린 경우, 이 검사는 가장 나중에 한다. 때로는 부모가 붙잡아야한다. 설압자를 사용하는 경우 소아에게 "아"라고 말하도록 한 다음 설압자를 넣고 아래로 당기도록 한다. 구역반사를 유발할 만큼 깊게 넣지 않도록 주의한다.	
이가 난 시기와 순서와 숫자, 상태, 위치 등을 검진한다.	사기질에 이상이 있는 경우 국소 또는 전신질환을 의미한다.

검사기술	가능한 소견
아래 그림처럼 위쪽 치아의 안쪽까지 관찰한다.	치아우식증, 충치, 착색 등이 안쪽, 또는 바깥쪽에 나타날 수 있다.

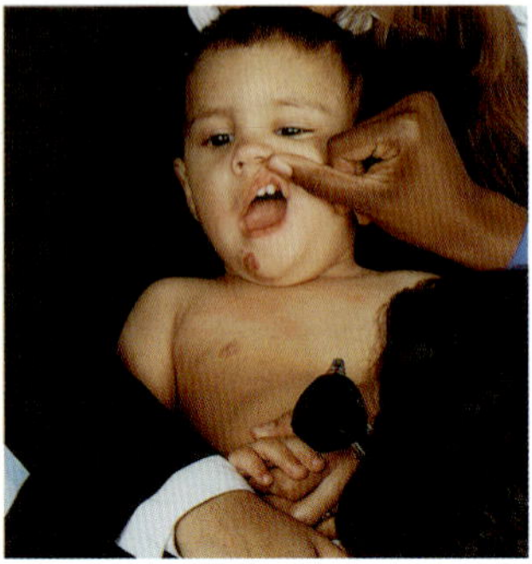

치아위치이상을 검진한다.	부정교합
크기, 위치, 대칭성, 편도의 상태 등을 관찰한다.	편도주위 농양

심장

가장 중요한 것은 심잡음을 듣는 것이다. 협조가 잘 안되는 소아라도 작은 잡음도 듣도록 노력해야 하며 흔한 무해성심잡음과 병적인 심잡음을 구별할 수 있어야한다.	표 18-10, 병적 심잡음의 특징, 380~381쪽을 참조하시오.

검사기술	가능한 소견

소아의 무해성 심잡음이 들리는 위치

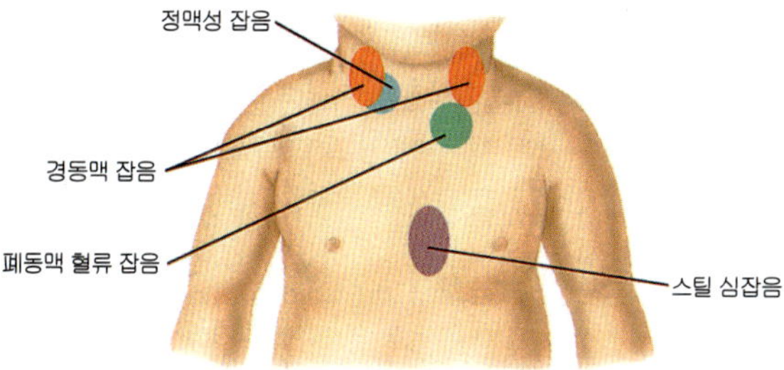

대부분의 소아에서는 1개 이상의 기능성, 양성 심잡음을 사춘기 이전에 가질 수 있다.

복부

대부분의 소아들은 검사자가 손을 배에 대면 간지럼을 탄다. 이런 경우 소아의 주위를 분산시키면 없어진다.

소아에서 병적인 간비대는 갈비뼈 아래로 2 cm 이상 커진 경우로 둥글고 딱딱하고 아파하기도 한다.

남성 생식기

어린소아에서 고환올림근반사로 인하여 고환이 샅굴로 올라갔다가 내려오는 경우가 있어 고환이나 음낭을 만지는 것은 주의를 요한다. 이런 경우 남아를 침대에 책상다리를 하고 앉게 하여 검진을 하면 도움이 된다.

조기성숙증은 고환과 음낭이 커져 있고 사춘기증상이 나타난다.

고환에 통증을 느끼는 경우는 꼬임이 의심되므로 즉각적인 치료가 필요하다. 큰 소아에서는 샅굴 탈장은 어른에서처럼 나타난다.

소아에서 성폭행을 의미하는 소견

1. 무릎 가슴 자세에서 변비가 없고 변이 항문에 차이고 신경학적 이상이 없는데도 항문이 심하게 늘어나있는 경우
2. 무릎가슴자세에서 처녀막에 간극이 있거나 아래 처녀막경계부위에서 50% 이상 간극이 벌여져 있는 경우
3. 3세 이상에서 뾰쪽 콘딜로마가 있는 경우
4. 외음부나 회음부에 멍이 있거나 찰과상, 찢긴 상처가 있거나 물린 자국이 있는 경우
5. 신생아 시기가 지나서 항문생식기 부위에 헤르페스 감염이 있는 경우
6. 어린 여아에서 농성의 냄새나는 분비물이 있는 경우
   (모든 분비물은 배양하고 현미경으로 검사하여 성병 가능성을 확인한다)

소아에서 성폭행을 강력히 시사하는 소견

1. 찢긴 상처, 출혈반, 처녀막 및 뒤쪽 음순소대에 새로 회복된 상처가 있는 경우
2. 3시와 9시 방향에 처녀막 조직이 없는 경우(여러 다양한 자세에서 확인)
3. 회복된 처녀막 절단(특히 3시, 9시 방향, 완전 열극)
4. 외괄약근까지 항문 주위 열상

성폭행 전문가는 성폭행의 흔적에 대한 완벽한 문진과 이학적 검진을 해야한다.

*신체검사상 의심되는 경우 전체적인 문진, 다른 부분의 신체검사, 그리고 검사실 소견 등을 시행하여야 한다.

검사기술	가능한 소견

여성생식기

생식기부분을 검진하기 위해서는 조용한 곳에서 아이들의 발달상태에 맞는 적절한 설명을 하면서 조심스럽게 하여야 한다.

생식기 검진은 효율적이고 체계적인 접근이 필요하다, 정상 처녀막은 다양한 모양을 갖는다.

어린소아에서의 질분비물은 회음부 자극에 의한(예: 거품목욕, 비누 등), 이물질, 질염 또는 성폭행에 의한 성병 등에 의한다. 질출혈은 항상 염두에 두어야 한다. 외성기의 찰과상 또는 손상의 징후는 성폭행에 의한 경우가 많다.

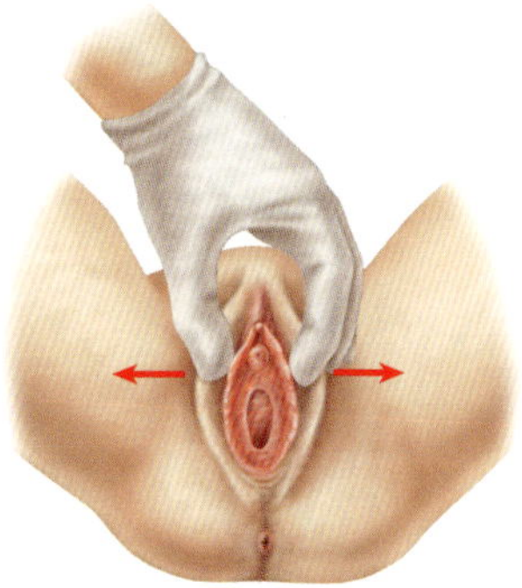

근골격계

큰 소아에서 외상에 의한 경우를 제외하고는 상지의 비정상소견은 드물다. 소아를 맨발로 서게 하거나 걷게 하여 관찰하여야 한다. 또한 짧은 거리를 뛰게하고 물건을 들어올리게 한다. 자세히 살펴보면 대부분의 비정상소견을 발견할 수 있다.

소아에서 근골격계이상은 운동을 시켜보아서 손상이나 비정상소견 등을 찾아낼 수 있다.

특 별 한 기 술

척추옆굽음증(scoliosis)에 대한 검사
섰을 때 척추옆굽음증이 의심되는 경우 소아를 무릎을 똑바로 펴고 앞으로 구부리게한 후(Adams bend tets) 자세나 걸음걸이에 비대칭이 있는 지 확인한다.
만일 척추옆굽음증을 발견하면 scoliometer로 그 정도를 측정한다.

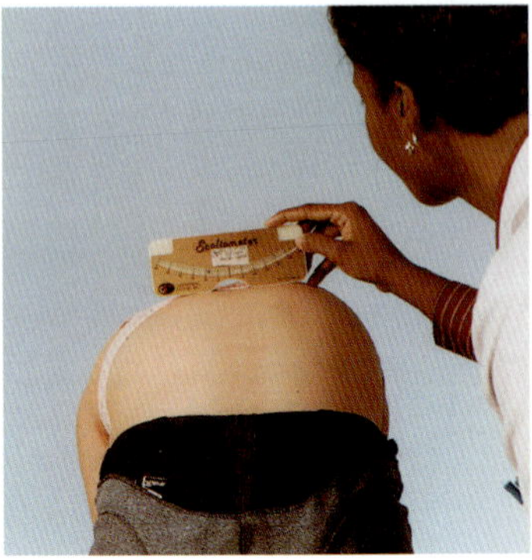

신경계

영아기를 제외하고(원시반사가 사라지는 시기) 성인과 비슷한 신경학적 검사를 한다.
다시 말해서 발달과 신경학적인 검사를 함께 한다. 검사자는 소아와 함께하는 놀이를 해봄으로써 소아의 협조로 적절한 발달과 신경학적인 수행능력을 평가할 수 있다.

청소년의 평가

청소년의 성공적인 검사기법은 편하게 믿을 만한 환경하에서 환자를 안심시키면서 수행하여야 한다. 청소년기 면담은 그들의 문제보다는 환자 자신에게 초점을 맞추어야 이끌어내기 쉽다.

환자의 사적, 부모의 개입, 비밀 등에 대한 문제를 결정할 때 환자의 인지발달, 사회발달을 고려하여야 한다. 10대와 부모에게 은밀성의 목적이 건강을 위한 것이며 비밀을 유지하기위함이 아니라는 사실을 설명한다. 당신의 목적은 청소년을 도와 그들의 근심이나 의문점을 부모에게 전하는 것이다. 무한정 비밀을 지켜서는 안된다.

청소년에서 신체검진은 성인과 비슷하다. 특히 10대에 관한 문제, 사춘기, 성장, 발달, 가족과 동료관계. 성적인 것, 결정하기, 그리고 비행 등 10대에 관한 문제에 대해 신경을 써야한다. 특수한 검사기법에 대한 보다 자세한 설명은 그에 맞는 항목을 참조하기 바란다. 다음 내용은 청소년 검진의 특수 분야에 대해서 설명하겠다.

검사기술	가능한 소견
유방	
가장 중요한 문제는 정상적인 성적 발달을 하는가이다.	표 18-11, 소녀의 성발달표: 유방의 발달, 382쪽을 참조하시오.

검사기술	가능한 소견
남성과 여성 생식기 사춘기의 가장 중요한 것은 역연령에 맞는 정상적인 성발달을 하는가를 검진하는 것이다.	표 18-12, 소년의 성 발달표 (383~384쪽), 표 18-13, 소녀의 성 발달표: 음모의 발달(385쪽)을 참조하시오.

소견기록

소아에서의 의학기록은 성인과 같다. 따라서 이학적 검사순서는 다양하겠지만 기록은 기존의 형식으로 한다.

소아환자의 이학적소견의 기록

브래인은 통통하고 활발하고 기운이 넘치는 아기이다. 그는 반사망치를 가지고 놀고 엄마와 가까운 관계가 형성되어 보이며 때로 엄마를 보고 안심한다. 그녀는 브래인이 무엇인가를 깰까봐 걱정스러워 보이고 그의 옷은 깨끗하다.

활력징후

키: 90 cm(90백분위수), 몸무게 16 kg(>95백분위수) . 체질량지수: 19.8(>95백분위수) 두위 50 cm(75백분위수)이며 혈압 108/58, 맥박은 분당90회이고 규칙적이다. 호흡은 분당 30회이고 움직임에 따라 약간 변동적이다. 체온은 귀로 재었을때 37.5도이고 통증은 없고 다리에 멍이 조금 들고 팔꿈치에 약간의 건선이 있는 것을 제외하고는 정상이다.

두경부(HEENT)

머리: 정상이고 병변은 없다. **눈**: 아기가 앉으려고하지 않아 검진이 어렵다. 외안근의 운동은 정상이며 **두부**: 동공은 4~5 mm 크기로 잘 수축한다. 안저는 쉽게 관찰하기 어려우나 출혈은 없다. **귀**: 정상외이, 비정상소견은 없다. 외이도와 고막은 정상, **코**: 콧구멍은 정상, 비중격은 중앙에 위치. **입**: 윗이빨은 몇 개 표면이 착색되어 있으며 우측 어금니가 충치가 있다. **혀**: 정상, 후인두부: 정상, 편도는 크나 적당한 사이간격(1.5 cm)이 벌어져있다.

(계속)

소아환자의 이학적소견의 기록 *(계속)*

목
잘 움직이고 중앙에 기도가 위치, 갑상선은 만져지지않는다.

림프절
편도인두는 양측성이고 1.5~2 cm 크기로 잘 만져진다. 샅굴의 림프절은 작게 (약 0.5cm) 양측성으로 만져진다. 모든 림프질은 잘 움직이고 아파하지 않는다.

폐
잘 확장되고 빈호흡이나 호흡곤란은 없다. 울혈은 들리나 상기도 원인으로 여겨진다(입주위에서 더 크게 들리고 양측성이다). 가래소리나 수포음은 들리지 않는다. 청진소견은 깨끗하다.

심혈관계
최대 심장박동은 흉골중간에서 4~5번째 늑간에서 만져진다. 심잡음이나 비정상 심음은 들리지않는다. 넙다리동맥은 정상이고 발등동맥은 양측성이다.

유방
정상적이고 양측에 약간의 지방조직이 있다.

복부
약간 불룩하게 솟아 있으나 부드럽고 덩이나 압통은 없다. 간은 우측 갈비뼈 밑에 약 2 cm 정도 아래에서 만져지나 동통은 없다. 비장과 신장은 만져지지 않는다.

외성기
Tanner 1단계이고 포경된 상태이다. 음모는 없고 병변이나 분비물은 없다. 고환은 내려와있고 고환올림근 반사로 인해 잘 만져지지는 않는다. 양측에 음낭은 정상이다.

근골격계
모든 상하관절의 움직임은 정상이고 척추는 바르고 걸음걸이는 정상이다.

(계속)

소아환자의 이학적소견의 기록 *(계속)*

신경계

의식상태: 행복해하고 조화적이다.
발달단계: 조대운동-뛰기, 던지기,
미세운동: 수직선을 따라 그릴 수 있다.
언어: 검사동안 3~4개 단어를 사용하고 한 단어씩만 말할 수 있고
단어를 조합하지는 못한다.
개인사회성: 세수를 하고 양치질을 하고 옷을 입을 수 있다.
종합평가: 언어지연을 제외하고는 모두 정상이다.
머리신경: 검사에 약간 어려움은 있으나 정상이다.
소뇌운동: 정상걸음걸이, 균형을 이룬다.
심부건반사: 양측성으로 정상이다.
감각: 나중에 재평가하겠다.

해석에 대한 도움

표 18-1 신생아에서 성숙도에 따른 분류

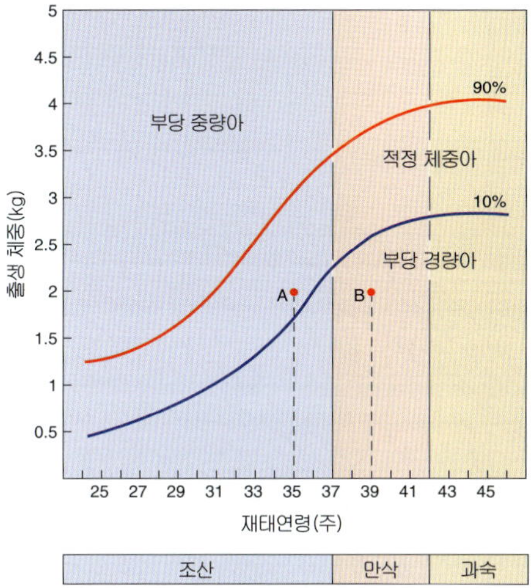

부당 경량아 Weight Small for Gestational Age(SGA)

출생체중이 재태성장곡선에서 10백분위수 미만인 경우

적정 체중아 Weight Appropriate for Gestational Age(AGA)

출생체중이 재태성장곡선에서 10백분위수에서 90백분위수 사이인 경우

부당 중량아 Weight Large for Gestational Age(LGA)

출생체중이 재태성장곡선에서 90백분위수 이상인 경우

*재태성장은 단일 백인 생존아의 출생체중과 재태연령을 기준으로하였으며 A점은 미숙아, B점은 비슷한 체중을 가진 성숙하지만 저체중아를 표기하였다. 성장곡선은 모든 신생아의 10백분위에서 90백분위수를 표기하였다.

Classification of low birth weight infant. In Klaus MH, Fanaroff AA. Care of the High -Risk Neonate, 3rd ed. Philadelphia, WB Sanders, 1986.

표 18-2 출생–36개월의 여아의 신장 및 체중곡선

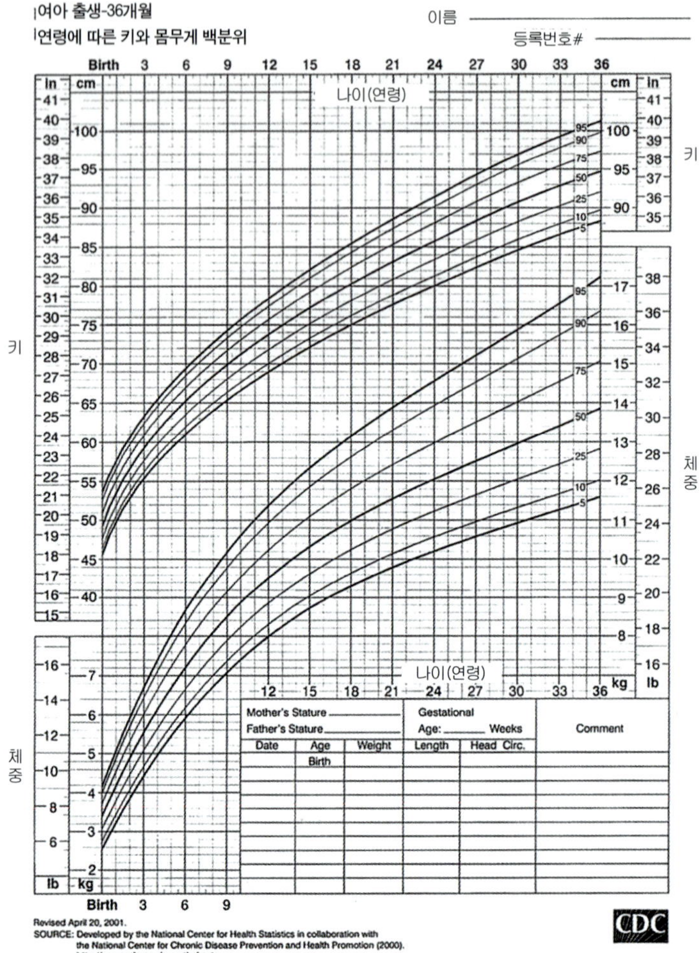

Revised April 20, 2001.
SOURCE: Developed by the National Center for Health Statistics in collaboration with the National Center for Chronic Disease Prevention and Health Promotion (2000).
http://www.cdc.gov/growthcharts

표 18-3 2세-20세 여아의 신장 및 체중곡선

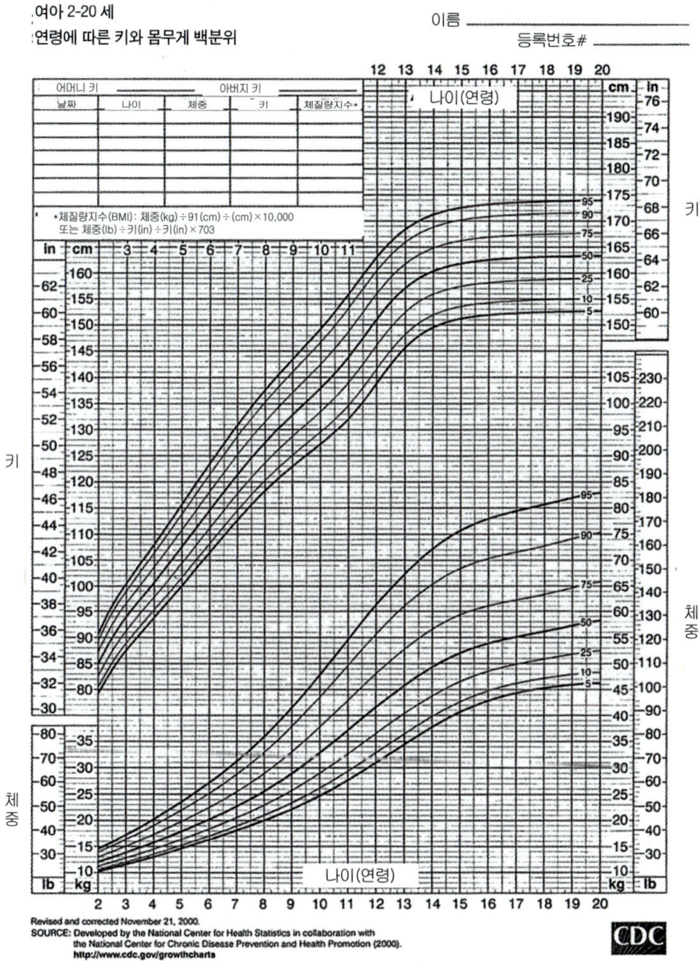

표 18-4 출생-36개월의 남아의 신장 및 체중곡선

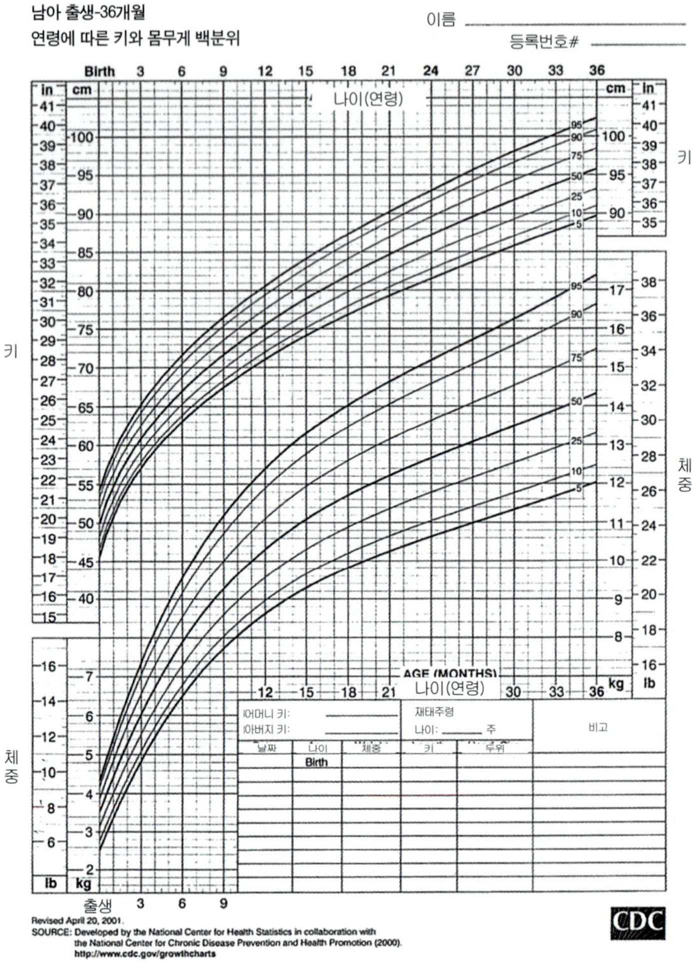

표 18-5 2세-20세 남아의 신장 및 체중곡선

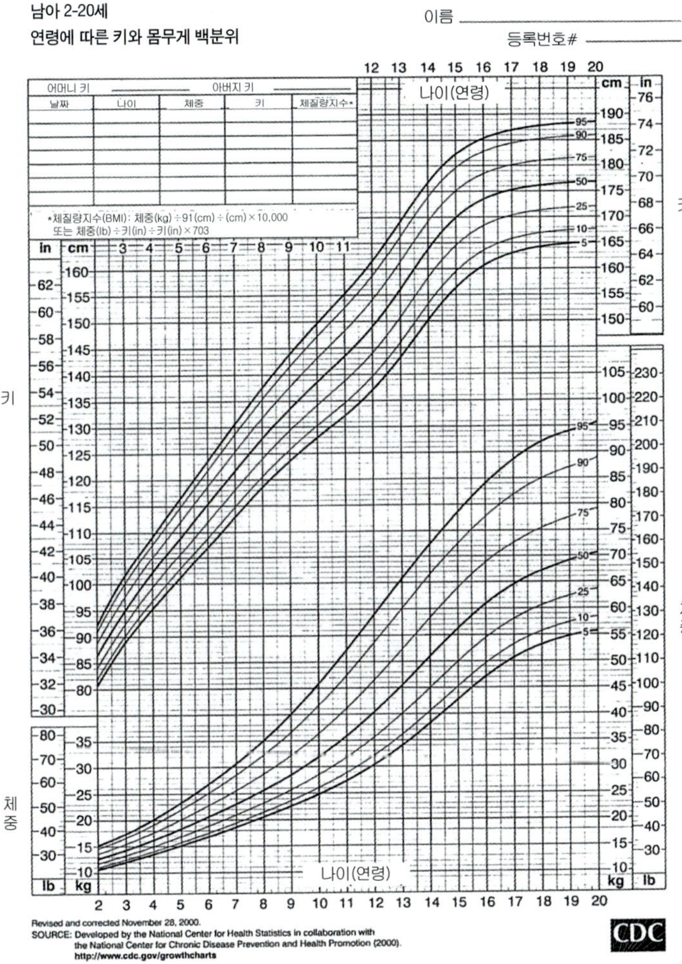

표 18-6 출생-36개월의 여아의 두위 및 체중 곡선

여아 출생-36개월
연령에 따른 키와 몸무게 백분위

이름 ______________________

등록번호# ____________

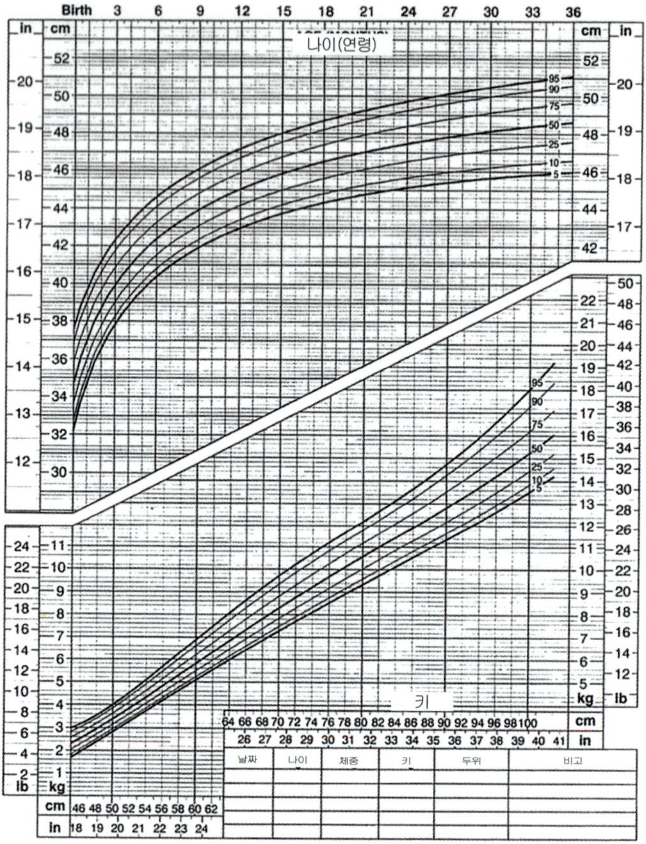

SOURCE: Developed by the National Center for Health Statistics in collaboration with the National Center for Chronic Disease Prevention and Health Promotion (2000). http://www.cdc.gov/growthcharts

CDC

표 18-7 출생-36개월의 남아의 두위 및 체중 곡선

남아 출생-36개월

연령에 따른 두위 및 키-몸무게 백분위

이름 ______________________

등록번호# ____________

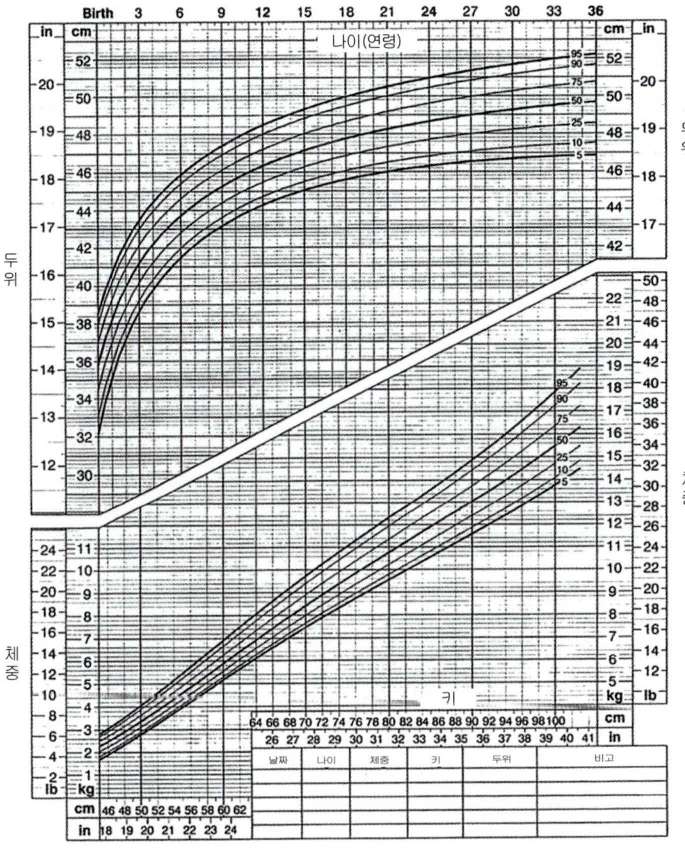

SOURCE: Developed by the National Center for Health Statistics in collaboration with the National Center for Chronic Disease Prevention and Health Promotion (2000). http://www.cdc.gov/growthcharts

CDC

표 18-8 소아 건강검진 권고사항

모든 아동들과 가족은 각각 다르기 때문에 다음 권고안은 주요한 건강상의 문제가 없고 성장과 발달이 정상적이며 완전한 부모의 보호를 받는 소아를 대상으로 하였다. 추가적인 방문은 상황에 따라 달라질 수 있다.

	영아기								조기소아기					조기소아기				청소년기									
나이	2-4일[1]	1달	2달	4달	6달	8달	10달	12달	15달	18달	24달	3세	4세	5세	6세	8세	10세	11세	12세	13세	14세	15세	16세	17세	18세	19세	20세+
과거력	•	•	•	•	•	•	•	•	•	•	•	•	•	•	•	•	•	•	•	•	•	•	•	•	•	•	•
측정키/체중	•	•	•	•	•	•	•	•	•	•	•	•	•	•	•	•	•	•	•	•	•	•	•	•	•	•	•
두위	•	•	•	•	•	•	•	•	•	•	•																
혈압												•	•	•	•	•	•	•	•	•	•	•	•	•	•	•	•
신경시력	S	S	S	S	S	S	S	S	S	S	S	O	O	O	O	O	O	S	O	S	S	O	S	S	O	S	S
청력	S	S	S	S	S	S	S	S	S	S	S	S	O	O	O	O	O	S	O	S	S	O	S	S	O	S	S
행동발달평가[2]	•	•	•	•	•	•	•	•	•	•	•	•	•	•	•	•	•	•	•	•	•	•	•	•	•	•	•
신체 검사[3]	•	•	•	•	•	•	•	•	•	•	•	•	•	•	•	•	•	•	•	•	•	•	•	•	•	•	•

1) 출생 후 48시간 이내 퇴원한 신생아의 경우 해당
2) 문진과 적절한 신체검사에 근거함. 비정상이 의심되면 특수발달검사를 바탕으로 한다.
3) 각기 방문했을때 완전한 신체검사가 필수적, 신생아의 경우 옷을 완전히 벗기고하고 소아의 경우 옷을 벗기고 적절히 가려서 한다.

키포인트: ●: 반드시 시행하여야 하는 항목,
S: 문진에 의해 주관적으로 시행
O: 표준화된 검사법으로 객관적으로 시행,

출처: American Academy of Pediatrics Commettee on Practice on Ambulatory Medicine에 의해 고안된 예방적 소아건강프로그램에서 제안, Pediatrics 96:373, 1995. 다른 권고사항으로 추가사항으로 대사성질환, 빈혈, 결핵, 요로감염, 백신접종, 예비지침, 최초 치아검진 등은 여기에 포함이 안 됨.

표 18-9 소아의 고혈압

고혈압은 소아기부터 시작된다. 소아기 고혈압은 신장계, 심장계 또는 내분비계 질환의 가능성이 높다. 청소년기 고혈압은 일차성 또는 본태성 고혈압인 경우가 많다.

청소년기에 진행되는 고혈압은 소아기부터 발생하는 경우가 많고 비슷한 백분위 곡선을 그리는 경향이 있다. 이런 혈압의 분포는 성인기까지 지속되며 성인의 본태성고혈압이 소아기부터 발생함을 뒷받침하고있다. 치료하지 않은 고혈압은 심각해질 수 있다.

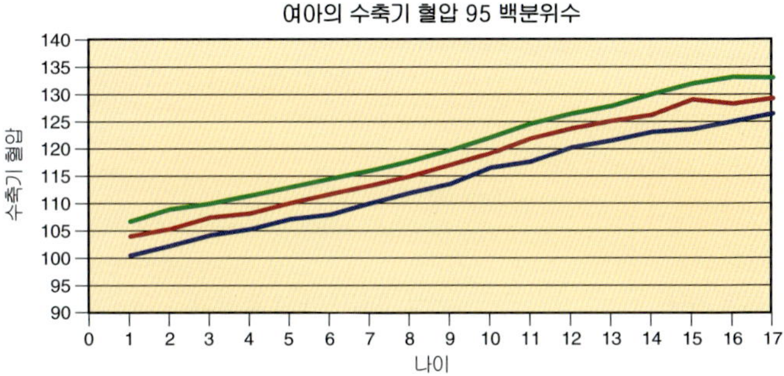

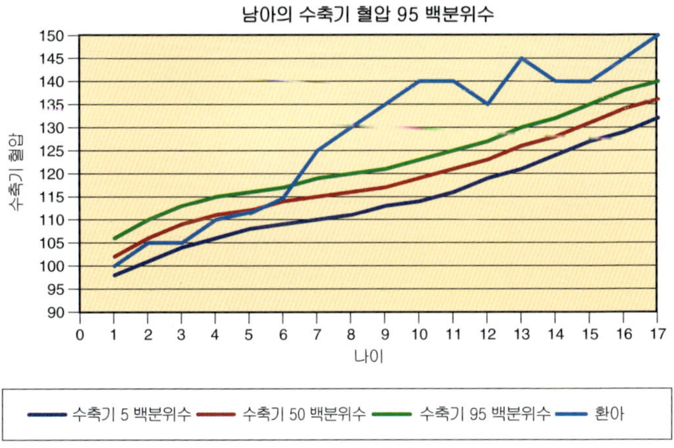

표 18-10 병적 심잡음의 특징

선천성 심장병	심잡음의 특징

폐동맥 판막 협착

경증

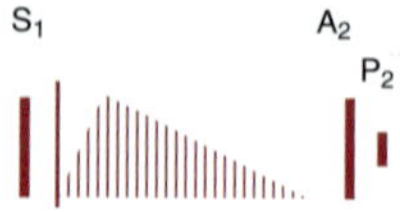

중등도

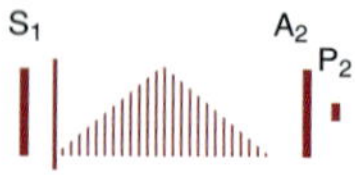

중증

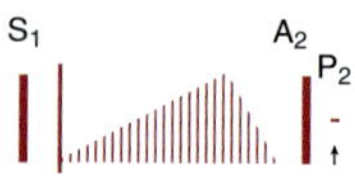

위치: 왼쪽 흉골상연

방사: 협착이 경하면 심잡음은 폐야의 폐동맥 부위를 따라 들린다.

강도: 협착 정도가 커지면 커질수록 강도는 커진다.

특성: 구출성, 협착이 심해질수록 정점이 수축기의 후반부에 들린다.

대동맥 판막 협착

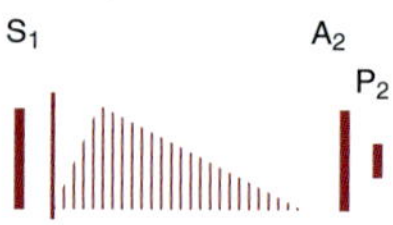

위치: 흉골중간, 우측상연

방사: 경동맥과 흉골상연부, 떨림음이 만져질 수 있다.

강도: 협착 정도가 커지면 커질수록 강도는 커진다.

특성: 구출성, 거친 수축기잡음

활로씨4징

폐동맥협착 동반

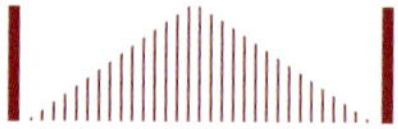

일반상태: 다양한 정도의 청색증이 운동시 증가한다.

위치: 왼쪽 흉골 중간에서 상연에서 들린다. 만일 폐동맥 폐쇄가 동반되어 있다면 수축기잡음은 들리지 않고 왼쪽 흉골상연이나 등쪽으로 동맥관 개존으로인한 지속성 심잡음이 들린다.

(표 다음 페이지 계속)

표 18-10 병적 심잡음의 특징 *(계속)*

선천성 심장병	심잡음의 특징
폐동맥 폐쇄 동반 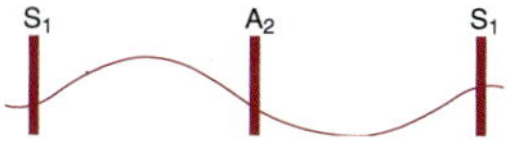	*방사:* 거의 없거나 왼쪽 흉골상연부, 때로는 양측 폐로 방사한다. *강도:* 보통 제 3~4도 *특성:* 중간에 정점이 있는 구출성 수축기 잡음
대혈관 전위	*일반상태:* 심한 전신청색증 *위치:* 특징적인 심잡음은 없으나 만일 심잡음이 들리면 동반된 심실중격결손이나 동맥관개존 등에 의한 심잡음이다. *방사:* 동반 기형에 따라 다르다. *특성:* 동반 기형에 따라 다르다.
심실중격결손 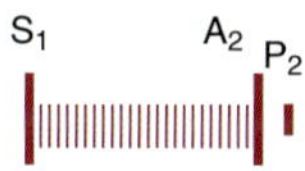	*위치:* 왼쪽 흉골하연 *강도:* 다양, 단락의 크기에 비례하지는 않는다. 작은 단락의 경우 양측 심실간의 압력차이가 커서 크게 소리가 날 수 있다. 큰 단락의 경우 폐동맥압력이 상승하므로 심잡음이 안들릴 수 도 있다. *강도:* 2~4/6° 로 들리고 4° 이상인 경우 떨림음이 촉진될 수 도 있다.

표 18-11 유방의 발달

1단계

사춘기 이전단계—유두만 돌출됨.

2단계

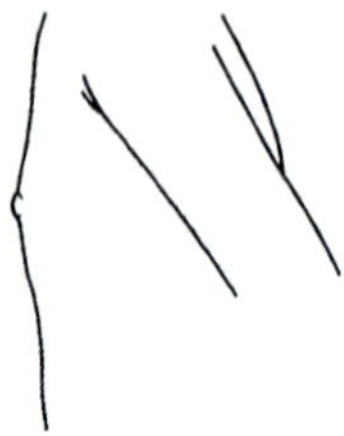

유방과 유두는 약간 돌출되어 작은 융기를 이룬다. 유륜직경이 약간 커진다.

3단계

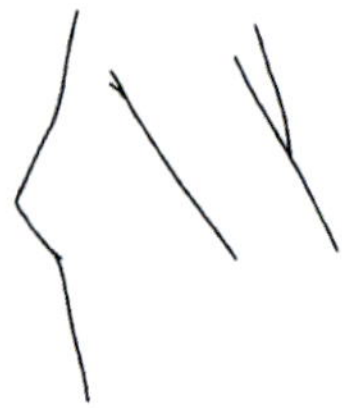

유방과 유륜이 더 커지나 윤곽이 따로 구분되지 않고 있다.

4단계

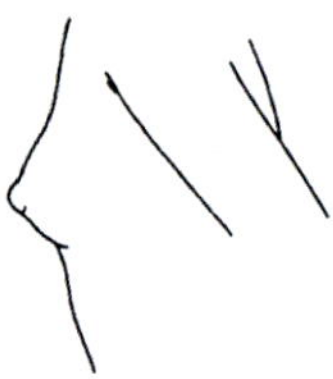

유륜과 유두는 유방의 윤곽보다 더 나와 제 2의 팽륜을 이룬다.

5단계

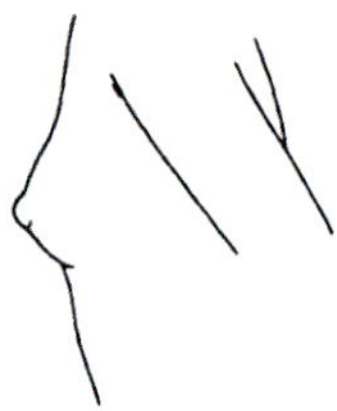

성숙단계. 유륜은 유방전체의 윤곽과 합쳐지고 유두만이 나와 있다. 개인에 따라서는 유륜이 이차적인 융기를 만드는 경우도 있다.

(Illustrations through the courtesy of W. A. Daniel, Jr)

표 18-12 남아의 성 성숙도

남아의 성성숙도는 다음 3가지를 분리하여 평가한다. 2가지 개별적인 성숙도: 음모와 생식기를 기록한다. 음경과 음낭이 각기 다른 단계에 있는 경우 다음 그림에서 두가지의 평균을 표시한다.

	음모	생식기	
		음경	음낭
1단계	사춘기 이전-배에 난 것과 비슷한, 가느다란 솜털이외는 음모는 없다.	사춘기 전단계: 소아기와 비슷한 크기와 비율이다.	사춘기 전단계:소아기와 비슷한 크기와 비율이다.
2단계 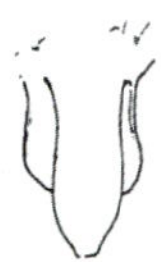	길고 약간 착색되고 구부러진 털이 특히 음경의 위쪽에 드문드문 나있다.	약간 크기 증가	고환은 더 커지고 다소간 붉어지며 촉감이 변한다.
3단계 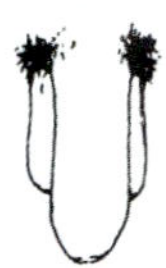	털은 훨씬 진하고 곱슬곱슬해지며 치골의 결합부까지 난다.	커진다, 특히 길이가 길어진다.	더 커진다.

(표 다음 페이지 계속)

표 18-12 남아의 성 성숙도 (계속)

	음모	생식기	
		음경	음낭
4단계 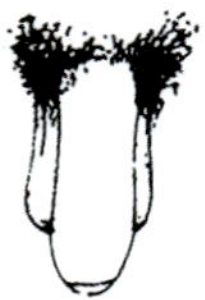	거칠고 구불구불한 털이 성인형으로 3단계보다 더 많이 나나 성인처럼 대퇴내측까지 나지는 않는다.	길이가 길어지고 굵어진다. 귀두가 발달한다.	더 커지고 음경피부가 검어진다.
5단계 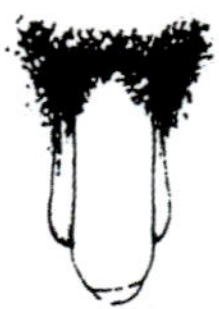	성인형으로 양이 풍부해지고 많아진다. 대퇴의 내측까지 난다.	성인과 같은 크기와 모양을 갖춘다.	성인과 같은 크기와 모양이 된다.

삽화: W.A.Dani디 Jr의 승낙으로 사용함.

표 18-13 여아에서 성 성숙도--음모의 발달

1단계

음부의 털은 복부의 털 이상으로 더 발달하지 않고 있다. 즉 음모는 없다.

2단계

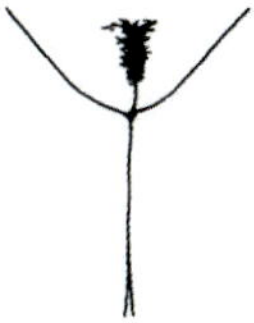

음순 주위에 약간 길고 착색이 된 부드러운 털이 드문드문 나 있다.

3단계

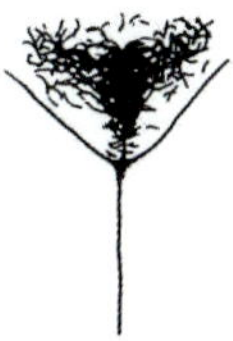

털은 훨씬 진하고 굵고 곱슬곱슬해지고 치골의 접합부까지 난다.

4단계

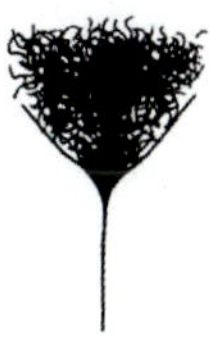

털은 성인형이 되나 발생부위가 적다. 대퇴의 내측까지 나지는 않는다.

5단계

털의 양이나 모양이 성인과 같아지며 대퇴의 내측까지 난다.

삽화: W.A.Dani디 Jr의 승낙으로 사용함.

CHAPTER 19

임신 여성

건강력

일반적이거나 염려되는 증상들

- 임신의 증상
- 흡연, 알코올, 마약사용, 가정 내 폭력
- 이전 임신의 합병증
- 만성 질병력과 가족력
- 임신 날짜와 예정일의 결정

첫 방문 동안에 임신의 확인, 산모의 건강상태의 평가와 합병증의 위험과 건강한 임신의 안전한 유지에 대한 상담에 초점을 맞추어야 한다.

- 생리의 부재, 유방이 붓거나 민감해지거나 오심 혹은 구토, 피곤과 빈뇨와 같은 임신의 증상에 대하여 물어보라. 혈청 또는 소변검사에서 베타 HCG는 임신을 확진하는데 도움을 준다.

- 모체와 태아에 해로운 영향을 끼칠 현재 건강상태와 위험인자를 평가하라. 임신에 대한 엄마의 생각을 재조사 해보고, 임신을 계속할 것인지의 계획을 알아보라. 그녀의 식습관과 영양의 질에 대해 조사하라. 담배, 술, 마약을 하는가? 마른 약물치료를 하는가? 혹은 약물에 노출되어 있는가? 그녀의 수입과 사회적 관계는 어떠한가? 집이나 일터에서의 스트레스 원인은 무엇인가? 물질의 남용이나 가정 내 폭력에 어떤 이야기가 있는가?

- 지난 산과력에 대해 알아보아라. 지난 임신 동안에 진통, 출산을 포함하여 합병증이 있었는가? 조산 혹은 성장지연태아 혹은 제태 연령에 큰 아이가 있었는가? 또한 태아사망이 이전에도 있었는가?

- 급성 혹은 만성의 과거력이나 특히 고혈압, 당뇨, 심장상태, 전신성 홍반성 낭창, 발작, 성병의 내력, HIV의 감염과 같은 지난 병력에 대하여 물어보아라.

- 겸상적혈구 빈혈증, 낭포성 섬유증, 근육의 발육이상 같은 만성병 혹은 유전병의 가족력에 대해 물어보아라.

임신된 날짜와 예정일을 계산하기 위하여 필요한 정보를 얻어야 한다.

마지막 생리를 첫날로 계산하는 방법과, 수정나이로 수정한 날을 첫날로 계산하는 방법이 있다. 예정일은 마지막 생리일이 정확하고, 날짜를 정확히 기억하고, 착상이 정확히 되었을 때 자궁크기의 측정으로 알 수 있다.
검사 동안 골반강내에서 촉진되는 자궁크기와 계산되는 자궁크기를 비교하고, 치골결합 위에 자궁이 있다면 기저부의 높이도 측정하여야 한다. 만약 이것이 불일치 한다면 검사자는 가능한 원인을 찾아야 한다.

28~30일의 규칙적인 생리기간을 가졌다면, 마지막 생리의 첫날이 분만예정일이나 만삭분만의 예측에 사용되어진다. 예정일은 네겔의 규칙을 사용하면 마지막 생리일에 7을 더하고 3달을 빼고 1년을 더해서 구할 수 있다. 예정일은 임신 여성이 처음 하는 질문 중에 하나이다.

만약 산모가 마지막 생리일을 기억하지 못하거나 불규칙한 생리주기를 가졌었다면 이 정보는 확실할 수 없게 되며 일삼분기에 질 초음파를 통해 정보를 얻게 된다.

환자 동의를 기본으로 다음에 주기적인 방문을 하도록 하며, 방문은 혈압, 몸무게, 자궁기저부의 촉진으로 태아성장을 평가하고 태아 심장음을 확인하며, 태아 표현과 행동을 결정할 수 있게 된다.

건강증진과 상담

건강증진과 상담에 관한 중요한 주제

- 영양
- 체중 증가
- 운동
- 흡연의 정지
- 가정 내 폭력의 선별

영양과 체중 증가

첫 태아기 때의 방문 동안 엄마의 영양 상태를 평가해야 한다. 식이습관을 포함하며, 신장과 체중, BMI를 측정해야 한다. 그리고 헤마토크리트 검사로 비타민, 미네랄 공급을 포함하여 체중 증가하는 것을 알아야 한다.
여성의 개인 취향으로 영양계획을 세워야 한다. 식단균형을 조합하여 세끼의 식단을 각각 정하고 후에 점점 증가시켜 간다.
300 Kcal의 증가: 5~6 g 단백질, 15 mg 철, 250 mg 칼슘, 400~800 mcg의 엽산
만약 출생전이라면 복합 비타민과 미네랄 공급을 결정해야 한다. 동시에 출생 전에 비타민 A양의 증가가 독이 될 수 있다는 것을 상담해야 하며, 상어, 황새치, 다랑어와 같은 물고기의 수은 노출, 카페인, 살균되지 않는 물질, 덜 익은 고기는 자연유산의 위험을 증가할 수 있다.

임신기간 동안 이상적 체중 증가 흐름을 보면, 일삼분기에는 매우 적은 증가를 보이며, 이삼분기에는 급격한 증가, 삼삼분기에는 중간 정도 속도의 증가를 볼 수 있다. 평균적인 체중증가는 아마도 28 lbs 혹은 10 kg이다. 여성의 병원 방문 시마다

■ 권장되는 임산부에의 총 체중 증가 범위

임신 후 키에 대한 체중의 범주	권장되는 총 증가량 1b	Kg
저(BMI <19.8)	28~40	12.5~18
정상(BMI 19.8~26.0)	15~35	11.5~16
고(BMI 26.0~29.0)	15~25	7.0~11.5
비만(BMI >29.0)	~15	~7.0

이 수치는 단태임신에 대한 것이다. 쌍태임신의 경우 범위는 35-45 lb(16~20 kg)이다. 젊은 청소년(초경 후 2년 이내)은 범위의 상한치를 얻도록 노력해야 한다. 키가 작은 여성(62 in 미만, 또는 157 cm 미만)은 범위의 하한치를 얻도록 노력해야 한다.

(Source: Institute of Medicine. Nutrition During Pregnancy and Lactation: An Implementation Guideline. Washington, DC;National Academy Press,1992)

체중을 체크하여 결과를 그래프화시켜야 한다. 체중증가 범위는 의료협회에서 1992년 재검토 되었다.

운동

미 산부인과학회의 2002년 지침을 보면 산과적, 내과적 합병증이 없을 때 한 주의 거의 매일 30분 이상 중등도 운동을 해야 한다고 제안하고 있다. 임신기간 동안 운동을 하는 여성은 임신부를 위한 좀더 조심스럽고 숙고되는 특별한 계획을 세워야 한다. 임신부는 정와위 자세에서 시행하는 운동은 피해야 한다. 하지정맥동을 눌러 태반으로 가는 혈류를 감소시키기 때문이다. 임신한 여성은 탈진과 발열, 불편과 피로를 느낄 때 운동을 멈추어야 한다.

금연

흡연은 태반분열, 전치태반, 조산아 출산, 저 체중의 태아출산, 주산기 사망 같은 복합적인 일과 연관된다.

가정 내 폭력의 선별

임신기간 중 폭행 발병률은 7~20%로 여성을 죽이거나 엄마나 아이를 살인하는 결과를 부른다. 미국 산부인과 대학에서는 임신기간 내에 가정 내 폭력의 과거력이 모든 여성에게서 단계적으로 확대되고 있다고 하였다. 인터뷰를 통하여 만성두통, 복통, 타박상, 부상의 상처 등을 포함하여 빈번히 발생되는 것이 밝혀졌다.

임상의학자들이 출산 전 방문으로 각각 사적인 질문을 하였다. 예를 들어 "임신하였을 때 누구든지 깊은 상처나 그 외 물리적 손상을 준 적이 있는가?" 여성들은 안전과 보복과 같은 두려움의 이유로 남용의 형태에 말할 기회를 제공받아야 한다. 몸에 상해부분은 표시되어야 한다. 또한 여성들은 어떻게 당신이 그녀를 도울 수 있는가를 물어본다. 안전한 보호자와 상담, 핫라인전화번호의 정보를 제공하고 언제든 도움 받을 수 있는 자료를 제공해 주어야 한다. 환자의 안전과 위탁된 사람의 필요부분을 평가해라. 명령에 의한 기록부분을 배울 것이다.

검사의 기술

검사에 대한 준비

여성의 개인적인 필요와 민감함 뿐만 아니라 안심과 사생활을 존중함을 보여주어라. 양측가슴과 임신복부의 관찰을 쉽게하기 위해 앞이 열리는 가운을 입도록 요청하라.

자세

- 무릎을 구부려 반 앉은 자세로 가장 안전하게 임신된 자궁의 무게로부터 혈관과 복부장기들을 보호하라.
- 뒤로 눕는 시간이 길어지지 않도록 해라. 자신의 배를 촉진하도록 하는 것이 효과적이고 정확하다.
- 골반 검사 역시 빠르게 검사하라.

(계속)

*National Domestic Violence Horline: Web site: www.ncvh.org/index.html; 1-800-799-SAEE (7233); TTY for hearing impaired 1-800-787-3224

검사에 대한 준비 *(계속)*

장비

- 검사자의 손은 촉진시 따뜻하고 안전하고 부드러워야 한다. 손가락은 평평하고 넓게 해서 사용한다. 촉진은 계속적으로 해야 하고 손가락 표면은 감각적이어야 한다.
- 보통 크기보다 큰 질경이 필요하다. 질과 경부에 혈관분포가 증가하기 때문이다. 조직의 외상과 출혈을 피하도록 삽입 후 질경을 부드럽게 벌린다.
- 세포 질 검사를 위한 경부 브러시는 피한다. 이유는 종종 출혈의 원인이 되기 때문이다. 스파츌라나 면으로 쌓은 기구를 사용한다.

검사기술	가능한 소견

생체 징후, 신장, 몸무게

혈압을 잰다. 임신중반기에는 비 임신시보다 혈압이 낮다.

■ *임신시의 고혈압*

- 수축기 혈압이 140 mmHg 이상이고, 확장기 혈압이 90 mmHg 이상이고, 단백뇨가 없이 20주에 처음 발생하면 임신성 고혈압이다.
- 수축기 혈압이 140 mmHg 이상이고 확장기 혈압이 90 mmHg 이상이고 임신 초기 20주 이전이나 분만 후 12주 후에 나타나면 만성 고혈압이다.
- 수축기 혈압이 140 mmHg 이상이고 확장기 혈압이 90 mmHg 이상이고 단백뇨와 함께 20주 후에 나타나면 자간전증이다. 신장과 몸무게를 잰다. BMI도 계산한다. 일삼분기에 체중감소는 임신 전 몸무게의 5%가 넘어서는 안된다.

검사기술	가능한 소견
키와 체중을 잰다. BMI를 계산한다. 임신 제1 삼분기의 체중 감소는 임신 전 체중의 5%를 넘지 않아야 한다.	5% 이상의 체중 감소는 과도한 구토와 입덧에 의할 수 있다.

머리와 목

■ *얼굴:* 임신부의 얼굴을 관찰하라. 기미 혹은 불규칙적인 갈색반점이 이마, 볼, 코 윗부분과 턱에 존재할 수 있다.	임신 24주 이후의 얼굴 부종은 임신성 고혈압을 암시한다.
■ *머리카락*	국소적인 탈모가 있는지 확인하라.
■ *눈:* 결막의 색깔을 기록하라.	임신의 빈혈은 결막의 창백을 초래한다.
■ *코:* 비강 출혈도 포함하여 기록하라.	
■ *입*	
■ *갑상샘:* 관찰하고 만져본다. 대칭적인 크기의 증가가 가장 흔하다.	의미있는 비대는 비정상적이며 검사를 받아야 한다.

흉곽과 폐

숨쉬는 양상을 관찰한다.	후기 삼분기의 호흡성 알칼리증

검사기술	가능한 소견

심장

심장 끝의 심박동을 촉지한다.	심장은 상위의 횡경막으로부터 가로 놓이고 좌향으로 회전되어 있으므로 넷째 갈비사이공간에서는 약간 높이 위치할 수 있다.
심박동을 청진한다. 부드러운 바람 소리 같은 심음이 임신기간 동안 흔하게 들린다.	새로운 이완기 심잡음은 검사받아야 한다.

유방

유방과 유두와의 대칭성과 색을 관찰한다.	정맥이 뚜렷하게 보이며 유두와 젖꽃판은 어두운 색이며 몽고메리 샘은 두드러진다.
응어리를 촉진한다.	임신 중에 유방은 민감하고 결절이 만져진다.
둘째와 엄지 손가락으로 유두를 눌러본다.	이 방법으로 초유가 나오는지 확인한다.

복부

임신부가 무릎을 구부리고 반좌위 자세를 취한다.	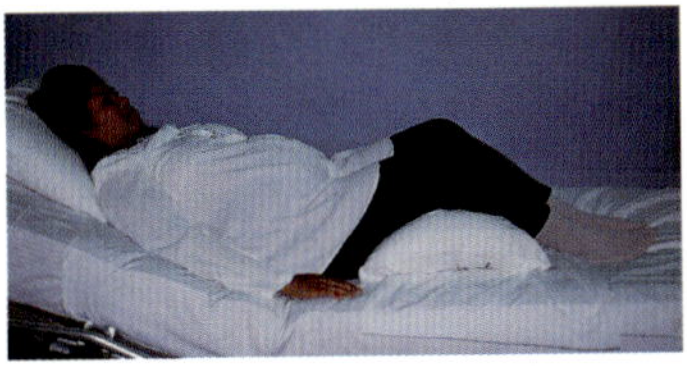
■ 선조와 모양, 윤곽, 복부 높이를 관찰하라.	자색의 선조와 흑질은 정상적으로 임신부에서 관찰된다.

검사기술	가능한 소견
■ 모양과 윤곽으로 임신 주수를 알 수 있다.	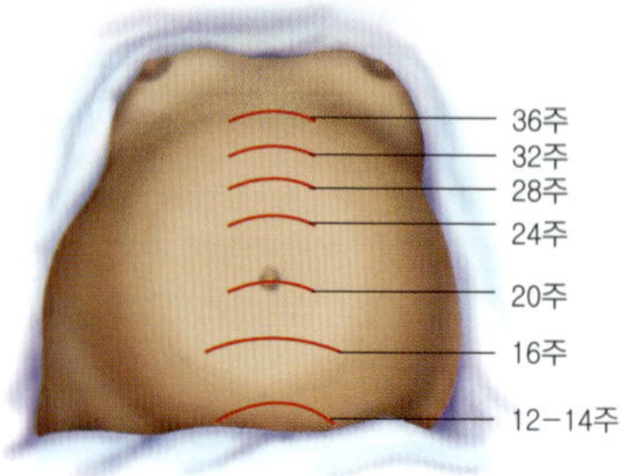 **임신의 개월 수에 의한 예상 자궁 저부의 높이**
■ 촉진: 장기나 덩이 24주 이후에는 태동을 느낄 수 있다. 자궁수축	임신 12 주 이후 임신 제3 분기 동안 자궁수축이 불규칙적으로 촉진된다. 37주 이전에 규칙적인 자궁수축은 통증이나 출혈의 유무에 관계없이 비정상적인 조기 진통을 암시한다.
20주가 되었다면 치골결합 상부로부터 자궁저의 상부까지를 테이프로 재어 자궁 기저부의 높이를 측정한다. 20주 이후에는 이 측정수치의 센티미터 수치가가 인신주수와 거의 같다.	자궁기저부의 높이가 예상보다 2 cm 이상 높으면 다태임신, 거대아, 양수과다증, 또는 자궁근종을 고려해 보라. 만약 4 cm 이상 낮으면, 계류유산, 횡위, 발육저하, 또는 거짓 임신을 고려해 보라.
태아 심박동 청진, 심박동 위치, 리듬을 기록하라. 10주 이후에는 도플러 측정이 가능하며 18주 이후에는 태아경으로 측정이 가능하다.	태아 심음이 잘 들리지 않으면 예상보다 주수가 낮거나, 자궁내 태아사망, 또는 거짓 임신을 의심한다.

검사기술	가능한 소견

- 12주에서 18주에는 하복부 중앙부터 심박동을 들을 수 있다.
- 28주 이후에는 태아 등이나 가슴 부위 위에서 들을 수 있다. 다양한 Leopold 촉진법 사용으로 태아머리 등 명백히 어디서는 들을 수 있다.

임신초기에는 보통 160회이며 120~ 140회로 느려진다. 32~34주 후에는 심박동은 태아 움직임과 함께 증가한다.

만삭 근처에서 태동과 함께 태아 심박동이 뚜렷하게 떨어지면 좋지 않은 태반순환을 의심할 수 있다.

리듬

제3 분기에 1~2분이 넘는 분당 10~15회의 변화는 무시한다.

임신 후기에서 박동변화성이 떨어지면 태아 심박수 모니터로 조사해야 함을 말한다.

Leopold 수기

Leopold 수기는 다음에 도움을 준다.

일반적인 오차는 만삭 때 둔위(태아 둔부가 엄마 골반의 출구에 위치할 때)와 엄마의 골반으로 선진부가 잘 내려오지 않을 때를 포함한다.

- 태위, 즉 태아가 엄마의 등쪽과의 관계에 있어서의 위치 (종위 또는 횡위)
- 선진부, 즉 골반 입구에서 태아의 어느 마지막 부위가 선진하는지 (머리 또는 엉덩이)

검사기술	가능한 소견

- 태아 등의 위치
- 진입 또는 태아 선진부가 모체골반에서 떨어진 정도

제1 수기(맨 위극)
임산부의 얼굴을 보면서 임산부의 옆에 선다. 관찰할 양손의 손가락을 위치하고, 자궁저의 맨 위극에서의 태아의 어느 부위가 있는지를 결정하기 위해 손가락 끝으로 촉진한다.

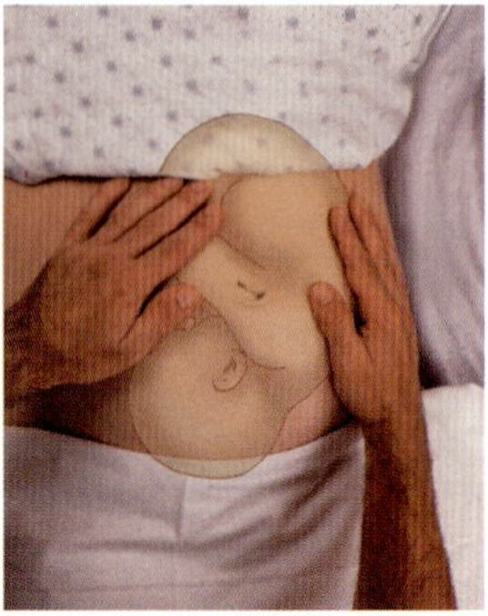

제2 수기(산모복부의 양 옆)
양손 사이의 태아의 몸체를 잡을 목적으로 산모 복부의 양 옆에 각각의 손을 위치한다. 한 손으로는 자궁을 안정되게 유지하고 다른 한 손으로는 태아를 촉진한다.

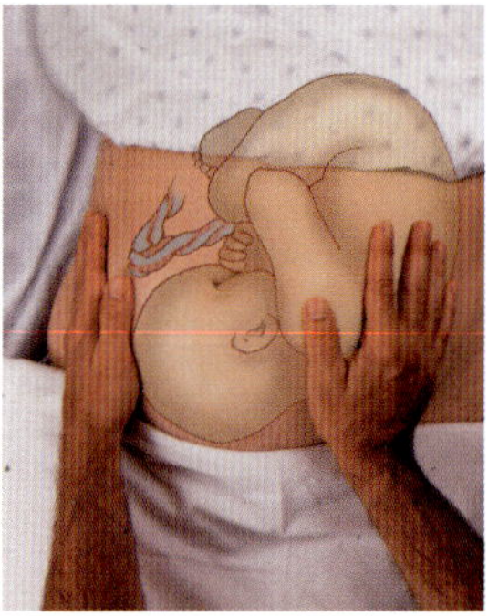

검사기술	가능한 소견

제3 수기(맨 아래 극)
돌아서서 산모의 발을 쳐다본다.
양 손의 손가락의 평평한 손바닥 면을 사용하고, 시작할 때, 손가락 끝을 함께 사용하여 치골결합 위쪽부위 만을 촉진한다. 양손을 아래쪽으로 힘을 가할 때 미끄러지는 지 또는 제자리에 멈추게 되는지를 적는다. 이것은 골반 입구로 내려오는 태아의 선진부가 머리인지 둔부인지를 알 수 있게 된다.
만일 태아의 선진부가 내려오게 되면 그것의 구조가 단단함을 촉진한다.
만일 태아의 선진부가 내려오지 않는다면 양손을 복부 아래부위에서 부드럽게 움직여서 양 손 사이의 선진 부를 잡는다.

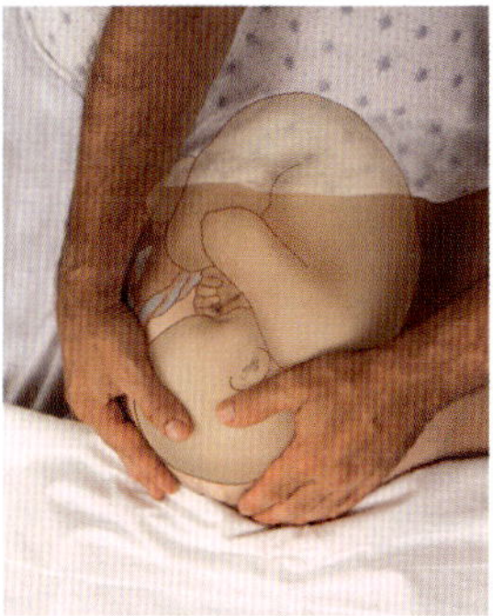

제4 수기(선진부의 확진)
한 손으로 맨 아래 극의 태아 부위를 잡고, 다른 손으로 맨 위극의 태아 부위를 이 수기로 태아의 머리와 둔부를 구별할 수 있게 된다.

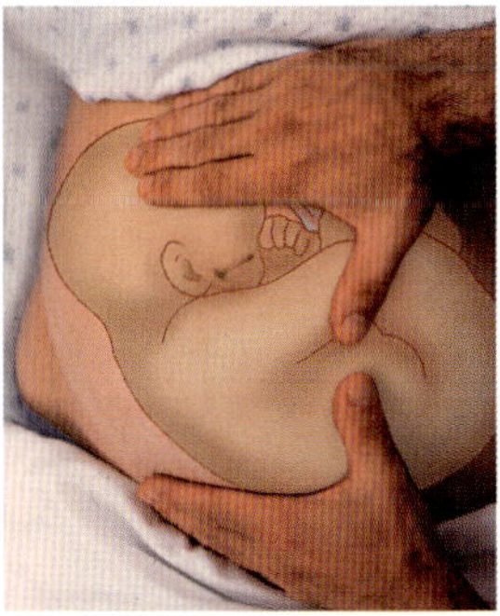

생식기, 항문, 직장

외성기를 관찰하라.

아이를 낳은 여성에서 질 입구의 이완과 음순이나 음핵의 비대, 회음 절개의 상처 또는 주산기 열상

검사기술	가능한 소견
항문을 관찰하라.	정맥류는 후기 임신에서 종종 커진다.
바톨린 샘과 스케네 샘을 진찰하라.	
방광류나 직장류를 확인해야 한다.	
질경관찰	
자궁경부 관찰 시에는 색, 모양, 열상의 흔적을 관찰해야 한다.	임신의 자색: 이전의 분만으로 인한 열상
자궁경부 세포진 검사를 시행한다.	질 또는 자궁경부 감염의 진단에 필요한 표본이 필요할 지 모른다.
질벽을 관찰한다.	푸른색 혹은 붉은색이거나 질주름이 깊거나 우윳빛 혹은 하얀색 분비물이 증가하는 백대하는 정상이다. 질자극감과 가려움증, 분비물은 감염을 의미한다.
양손 촉지법	
두 개의 윤활제를 바른 손가락을 질 입구에 넣어 손등을 아래로 하고 회음부를 향해 살짝 압력을 가한다. 손가락을 후방 질벽에 넣는다. 압력을 가하는 상태에서 손등을 위로 뒤집는다.	
■ 자궁경부입구와 자궁경부 소실 정도를 평가하라. 당신의 손가락을 자궁경부입구에 대고 자궁경부 표면 주위를 돌려보라.	초산부의 경우 자궁경부가 닫혀 있으나 경산부의 경우에는 손가락의 끝이 자궁경부로 들어간다.

검사기술	가능한 소견
■ 자궁 경부의 길이를 평가하고 경부입구나 주위를 촉진하라.	34에서 36주 이전에, 자궁경부는 1.5에서 2 cm의 정상 길이를 유지한다.
■ 자궁의 모양, 크기, 단단한 정도, 위치를 촉진한다.	Hegar 징후 또는 협부의 완화: 8주까지는 서양배(梨) 모양이며, 그 후에 둥글게 된다.
■ 자궁의 크기를 평가하라. 진찰하는 손가락이 자궁경부 안에서 손가락의 등쪽이 위쪽을 향하도록 하여 자궁을 살짝 들어 올려 배쪽의 손으로 자궁의 저부를 만져 관찰자의 두 손 안에서 자궁의 크기를 부드럽게 평가한다.	불규칙한 자궁표면은 자궁근종 또는 중격에 의해 자궁강이 두개로 나뉘진 *쌍각자궁*을 의심한다.
■ 오른쪽과 왼쪽 부속기를 촉진한다.	초기 임신에서 난관(자궁외) 임신을 감별하는 것은 중요하다.
■ 직장질 진찰은 자궁크기를 확인해야 하며 직장질 벽의 존재를 확인할 때 사용한다.	

사지

다리에 정맥류를 확인한다.

손과 다리에 부종을 확인한다.	병적 부종은 종종 3+ 또는 경골 위쪽에서 나타난다.

검사기술	가능한 소견
무릎과 발목의 반사를 확인한다.	24주 이후에는 2+ 이상의 반사는 임신성 고혈압을 나타낼 수 있다.

소견기록

신체검사기록 - 임신 여성

"복부: 수술 상처 자국 없음. 활동적인 장음. 부드러움. 압통 없음. 간비장 비대 없음. 덩이 없음. 자궁기저부는 배꼽에서 두 지폭 아래에서 촉지됨. 모양은 타원이며 매끈함. 태아 심박동 144회, 서혜부림프절종 없음. 외부 생식기: 중앙 회음부 절개술 반흔 있음. 감염의 징후나 분비물, 상처 없음. 양손 검사: 자궁경부 중앙에 위치, 부드러움. 자궁경부외구는 손가락 끝만 들어감. 자궁경부 내구 폐쇄되어 있음. 자궁경부 이동시 통증 없음: 부속기 덩이 없음. 자궁 기저부는 20주 크기로 커져 있으며 중앙에 위치하며 매끈함: 질톤은 감소"

세 번째 임신이며 건강한 20주 임부의 검사를 기술함

CHAPTER

노인

20

노인은 현재 미국에서 2억 5천만명이 넘으며 2050년경에는 8억명에 도달할 전망이다. 이러한 노인들은 전 세대들 보다 더 오래 살 것이다. 출생시 수명은 현재 여자는 79년이고 남자는 74년이다. 그런 까닭에 "인구학적으로 긴급한 과제"는 수명을 최대화 시키는 것 뿐만 아니라 우리의 노인 인구의 "건강한 기간"을 최대화하는 것이다. 그 결과 노인들은 가정과 지역사회에서 풍요롭고 활동적인 삶들을 즐기며, 가능한한 오랫동안 완전한 기능을 유지한다.

임상가들은 현재 노화에 대한 사회의 일반적인 통념중의 하나로써 약함을 인식하고 있다. 65세가 넘는 미국 노인들의 95% 이상이 지역사회에 살고 있다. 그리고 단지 5%만이 오랜기간 치료 기관이 있는 곳에 거주하고 있다.
과거 20년 동안 노인들은 실제적으로 좀 더 활동적이고 덜 무능력해져왔다. 이러한 변화들은 임상치료에 있어 새로운 목표들 – "양질의 만족을 주는 만남과 향상된 결과를 유발하는 준비된 사전 대책을 강구한 팀과 상호작용하는 박식하고 활성화된 환자" –과 임상적 자세와 기술들의 확실한 집합을 요구하고 있다.

노인의 평가는 건강한 혹은 "성공적인" 노화에 대한 초점을 필요로 한다: 가족, 사회, 지역사회의 지지를 이해하고 동원할 필요성; "여섯번째 생체징후" 인 기능평가에 방향을 둔 기술의 중요성; 노인의 오랜 건강과 안전을 촉진하는 것.

노인 인구는 두드러진 이질성(heterogenecity)를 보여준다. 연구가들은 질병이나 손상의 복합성으로 "성공적인" 노화와 "통상적인" 노화를 구분해 왔다. "성공적인 노화"는 쇠약하게하는 질병으로부터 완전히 벗어난 사람들에게서 발생하며, 80세와 90대 늦게까지 건강한 삶을 유지한다. 100세 이상인 사람들에 대한 연구는 100세까지 살 가능성의 약 20%는 유전자들이 담당하며, 약 20~30%는 건강한 생활방식이 담당하는 것을 보여주었다.

환자에 대한 접근

당신이 노인들과 이야기할 때, 경의, 인내, 문화적인 주의를 전달하라. 환자들의 성(last name)으로 꼭 환자들을 등록해라.

진료실 환경의 조절

진료실이 너무 춥지도 너무 덥지도 않도록 확인하라. 눈높이에 맞춰 앉고, 환자와 직접 마주 대하라. 빛이 잘드는 방은 노인들이 당신의 얼굴 표정과 동작을 잘 볼수 있게 한다.

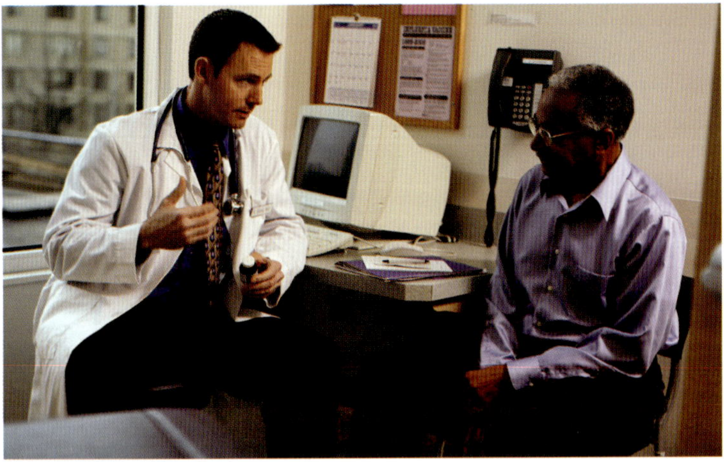

노인의 50% 이상이 청력 결핍을 가지고 있다. 방에 주의산만이나 소음이 없게 하라. 당신의 목소리를 증폭시키고 환자의 이어폰에 연결하는 "청각보조장치(pocket talker)"인 마이크로폰(microphone)의 사용을 고려하라. 높게 앉을 수 있는 의자들과 검사 테이블로 난간을 가진 등받이 없는 넓은 의자는 넙다리 네갈래근(quadriceps) 쇠약을 가진 환자들에게 도움을 줄 수 있다.

방문의 내용과 속도 정하기

노인들은 자주 회상에 잠긴다. 중요한 통찰력을 얻을 수 있는 삶의 회고에 대한 이런 과정을 잘 듣고 그들이 아픈 느낌으로 일을 하거나 기쁨과 성취를 되찾고자 할 때 환자들을 도와줘라. 복잡한 문제들을 평가하는데 환자의 참을성과 가능한 피로에 대한 필요성을 비교 평가하라. 두 번 방문으로 처음 평가를 나누는 것을 고려하라.

노인에서 증상들을 이끌어 내기

노인들은 증가되는 질병이나 장애가 명백한데도 건강함을 과신하는 경향이 있다. 내원시 "제가 오늘 어떻게 도와드릴 수 있을까요?" 와 같은 제약이 없는 질문으로 시작하라. 늦은 인식이나 지연된 처치의 위험을 감소시키기 위해 당신은 좀더 직접적인 질문이나 건강 선별 도구를 택할 수도 있으며, 가족 구성원이나 보호자에게 자문을 구할 수도 있다.

노인에게서 급성 질환은 젊은 집단과는 다르게 나타난다. 심근경색증과 갑상샘질환의 증상 변화에 민감해야 한다. 감염이 있는 노인 환자들은 발열이 덜 하다. 여러 가지의 노인병 증후군의 전형적인 증상 집단을 인지하라. 노인병 증후군은 다양한 위험인자들, 예를 들면, 추락, 어지러움, 우울, 요실금, 기능장애 중에서 상호작용과 가능성 있는 상승작용(synergism)이 있는 것이 특징이다. 보통의 "통합하는 진단" 을 찾는 것은 노인의 50% 미만에서 적합할 것이다.

인지장애는 환자의 병력에 영향을 줄 수 있다. 그러나 경한 인지장애를 가진 노인들도 동반질환을 밝혀낼수 있는 충분한 병력을 제공할 수 있다. 필요한 정보를 유발하기 위해 단순한 문장을 사용하라. 좀더 심각한 장애가 있는 환자들은 가족구성원들이나 보호자에게 핵심적인 증상을 확인하라.

노인의 문화적 요인 고려

2050년까지 총노인 인구 집단은 230%까지 증가할 것이며, 소수의 노인인구 집단은 510%까지 성장할 것이다. 문화적인 차이들은 질병의 역학, 정신건강, 문화적 적응의 과정, 중장년층의 특별한 관심, 오진의 잠재 가능성, 건강결과에의 불균형에 영향을 줄 수 있다. 2장(33~34쪽)에서 논의 되었던 문화적인 능력에 필요한 자기 인식의 내용을 되돌아 보기위해 몇분만 시간을 들여라. 정신적인 조언자와 심령치료가(native healers)들에 관하여 질문하라. 문화적인 가치관은 특히 생의 마감에 관한 결정에 영향을 준다. 연장자, 가족, 확대된 지역사회집단조차도 그 노인 환자와 함께 또는 그 노인 환자를 위하여 그러한 결정을 내릴 수도 있다.

일반적이거나 염려되는 증상들을 평가할 때 관심사의 특별한 영역들

일반적인 관심사들

- 일상생활활동(Activities of daily living)
- 도구적 일상생활활동(Instrumental activities of daily living)
- 약물
- 영양
- 급성과 만성 통증
- 흡연과 알코올
- 사전 의료지시(Advance directives)와 완화요법(Palliative care)

노인들에서 당신의 전체 기능적인 평가와 관련해서 증상들이 위치하고 있는지 확인하라. 그리고 항상 노인들이 적절한 행복(well-being)과 기능 정도를 유지하는데 도움을 줄 수 있도록 초점을 맞춰라.

일상생활활동

노인들이 어떻게 일상활동의 관점에서 기능을 다하는 지를 학습하는 것은 필수적이며 미래에 대한 중요한 토대를 제공한다. 당신은 "나에게 전형적인 하루에 대해 말해달라" 든지 "당신의 어제 하루에 대해 말해달라" 와 같은 제한없은 요청으로 시작하길 원할지도 모른다. 그런 다음 좀더 세부적인 것으로 이동한다. "당신은 오전 8시에 깨어났는가?" "어떻게 침대 밖으로 나왔는가?"

약물

65세 이상의 노인이 모든 처방의 약 30%를 받는다. 대략 30%는 매일 8번 이상의 약처방을 받는다! 이름, 용량, 횟수, 각각의 약물에 대한 적용기준을 포함한 완전한 약물 복용력을 파악해야 한다. 다중 약물요법의 모든 구성 성분, 혹은 다중약물의 동시사용, 불충분한 사용, 부적절한 사용, 부적절한 약물복용(non-adherence)을 포함한 최적 이하의 처방을 확실히 밝혀야 한다. 의사 처방없이 팔리는 약물, 비타민

일상생활활동과 도구적 일상생활활동

일상생활의 육체적 활동(ADLS)	*일상생활의 도구적 활동(IADLS)*
목욕하기	전화 사용하기
옷입기	쇼핑하기
화장실 사용하기	식사 준비하기
움직이기	집안일하기
요실금	세탁
식사하기	교통편 이용하기
재정관리	약복용

과 영양보조제, 감정을 변화시키는 약물의 사용에 대해 질문하라. 병력이 제한된 저체중 노인에서, 혈청 알부민이 모든 원인의 사망률에 독립적인 위험인자이다.

영양

식사 과거력을 알아내는것과 식사섭취에 대한 빠른 선별을 사용하는것. 그리고: 영양선별일람표(66쪽)는 노인들에게서 특히 중요하다.

급성과 만성 통증

통증과 관련된 증상은 임상적 내원의 80%를 차지한다. 통증의 유병률은 지역사회에 거주하는 성인의 25~50%, 요양원 거주자들은 40~80%에 달할 수 있다. 통증은 대개 등과 관절 통증같이 근육골격의 증상으로부터 발생한다. 노인 환자들은 통증을 덜 이야기하므로, 불필요한 고통, 우울증, 사회적고립, 육체적인 장애, 기능의 상실에 이르게 한다.

이제는 "다섯번째 생체징후"로 간주되어야 할 통증에 대해 당신이 노인 환자를 만날때마다 물어보라. 특히 "당신은 지금 어디 아픈데가 있는가?" 지난주 동안 어떠했는가를 물어보라. 시각통증등급(Visual Analogue Scale) 그래프 그림, 언어 0~10 통증등급과 같은 1차원적 척도들은 모두 타당한 것으로 증명되었으며 사용하기가 쉽다.

■ *급성과 만성 통증의 특징*

급성 통증	만성 통증
확실한 시작	3개월 이상 지속된다.
분명한 병리	자주 정신적인 혹은 기능적인 장애와 관련이 있다.
짧은 지속기간	시간내내 특징과 강도에서 계속 변할수 있다.
일반적인 원인들: 수술후(postsurgical), 외상, 두통	일반적인 원인들: 관절염, 암, 절뚝거림(Claudication), 다리경련, 신경병증, 신경뿌리병증(radiculopathy)

(Source: Reuben DB, Herr KA, Pacala JT, et al. Geriatrics at Your Fingertips: 2004, 6th ed. p. 119. Malden, MA: Blackwell Publishing, Inc., for the American Geriatrics Sociey, 2004.)

흡연과 알코올

흡연은 모든 나이에 해롭다. 방문할 때마다 나이든 흡연가들에게 끊도록 권고한다. 65세 이상 성인의 대략 5~10%는 술과 관련된 문제들을 가지고 있다. 알코올 중독을 가진 노인 인구의 수는 그 사람들이 다가올 몇십년 동안 나이가 들수록 증가할 것으로 기대된다. 중장년층 중에서 알코올 문제의 유병률에도 불구하고 발견율과 치료율은 낮다. 알코올중독을 밝히는 CAGE 질문들을 사용하라(31쪽 참조).

사전의료지시(Advance Directives)와 완화요법(Palliative care)

많은 노인 환자들은 심각한 질병이 발생하기 전에 이런 논의를 시작하게 하는 제공자들을 좋아할것이다. 사전 치료 계획은 몇가지 직무와 관련이 있다–정보를 제공하기, 환자의 선택을 행사하는 것, 대리결정권자를 확인하는것, 공감과 지지를 전달하는 것, 분명하고 단순한 언어를 사용하라. "만일 심장이나 폐가 정지하거나 병들었을 때" 생명유지 방법을 명기한 문서로된 "심폐소생술을 시행하지 마시오"라는 지시와 관련된 선택에 대하여 질문한다. 건강관리 대리인이나 건강관리에 대한 변호사의 위임된 항구적 권한(durable power of attorney for health care) "혼수상태나 응급상황시 누군가 당신의 바램을 반영한 결정을 내릴 수 있다" 를 문서로 만드는데 환자를 격려하라. 응급처치 혹은 급성처치의 불확실하고 스트레스 받는 환경보다는 사무실에서 이러한 논의들을 포함하는 계획을 세워라.

진행성 혹은 말기 질병을 가진 환자들에게 완화요법에 대한 계획을 세워라. 완화요법의 목적은 고통을 경감시키고 환자와 가족구성원과의 대화; 통증과 다른 증상들의 관리; 정신사회적, 정신적, 사별 지지; 의학적, 사회적 서비스 배치의 조정을 포함한 특별한 지식과 기술을 통하여 진행성 질병을 가진 환자와 그들의 가족들의 삶의 질을 향상시키는 것이다.

건강증진과 상담

노인에서 건강증진과 상담에 대한 중요한 주제들

- 선별해야 할 때
- 시력과 청력
- 운동
- 예방접종
- 가정안전
- 암선별검사
- 우울증
- 치매
- 노인 학대(Elder mistreatment)

노인 수명이 80대로 늘어나면서 검진에 대한 새로운 문제들이 나타났다. 일반적으로, 노인들의 오로지 나이만 가지고 하기보다는 각각의 노인들의 특별한 상황에서 기본 검진이 결정된다. 세가지 요소가 고려되어야만 한다. 기대수명(life expectancy), 검진으로부터 이익이 발생할 때까지의 시간 간격, 환자 선택. 미국 노인병학회는 만일 기대수명이 짧다면, 남아있는 시간에 환자에게 이득이 되는 상태를 치료하는데 우선권을 줄 것을 권유한다.

시력과 청력에서 나이와 관련된 변화에 대해 선별하라. 이것들은 10분 노인 검진도구(10 minute Geriatric Screener)에 포함된다.

규칙적인 에어로빅 운동을 권유하라. 저항력훈련과 태극권(Tai Chi)은 균형을 향상시키는데 특히 도움이 될 것이다.

예방접종은 65세 이후에 폐렴구균 백신 한번과 해마다 인플루엔자 백신접종을 포함해야만 한다.

가정 안전에 대해 노인들을 조사하라. 안 좋은 조명, 불편한 높이의 의자, 미끄럽거나 불규칙한 표면, 환경적 위험들은 쉽게 교정될 수 있다.

선별된 상황에 대한 암검진은 70~80세 이상의 노인에서 그것의 사용을 지지하는 제한된 증거 때문에 논란이 있을 수 있다.

- 미국 노인 협회는 75세까지 유방암 검진으로 매년 혹은 2년마다, 그 다음 기대수명이 4년 이상이면 2~3년마다 유방촬영술(mammography)을 권유한다.
- 미국에서 자궁경부암의 유병율은 감소하고 있지만, 자궁경부암으로 사망하는 40~50%는 65세 이상의 여성이다. 자궁경부병리의 과거력이 없을 때 65~70세까지는 1~3년마다 파파니콜로 펴 바른 표본(pap smear)를 제공하라.
- 50세부터 대장암 검진을 위해 10년마다 대장내시경(colonoscopy)이 권유된다. 이 검사는 장려에도 불구하고 거절할지 모르는 대부분의 노인 환자들에게는 어렵다.
- 폐암과 난소암에 대한 검진은 권유되지 않는다.
- 고위험 환자들에게는 피부암과 구강암에 대해 검사하라.

우울증은 불충분하게 진단되고 치료된다. "당신은 자주 슬프거나 우울함을 느낍니까?" 라는 질문에 대한 양성반응은 거의 80% 정도 민감하고 특이하여 한층 더한 조사를 유발해야만 한다.

치매, "정상적인 활동을 방해하는 인지기능의 전반적인 장애"는 65세 이상의 미국인 16%가 이환되어 있다. 두드러진 특징은 다음과 같다.

- 단어 및 장기기억 결핍과 판단장애
- 저하된 사고과정
- 단어 찾기의 어려움으로 인한 더듬는 말소리
- 장소에 대한 지남력의 상실

대부분의 치매는 알쯔하이머병(50~85%)이나 혈관성 다발성-뇌경색 치매(10~20%)를 나타낸다. 치매는 자주 서서히 잠행적으로 시작되며, 특히 가벼운 증상의 인지장애는 가족이나 임상가들이 초기에 발견하기가 어려울 수도 있다. 기억에 대한 문제들을 찾아라. 그런 후에 인지기능 혹은 일상생활활동(ADLS)에서의 변화들을 찾아라. 새롭거나 이례적인 행동에 대한 가족들의 호소에 주목하라. 약물, 우울증, 대사이상, 혹은 다른 내과적 및 정신과적 건강상태와 같은 원인이 될만한 요인들을 조사하라. 개업의 교육 계획(Practicing Physician Education Project)으로 부터 기억상실과 우울증평가에 대한 유용한 도구들을 www.americangeriatrics,org/education/ppep_index.shtml에서 찾을 수 있다.

학대(abuse), 방치(meglect), 착취(exploitation), 버림(abandonment)을 포함한 가능한 노인 학대에 대하여 모든 노인 환자들을 검사하는 것을 고려하라. 노인 학대의 유병율은 노인 인구의 약 1~5%이다; 하지만 훨씬 더 많은 예가 발견되지 않고 있을지 모른다.

검사의 기술

노인의 평가는 문진과 신체검사의 전통적인 형식을 따르지 않는다. 인터뷰의 보강된 기술, 노인 건강과 관련된 일상 기능과 핵심 주제에 특별한 강조, 신체검사시 기능 평가에 초점이 특히 중요하다.

노인의 건강과 당신의 평가 순서에 대한 중요성 때문에 본절에서는 기능 상태평가부터 시작한다: "여섯번째 생체징후". 이 분절에서는 노인의 안녕과 건강에 가장 위협이 되는 것들 중의 하나인 추락에 대한 위험을 어떻게 평가할 것인가를 포함한다. 다음은 노인에게 맞춰진 전통적인 "머리에서 발가락까지" 신체검사의 특징을 다룬다.

기능상태평가: "여섯번째 생체징후"

기능상태는 구체적으로 직무를 수행하고, 광범위한 복잡성에 걸쳐 있는 일상생활과 관련된 사회적 역할을 이행할 수 있는 능력을 뜻한다.

기능적 능력 평가

몇 개의 수행에 기초한 평가 도구들이 이용된다. 아래의 검진도구는 간단하고, 높은 평가자간의 동의, 그리고 외래 스탭(staff)이 쉽게 이용할 수 있다. 그것은 노인병 평가의 세가지 중요한 분야를 포함하고 있다; 신체적, 인지적, 정신사회적 기능. 그것은 핵심 지각 양식 뿐만 아니라 시력과 청력에 초점을 맞추며, 요실금에 대한 질문과 노인에서 사회적인 상호작용과 자존심에 대단히 영향을 주는 자주 말하지 않는 문제들을 포함한다는 것에 주목하라. 학생들이 요실금의 원인을 평가하는데 도움이 되는 기억부호 하나가 DIAPERS 이다; 섬망(**D**elirium), 감염(**I**nfection), 위축성 요도염(**A**trophic urethritis)/질염(**V**aginitis), 조제약(**P**harmaceuticals), 과도한 요배출(**E**xcessive urine output(즉, 심부전증, 고혈당), 제한된 움직임(**R**estricted mobility), 대변 매복(**S**tool impaction).

■ *10분 노인병 선별기*

문제와 검진 방법	양성 검진
시력: 두 부분 질문: "당신은 운전하거나 TV를 시청하거나, 독서, 혹은 일상활동의 어떤 일을 하는데 시력 때문에 어려움이 있는가?"	질문에 대해 "그렇다" 와 스넬렌 시력표(Snellen chart)에서 20/40 이상 읽을 수 없음
만일 "그렇다" 이면 그 다음은: 환자가 교정렌즈를 착용한 상태에서(만일 착용 가능하다면) 스넬렌 시력표로 각각의 눈을 검사하라.	
청력: 40 dB에서 audioscope 세트를 이용하라. 1,000과 2,000 Hz를 사용하여 청력을 검사하라.	양쪽 귀 혹은 각각 한쪽 귀에서 1,000 혹은 2,000 Hz의 빈도를 들을 수 없음
다리운동성: 지시한 후 환자의 시간을 재라. "의자에서 일어나 20 피트를 활발하게 걷고, 돌아서서, 의자로 돌아와 앉아라.	15초 내에 주어진 일을 완전하게 할 수 없음
요실금: 두 부분: 질문: 지난해 언젠가 모르는 사이에 소변이 배출돼 옷이 젖은 적이 있는가?	두질문에 대해 "그렇다"
만일 "그렇다" 이면 그 다음 질문: 최소한 각각의 6일에 모르는 사이 소변이 배출된 적이 있는가?	
영양/체중감소: 두부분: 질문: 과거 6개월동안 체중을 감소시키려는 노력이 없었는데도 10파운드의 체중 감소가 있었는가? 환자의 체중을 재라.	질문에 "그렇다" 혹은 100파운드 미만의 체중
기억: 세가지 항목의 회상	1분 후에 세가지 항목 모두를 기억할 수 없음

(표 다음 페이지 계속)

■ *10분 노인병 선별기* (계속)

문제와 검진 방법	양성 검진
우울증: 질문: "당신은 자주 슬프거나 우울합니까?	질문에 "그렇다"
신체장애: 여섯가지 질문: "당신은... 할 수 있습니까?" "당신은 속보나 자전거타기와 같은 힘든 활동을 할 수 있습니까?" "당신은 창문, 벽, 혹은 바닥을 닦는 것과 같은 힘든 집안일을 할 수 있습니까?" "당신은 식료품점이나 옷가게에 쇼핑하러 갈 수 있습니까?" "걷는 거리범위 밖의 장소에 닿을 수 있습니까?" "당신은 스펀지 목욕이든 욕조 목욕이든 샤워든 목욕할 수 있습니까?" "당신은 셔츠를 입거나, 단추와 지퍼를 채우거나 신발을 신는 것과 같이 차려입을 수 있습니까?"	어떤 질문에도 "그렇다"

(Source: More AA, Siu AL. Screening for common problems in ambulatory elderly: clinical confirmation of a screening instrument. Am J Med 100:438-440, 1996.)

추락의 추가 평가

해마다 지역사회에 거주하는 건강한 노인의 약 35~40%가 추락을 경험한다. 요양원이나 요양병원에서의 발생률은 거의 3배가 높고, 약 25%에서는 관련된 손상을 보인다.

미국 노인병학회는 일상적인 일차진료 방문동안, 고위험군-처음 혹은 반복성 추락, 요양원 거주자, 추락과 관련된 손상을 받기 쉬운 사람들에서는 보다 집중적인 평가를 통해서 위험인자 평가를 권유하고 있다.

어떻게 추락이 발생했는지 평가하고 어떤 목격자로부터 상세한 것을 찾아내고, 위험인자들, 의학적 동반 질환, 기능적 상태, 환경적 위험들을 확인하라. 보행과 균형훈련, 근육을 강화시키는 운동, 가정위험의 감소, 향정신성 약물투여의 중단, 목표하는 중재의 다인자적 평가를 포함하는 예방을 위한 중재와 평가를 결부하여 생각하라. 평가와 다인자적 중재에 대한 미국 노인병학회의 권고안이 아래에 제공되어 있다.

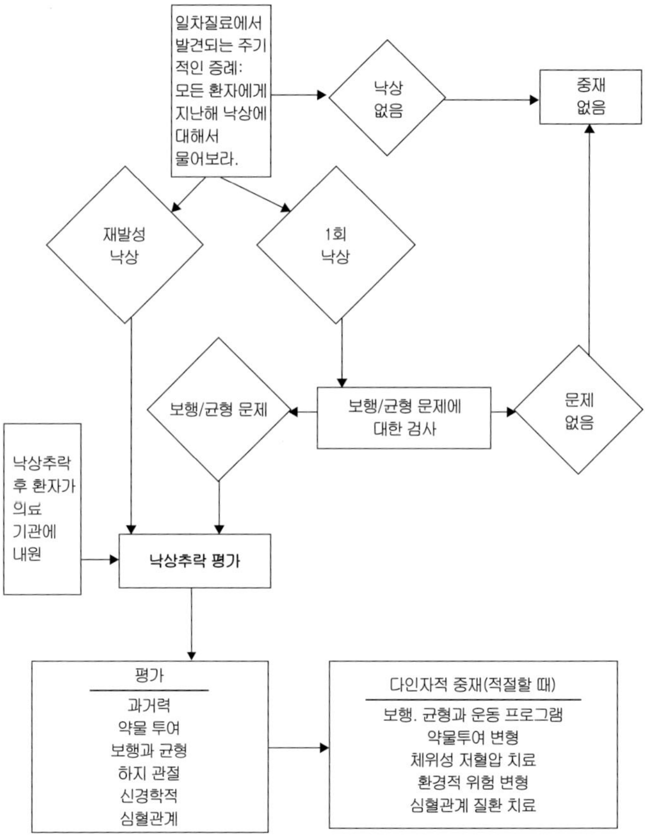

American Geriatric Society, British Geriatrics Society, American Academy of Orthopaedic Surgeons. Guideline for the prevention of falls in older persons. Am Geriatr Soc. 49(5):664-672, 2001.

노인의 신체 검사

생체징후

증가된 수축기혈압(SBP)과 수축기혈압에서 확장기혈압(DBP)을 뺀 값으로 정의되는 확장된 맥압(PP)을 검사하는데 권유되는 기술을 사용하여 혈압을 측정하라.

50세 이후 분리된 수축기 고혈압 (SBP≥140)은 남자에서 관상 심장 질환의 위험성을 3배로 증가시킨다. 맥박압(PP)≥60은 심혈관계, 신장질환, 뇌중풍의 위험인자이다.

일어섰을때 3분 이내에 수축기혈압이 20 mmHg 이상 떨어지거나, 확장기혈압이 10 mmHg 이상 떨어졌을 때로 정의되는 기립 저혈압에 대해 환자를 평가하라. 두 자세에서 혈압과 심장 박동수를 측정하라: 10분 이상 동안 쉰 후에 누운 자세(Supine) 그리고 그 다음 일어선 후 2~3분 내에

기립 저혈압은 노인의 10~20%와 허약한 요양원 거주자의 30% 이상에서 특히 아침에 처음 일어났을 때 발생한다. 환자는 현기증, 힘이 없음, 휘청거림, 흐려보임, 그리고 환자의 20~30%는 실신(syncope)을 호소할 수 있다.

고혈압의 조기 발견과 치료에 도움이 되는 전고혈압단계(prehypertension)의 미국 고혈압 합동 위원회(JNC) VII 분류를 재검토하라.

약물투여, 자율신경계 질환, 당뇨. 장기요양, 혈액손실, 심혈관계 질환들을 포함하는 원인들

심장박동수, 호흡수, 체온을 측정하라. 심장끝 박동수는 노인 환자에서 부정맥에 대한 더 많은 정보를 가져다 줄 수도 있다. 저체온에 대해서는 정확한 체온계를 사용하라.

분당 25회 이상의 호흡수는 하기도 감염을 나타낸다. 저체온은 노인 환자들에서 훨씬 더 일반적이다.

검사기술	가능한 소견
몸무게와 키는 노인들에게 특히 중요하며, 신체 비만지수(BMI)의 계산에도 필요하다(5쪽 참조). 몸무게는 매 방문때마다 측정해야 한다.	저체중은 영양불량의 핵심적인 지표이다. 영양부족은 우울증, 알코올중독, 인지장애, 악성, 만성기관부전(심장성, 신장성, 호흡기성), 약물사용, 사회적 격리, 가난에서 보일 수 있다.
피부	
얇아짐, 탄력조직과 피부긴장도의 소실, 주름형성과 같은 노화의 생리적 변화에 주목하라.	피부는 건조하고 벗겨져 떨어지기 쉽고 거칠고 자주 가려울 수 있으며(피부건조증), 특히 다리에 작은 다각형의 모자이크를 만들어 내는 얕은 균열의 격자도 함께 보일 수 있다.
손과 아래팔의 폄쪽표면(extensor surface)을 조사하라.	하얀색의 탈색된 반(거짓흉터)과 잘 경계 지워진 선명한 몇주 후에 사라질 수도 있는 자색의 반점(macules)이나 반(patches)(광선자색반)을 찾아라.
광신 노출로 인한 변화들을 찾아라. 광선 검은 사마귀, 즉 "간점(liver spot)"과 건조한 비늘로 덮여있는 표면이 편평해진 구진(papules)인 광선각화증이 있을 수 있다.	초기에 반투명한 결절이 퍼지고 딱딱한 융기된 경계를 가진 움푹 들어간 중앙부 상태가 되는 바닥 세포암종과 자주 태양 노출부위에서 발생하는 딱딱한 붉은색으로 보이는 병변, 편평세포암(83쪽)으로부터 그런 병변들을 구분하라. 불규칙한 경계를 가진 어두운 융기된 비대칭 병변은 흑색종일 수 있다.

검사기술	가능한 소견
노화에 따른 양성 병변, 즉 여름 (comedones, or black heads)을 빰 혹은 눈주위에서 세밀하게 살펴보라: 버찌 혈관종(cherry angiomas)(81쪽), 그것은 성인 초기에 자주 보인다; 기름지고 매끄럽고 부드럽거나 사마귀같이 느껴지는 융기된 노란색의 병변인 지루성각화증(82쪽)	
피부절편 분포에서 어떤 통증성 수포병변을 관찰하라.	뒤뿌리 신경절(dorsal root ganglia)에서 잠복성 수두대상포진 바이러스의 재활성으로 인한 대상포진을 의심하라. 나이가 들거나 세포매개 면역의 장애시 위험성은 증가한다.
침대에만 누워있는 노인 환자에서 특히 쇠약하거나 신경학적으로 장애가 있을때 손상이나 궤양에 대해서 피부를 전신적으로 세밀하게 살펴보라.	압박욕창은 피부로 세동맥이나 모세혈관의 혈류가 폐색되거나 침대 시트를 가로질러 움직이는 동안이나 부정확하게 수직으로 들어 올려졌을 때 비틀기힘(shear forces)으로 인해 발생할 수 있다.
머리, 귀, 눈, 코, 목구멍(HEENT). 눈꺼풀, 뼈 눈확(bony orbit), 눈을 세밀하게 살펴보라.	
■ 눈꺼플 올림근(levator palpebrae)의 허약해짐, 피부의 이완, 윗눈꺼풀의 증가된 무게로부터 발생하는 어떤 노인성 눈꺼풀 처짐증을 관찰하라.	
■ 눈꺼풀 겉말림(ectropion), 눈꺼풀 속말림(entropion)에 대해 아래 눈꺼풀을 조사하라.	

검사기술	가능한 소견
■ 공막이 노랗게 되는 것과 가장 자리 주위에 양성의 하얀색의 링인 노인고리(arcus senilis)를 주목하라.	
포켓용 Snellen 시력표나 벽부착용 시력표를 사용하여 시력을 검사하라. 어떤 노안을 주목하라. 동공은 빛과 근접시도에 반응해야만 한다. 윗쪽 주시에서 가능한 장애를 제외하고는, 바깥눈근육 운동은 손상되지 않은 상태이어야만 한다.	4억 이상의 미국인들이 굴절이상(refractive error)을 가지고 있다.
검안경을 사용하여 조심스럽게 수정체와 안구 바닥을 검사한다.	백내장, 녹내장, 황반퇴화 모두가 노화에 따라 증가한다.
각각의 수정체에 어떤 불투명이 있는지 조심스럽게 살펴보라.	백내장은 실명의 세계적 선두의 원인이다. 위험인자는 흡연, 자외선-B에 노출, 높은 도수의 알코올 섭취, 당뇨, 스테로이드를 포함한 약물, 외상을 포함한다.
대개 ≤1:2인 유두함몰비(cup-to-disc ratio)를 평가하라.	증가된 유두함몰비는 비가역적인 시신경병증에 의해 야기되는 개방각 녹내장을 의미하며, 주변시와 중심시력의 상실과 실명에 이르게 된다. 아프리카계 미국인의 유병률은 일반 인구집단에서 보다 3~4배 높다.

검사기술	가능한 소견
결정체(drusen)라 불리는 색소침착에 변화를 야기하는 콜로이드체에 대하여 안구 바닥을 세심하게 살펴보라.	황반퇴화는 불량한 중심시력과 실명을 야기한다. 형태는 마른 위축성(좀 더 일반적이지만 덜 심한)과 젖은 삼출성, 혹은 신생혈관성을 포함한다. 결정체는 딱딱하고 날카롭게 경계 지워질 수 있으며, 혹은 부드럽고 변화된 색소침착과 융합될 수도 있다.
Audioscope나 속삭이는 목소리의 기술을 사용하여 한쪽 귀를 막고 청력을 검사하라(100쪽). 이관(ear canal)에서 귀지를 살펴 보는 것을 확실히 해야한다.	귀지의 제거는 자주 청력을 빠르게 호전시킨다.
냄새, 잇몸 점막의 형태, 우식, 치아의 움직임, 침의 양에 대해서 구강을 검사하라. 점막표면에 어떤 병변에 대해서 세밀하게 살펴보라. 환자에게 틀니를 제거했는지 물어보면 틀니 상처에 대해 잇몸을 조사할 수 있다.	악취는 불량한 구강위생, 치아주위 조직염, 우식때문에 발생할 수 있다. 잇몸염은 치주병으로부터 발생할 수 있다. 치면세균막과 공동화는 우식을 야기할 수 있다. 고름이나 진행된 우식때문에 증가된 치아의 움직임은 흡인을 방지하기 위해 제거가 추천된다. 감소된 침은 약물, 방사선, Sjögren' s 증후군이나 탈수로 인해 발생할 수 있다. 대개 혀와 입의 바닥의 외측 경계의 구강종양으로부터 병변이 발생할 수도 있다.

검사기술	가능한 소견
가슴과 폐 일상적인 검사를 끝내고, 폐기능 검사에서 변화의 애매한 징후들을 주목하라.	증가된 앞뒤 직경, 입술오므린 호흡(purse-lipped breathing), 말을 할 때나 최소한의 운동시 호흡곤란은 만성폐쇄성 폐질환을 의미한다.
심혈관계 혈압과 심장 박동수의 측정치 소견을 재검토하라.	분리된 수축기 고혈압과 확장된 맥박압은 심장위험인자이며, 좌심실비대(LVH)에 대한 조사를 불러일으키게 한다.
목정맥 맥박(JVP)을 세심하게 살펴보고 목동맥의 상승운동을 촉진하고, 어떤 가로놓인 목동맥 잡음을 들어보라.	비틀린 죽상경화성 대동맥은 우심방으로 왼쪽 목정맥의 유출을 방해하여 왼쪽 목정맥의 압력을 올릴 수 있다.
	노인에서의 목동맥 잡음은 목동맥 협착의 가능성에 대하여 추가 조사가 추천된다.
최대박동지점(PMI)을 평가하고 그다음 제1 심음(S_1)과 제2 심음(S_2)을 청진하라. 또한 제3 심음(S_3)과 제4 심음(S_4)의 가외음(extra sound)을 들어보라.	지속되는 최대박동지점은 좌심실 비대에서 발견된다. 널리 퍼진 최대박동지점은 울혈심장기능상실(CHF)에서 보인다(154쪽 참조). 노인에서 제3, 심음은 울혈심장기능 상실에서 좌심실의 확장이나 심장근육병증을 의미한다; 제4 심음은 종종 고혈압을 동반한다.

검사기술	가능한 소견
오른쪽 두 번째 늑간(interspace)에서 시작하여, 청진의 모든 부위에서 심잡음을 들어보라(154쪽 참조). 적당한 시기, 모양, 최대 강도의 위치, 방사, 강도, 소리의 높이, 당신이 찾아낸 각각의 잡음의 성질을 기술하라.	두 번째 오른쪽 늑간에서 수축기의 점강성-점약성(cresendo-decresendo) 잡음은 대동맥 경화증이나 대동맥협착증을 의미한다. 둘다 심혈관계 질환이나 사망의 증가된 위험을 가지고 있다.
	심첨부에서 거친 범수축기 잡음은 승모판역류를 의미하며, 또한 노인에서 일반적이다.
빗장뼈 위의 수축기 잡음에 대해서 위팔과 요골 맥박 사이의 지연을 조사하라.	위팔과 요골 맥박을 동시에 촉진(압박이 아님)하는 동안의 지연은 대동맥 협착을 나타낸다.
유방과 겨드랑이 덩어리에 대해 유방을 조심스럽게 촉진하라.	여성 노인과 드물게 남성 노인에서 덩어리(lumps or masses)는 가능한 악성에 대하여 추가 조사가 필수적이다.
복부 ■ 대동맥, 콩팥동맥, 넙다리동맥 위의 잡음에 대하여 조사하라.	잡음은 죽상경화성 혈관질환에서 나타날 수 있다.
■ 상복부를 세심하게 살펴보라: 어떤 대동맥 맥박에 대하여 중간선(midline)의 왼쪽으로 촉진하라.	확장된 대동맥과 박동성 덩어리는 복부 대동맥류에서 발견될 수 있다.

검사기술	가능한 소견

여자 생식기관과 골반 검사

> 검사의 단계들을 설명하는데 특별한 주의를 가져야 하며, 조심스런 자세를 취하는데 시간을 할애하라. 관절염이나 척추기형으로 무릎이나 엉덩이를 구부릴 수 없는 여성들을 위하여, 보조자는 부드럽게 다리를 들어주고 지지해 줄 수 있으며, 혹은 왼쪽 측위를 취하는 것을 도와줄 수 있다.

검사기술	가능한 소견
폐경과 관련된 음순(vulva)의 변화를 세심하게 살펴보라; 어떤 음순의 덩어리를 확인하라; 푸르스름한 부기는 정맥염주(varicosities)일 수 있다는 것에 주의하라. 요도아래 앞쪽 질벽의 융기에 대해 조사하라.	양성 덩어리는 콘딜로마, 섬유종, 평활근종, 피지낭을 포함한다.
요도의 언덕(caruncles)과 요도구에서 꽤 살찐 홍반의 점막조직의 탈출(prolapse)을 세심하게 살펴보라.	크리토리스 커짐은 남성호르몬(androgen)을 만들어 내는 종양 혹은 남성호르몬 크림의 사용을 동반할 수 있다.
음순을 벌리고 구멍에서 아래쪽으로 눌러 올림근을 이완시키고, 부드럽게 적당한 크기의 벌리개(speculum)를 따뜻한 물이나 물에 녹는 윤활제로 축축하게 한다음 집어 넣어라.	
위축될 수 있는 질벽과 자궁목을 세심하게 살펴보라.	에스트로겐에 의해 자극되는 자궁목 점액은 양치상화(ferning)와 함께 호르몬 대체요법, 자궁내막 증식증, 에스트로겐 생산 종양에서 보인다.

검사기술	가능한 소견
파파니콜로 펴바른 표본으로 속자궁목의 세포를 얻기 위하여 나무주걱이나 속자궁목 솔을 사용하라. 만일 위축성 질이 너무 작으면 맹목 면봉채취법(blind swab)이 필요할 수도 있다.	표 12-6, 자궁과 자궁 근종의 위치를 참조하라.
벌리개를 제거한 후, 자궁 탈출증, 방광 탈출증, 요도 탈출증, 곧 창자 탈출증을 찾아내기 위해 환자에게 아래로 힘을 주게한다.	
염증, 악성, 외과적 유착으로 제한적인 자궁목의 움직임	두손진찰(bimanual examination)을 시행한다.
	난소암에서는 난소를 만질 수 있다.
곧창자 질검사를 시행한다.	커지거나, 고정되거나, 불규칙한 자궁은 유착이나 가능한 악성을 암시한다. 잘룩창자암에서는 곧창자 덩어리가 발견된다.

남자 생식기관과 전립샘

만일 존재한다면 음경꺼풀이 뒤당겨지는 성기를 검사하라. 음낭, 고환, 부고환을 검사하라.	귀두지(smegma), 성기 암, 음낭수종을 발견할 수 있다.
어떤 곧창자 덩어리와 전립샘의 소결절 형성이나 덩어리에 특별한 주의를 두고 곧창자 검사를 시행하라. 곧창자 촉진으로 앞쪽엽과 중간엽은 접근하기가 불가능 한 것에 유의해야 한다.	잘룩창자암에서 곧창자 덩어리가 발견된다. 전립샘 과다증식증은 비대와 관련될 수 있다; 결절이나 덩어리가 있을때 전립샘암이 가능하다.

검사기술	가능한 소견
말초 혈관계	
대동맥, 콩팥동맥이나 넙적다리동맥 잡음에 대해서 복부를 청진해보라.	이러한 혈관 위의 잡음은 죽상 경화성 질환에서 발견된다.
맥박을 조심스럽게 촉진하라.	맥박이 감소하거나 없는 것은 동맥 폐색을 나타낼 수 있다. 사무실 발목-위팔지수(ABI)로 확진을 고려하라.
근육골격계	
동작과 보행으로 평가를 시작하라. 관절변형, 움직임 부족, 운동시 통증이 발견되면, 좀 더 철저한 검사를 시행하라.	제15장에서 각각의 관절검사에 대한 기술을 재검토하라. 뼈관절염에서 퇴행성관절변화; 류마티스 혹은 통풍관절염에서 관절염증, 표 15-1에서 15-4를 참조하라.
신경계	
10분 노인병 선별기(411~412쪽)로 신경계 평가를 시작하라.	
어떤 부족함이 있다면 추가검사를 시행하라. 특히 기억과 감정에 초점을 두어라.	우울증과 치매를 섬망과 구분하는 것을 배워라. 표 20-1을 참조하라.
또한, 보행과 균형, 특히 기립균형에 세심한 주의를 기울여라; 정해진 시간내에 여덟 발걸음; 보폭의 넓이, 속도, 길이 같은 걸음걸이의 특징; 그리고 조심스런 전환	보행과 균형의 이상, 특히 발을 넓게 벌리고 보폭이 느려지고 길어지며, 전환의 어려움은 낙상의 위험과 관련되어 있다.

검사기술	가능한 소견
비록 노인 인구에서 신경학적 이상은 일반적이지만, 확인된 질환이 없는 노인 인구의 유병율은 나이가 들어감에 따라 증가하며, 30~50%에 이른다.	노화의 생리학적 이상의 예는 같지 않은 동공의 크기, 감소된 팔 흔들기, 자발운동성, 증가된 다리 경직, 이상보행, 입내밀기 반사와 움켜잡기 반사의 존재, 감소된 발가락 진동감각을 포함한다.
떨림(tremor), 경직, 운동완만증, 작은글씨증(micrographia), 발을 질질 끌며 걷는 보행, 침대에서 어려운 전환, 병따기의 어려움, 의자에서 일어나기 어려움에 대해서 조사하라.	이러한 소견은 파킨슨씨병에서 볼 수 있는데, 65세 이상의 1%, 85세 이상의 2%에서 볼 수 있다. 떨림은 느린빈도이며 휴식시 "알약 돌리는 운동" 성질을 보이고, 스트레스에 의해 악화되며, 잘때나 운동 중에는 억제된다. 만일 양성 가족력을 가지고 양측성, 대칭적이고, 알코올에 의해 감소하면 본태떨림(essential tremor).

소견기록

처음에 당신의 소견을 기술하는 문장을 사용할 수 있음을 유의하라; 후에 구를 사용할 수 있다. 아래 양식은 대부분의 보고에 적합한 구를 포함한다. 당신이 이러한 신체검사를 끝까지 읽었을때, 당신은 어떤 비전형적인 소견을 인지할 수 있을 것이다. 스스로를 시험하도록 해보라. 당신이 노인의 검사에 대해서 배웠던 모든 것과 관련해서 이러한 소견을 해석할 수 있는지 확인해 보라.

신체검사 기록하기 - 노인

2/1/06

J씨는 건강해 보이지만 중량 부족인 양호한 근육 용적을 가진 노인이다.
그는 명료하고 기민하여 삶의 과거에 대한 양호한 회상을 가지고 있다.
그는 아들과 동행했다.

생체징후: 키(신발벗고) 160 cm(5'), 몸무게(옷입고) 65 kg(143 lb), 신체 비만지수 28. 혈압 145/88 오른쪽 팔, 누운자세; 154/94 왼쪽 팔 누운자세, 심장박동수(HR)98 그리고 규칙적. 호흡횟수(RR) 18. 체온(구강) 98.6℉

10분 노인병 선별기: (411~412쪽 참조)

시력: 환자는 독서하는데 어려움이 있었다. 시력은 Snellen 시격표에서 20/60. 안경에 대한 추가적인 평가와 가능하면 보청기가 필요하다.

청력: 각각의 귀에서 속삭이는 목소리는 들을 수 없음. 각각의 귀에서 1,000 혹은 2,000Hz를 audiscope로 들을 수 없음

다리운동성: 20피트를 활발하게 걸을 수 있고 돌아서서 의자로 되돌아 와서 14초 만에 앉을 수 있음

(계속)

신체검사 기록하기 – 노인 *(계속)*

요실금: 모르는 사이에 소변이 배출되었고 각각의 20일에 옷이 젖은 적이 있음. "DIAPER" 평가(410쪽 참조), 전립샘 검사, 정상적으로 50 ml 이하인 배뇨 후 잔뇨량(방광 카테터 삽입이 필요하다)을 포함한 요실금에 대한 추가 평가가 필요하다.

영양: 지난 6개월 동안 체중감소에 대한 노력없이 15파운드의 체중이 감소되었음

영양검진이 필요하다: 411쪽

기억력: 1분 후에 세가지 항목을 기억할 수 있다.

우울증: 자주 우울하거나 슬프지 않다.

신체장애: 빨리 걸을 수 있으나 자전거는 탈 수 없다. 보통의 집안일은 할 수 있으나 힘든 일은 할 수 없다. 식료품점이나 옷가게에 쇼핑하러 갈 수 있다. 걷는 거리범위 밖의 장소에 닿을 수 있다. 매일 어려움 없이 목욕할 수 있다. 단추와 지퍼를 채우고 신발을 신는 것을 포함하여 차려입을 수 있다.

강화 훈련을 통한 운동요법을 고려하라.

신체검사: 생체징후와 몸무게를 기록한다. 전장의 "당신의 소견 기록하기" 절에서 찾을 수 있는 용어들을 사용하여 말초검사의 관련된 분절에 대하여 조심스럽게 소견을 기술한다.

머리, 눈, 귀, 코, 목구멍(HEENT): 병변없는 두피, 두개골은 정상상태/비외상상태(NC/AT), 결막 분홍, 공막 흐림. 동공 2 mm 수축시 1 mm, 원형, 규칙적, 동일한 빛반사와 조절반사에 대한 반응. 바깥눈근육 운동 무손상. 시각신경유두경계부 출혈이나 삼출액 없이 예리함. 약간의 세동맥 좁아짐. 고막 양호 광추 weber 검사 편위없음. 공기전도(AC)≥뼈전도(BC). 코점막 분홍색. 부비동 압통 없음. 구강 점막 분홍색, 치열 양호, 우식 있음, 혀 중간선, 약간 쇠고기의 붉은색, 삼출액 없는 목구멍

목: 유연함. 기관 중간선. 갑상샘엽 약간 커졌으나, 결절 없음

(계속)

신체검사 기록하기-노인 (계속)

림프절: 목, 겨드랑이, 도르래위(epitrochlear), 혹은 사타구니 림프절 없음

가슴과 폐: 가슴 대칭적, 주목해야 할 척추 뒤굽음증(kyphosis). 양호한 운동을 가진 폐 공명음. 폐포호흡음, 가로막 양쪽으로 4cm 내려옴

심혈관계: 왼쪽 심방 상방 6 cm 목정맥 맥박. 목동맥 상승운동 잡음없이 활기참. 최대박동 지점을 복장뼈 중간선에서 9cm 가쪽으로 5번째 늑간을 가볍게 타진함. 심첨부에서 겨드랑이로 방사되는 II/VI 거친 범 수축기 잡음. 제3 심음, 제4 심음이나 그밖의 다른 잡음은 없음

복부: 활발한 창자음을 가진 홀쭉배. 부드럽고 압통은 없음. 덩어리나 간지라 비대는 없음. 오른쪽 빗장뼈 중간에서 간폭 7 cm, 가장자리는 부드럽고 오른쪽 갈비뼈 경계에서 만져짐. 갈비척추각의 압통은 없음

비뇨생식기계: 포경수술을 시행한 남자. 성기병변 없음. 고환은 양측으로 내려와 있고, 부드러움

곧창자: 곧창자 둥근천장(rectal vault)에 덩어리 없음. 대변은 갈색이며, 잠재혈액에 음성

팔다리: 따뜻하며 부종없음. 장딴지 유연함

근육골격계: 무릎에 가벼운 퇴행성 변화, 수척해진 넙다리네갈래근, 모든 관절에서 양호한 운동 범위

신경학적: 사람, 장소, 시간에 대해 지남력 있음. 소형 정신상태: 29점 뇌신경 II-XII 무손상. 운동: 감소된 넙적 네다리 갈래근 용적. 긴장도 무손상. 근력은 모두 4/5임. 빠른 엇갈림운동(RAMs), 손가락-코시험(finger-to-nose) 손상없음. 넓어진 보폭을 가진 보행. 침통각(pinprick), 가벼운 접촉, 위치, 진동에 대한 감각 손상없음. Romberg 음성. 무릎반사는 2+이고 대칭적이고, 발바닥 반응은 아래로 내려감

표 20-1 섬망과 치매

	섬망	치매
임상적 특징		
발현	급성	잠행성
경과	오르락 내리락하는 변동이 있고 명료기간이 있다; 밤에 악화된다.	천천히 진행
기간	수시간에서 수주	수개월에서 수년
수면/각성주기	항상 붕괴되어 있다.	분절된 수면
일반적인 내과질환이나 약물독성	하나 또는 둘다 존재	자주 없음. 특히 알츠하이머 병에서
정신상태		
의식의 수준	장애가 있음. 환경에 대해 덜 명료하게 인식하고 관심에 집중하거나, 유지하고 바꾸는데 능력이 떨어지는 사람	대개 질환의 후기까지는 정상
행동	활동성이 자주 비정상적으로 감소되거나(졸림) 증가됨(초조, 과잉경계)	정상이거나 늦음; 부적절해 질 수도 있음
언어	말을 더듬을 수 있음; 느리거나 빠르거나 앞뒤가 맞지않음	단어선택에 어려움 언어상실증(aphasia)
기분	오르락 내리락하는 변동이 있고, 불안정하며 두려워하거나 신경질적에서 정상이거나 우울함까지	자주 의기소침하고 우울해 있음
사고과정	붕괴되어 있으며, 앞뒤가 맞지 않을 수 있음	궁핍해지고, 말은 거의 정보를 주지 못함

(표 다음 페이지 계속)

표 20-1 섬망과 치매 *(계속)*

	섬망	치매
사고내용	망상이 일반적이고 자주 일시적	망상이 발생할 수도 있음
지각기능	환각, 착각, 시각적인것이 가장 흔함	환각이 발생할 수도 있음
판단력	자주 다양한 정도로 손상받음	질환의 경과동안 점차적으로 손상받음
지남력	대개 지남력 장애가 있으며 특히 시간에 대한 지남력 장애. 알고 있는 장소가 생소하게 느껴짐	꽤 잘 유지됨. 그러나 질환의 후기 단계에서는 손상 받게 됨
주의력	오르락 내리락하는 변동이 있음. 쉽게 주의가 산만해지고 선택한 일에 집중할 수 없는 사람	대개 질환의 늦게까지 영향받지 않음
기억력	최근 즉각 기억력이 손상됨	최근 기억력과 새로 학습한 기억력이 특히 손상 받음.
원인이 되는 예	진전 섬망 (알코올 금단증상 때문에) 요독증 급성 간 부전증 급성 뇌혈관염 아트로핀 중독	가역적: 비타민 B_{12} 결핍, 갑상샘 질환 비가역적: 알츠하이머병, 혈관성 치매(다발성 경색으로부터), 머리외상으로 인한 치매

찾아보기

ㄱ

가로막신경마비 124
가진단 37
각막혼탁 96
각성도 326
간접 샅굴탈장 214
간질환 182
감각신경성 난청 114
감염 410
강박신경증장애 300
강직성 척추염 280
객혈 137
거대세포(관자) 동맥염 107
거미막밑출혈 108
거미정맥 81
거미혈관종 81
건선 76
건조한 피부, 건선 78
검안경 97
검열반 110
겉공막염 110
겨드랑이 167
견관절 258, 264
견봉쇄골관절 259
견봉쇄골관절 관절염 283
견봉하 점액낭 259, 283
결절 76
경련 305
경막하출혈 348
경조증 삽화 297
고관절 265
고름딱지증 78
고름물집 77
고실경화증 113
고혈압 146
고환 202, 204
고환암 209, 212
골다공증 256
골반 경사 264
골반저 231
공기가슴증 144
공황장애 299
과다유출요실금 199
과다호흡 123
과민대장증후군 197
관절부종 270
광선각화증 83, 415
광장공포증 299
교대맥 68

교대맥박 158
구불창자암 197
구석입술염 115
구음장애 298
구형 관절 252
궤양 80
귀두지 422
급성 가슴막염 201
급성 가운데귀염 113
급성 고환염 212
급성 녹내장 106
급성 부고환염 213
급성 설사 197
급성 스트레스 장애 300
급성 쓸개염 195
급성 자궁관염 201
급성 전립샘염 239
급성 전립샘염증 236
급성 폐색전증 137
기계적 요추부 통증 279
기관기관지염 134
기관음 127
기관지 폐포호흡음 127
기관지음 127
기능성 요실금 200
기면 326
기분변조증 297
기분장애 296
기침 137
긴박뇨 183
긴박요실금 199
깔때기콩팥염 195
꼽추 264

ㄴ

난원형 자궁경부 228
난청 114
낭 76
내번 275
내장 압통 201
내측 반월상연골판 273
넙다리 동맥 247
넙다리 탈장 214
노동맥 151, 243, 247
노맥박 61
노인 401
노인 학대 407
녹내장성 패임 111
뇌 303
뇌막 증상 325
뇌신경 304, 310
뇌신경 병변 329
뇌신경통 108
뇌졸중 147, 308
뇌종양 108, 348
눈물주머니부종 96

ㄷ
다결절갑상샘종 119
다뇨증 178
다래끼(맥립종) 110
단기 정신병 장애 301
단순포진 77
단순헤르페스 115
담갈색반점 75
당뇨망막병증 112
대동맥 192
대변 매복 410
대상포진 416
대음순 215
대장암 235
대전자 점액낭 266
덩굴정맥류 213
도약성맥박 68
동맥기능부족증 249
동요가슴 130
두손진찰 422
두통 305
둔감 326
둔위 395
뒤뿌리 신경절 416
뒤정강동맥 247

ㄹ
루프스관절염 255
류마토이드 결절 261
류마티스 관절염 281

ㅁ
막창자꼬리염 194
만성 동맥기능부족증 248
만성 설사 197
만성 정맥기능부족증 248, 249
만성 폐쇄성 136
만성기관지염 144
만성폐쇄성 폐질환 123
만성폐쇄성폐질환 144
말초동맥질환 241
말초신경 305
말초신경 병변 329
말초신경계 304
말초혈관계 240
망상장애 301
매독 115
매독 하감 227
맥관부종 115
머리백선증 87
면담과 병력 17
면봉채취법 422
모반 71
모순맥박 69
목동맥 152
목정맥 151
무기폐(엽성) 144
무릎관절 268
물집 77
미주신경 312
민감도 43

ㅂ

바닥세포 암종 83
박테리아 질염 230
발등동맥 247
발모광 86
발백선증 80
발진 71
방치 409
백내장 96
백반증 74, 75
백색증 74
버림 409
버찌혈관종 81
보행주기 265
복막 압통 201
복막염 189
복부 압통 201
복압요실금 199
복통 178
복합 삽화 297
본태떨림 424
부고환 202
부고환낭종 213
부고환염 206
부당 경량아 371
부당 중량아 371
부분파열 286
부신경 312
부종 145
불수의적 운동 331
불안 135
불안장애 299
비늘증 78
비듬 78
B형 간염 182, 186
빗장뼈중간선 190
빠른호흡 123

ㅅ

사마귀 415
사전 의료지시 404, 406
사회공포증 299
삼각근하 점액낭 259
삼각근하 점액낭염 283
삼두근 321
삼출액 270
삼출인두염 118
삼킴곤란 178
상과염 261
샅굴탈장 354
생식기헤르페스 210
서혜부 림프절증 225
선천성 심장병 380
선천성 엉덩이뼈 탈구 355
설인두신경 312
설하신경 312
섬망 410, 428
섬유 관절 251
성기 암 422
성병 사마귀(음부 사마귀) 226

세균성 질염 225
소뇌 병변 330
소아 337
소음순 215
소화불량 178
손목 터널 증후군 276
수근관 증후군 276
수두증 348
수막염 106
수축기 혈압 391
수핵탈출증 265
슬개골전 점액낭염 269
슬관절 268
슬와낭종 286
슬와부 269
승모판협착 164
시각신경유두 부종 111
시각신경유두 위축 111
신경근 265
신경병증 궤양 249
신경성 식욕부진증 65
신경성 폭식증 65
신뢰도 43
신생아 341
실성증/발성장애 298
실어증 298
심첨부박동 151
쌍각자궁 399
C형 간염 182, 186

ㅇ

아프타궤양 117
악성 흑색종 85
안면신경 311
알쯔하이머병 409, 429
알코올 간염 182
알코올 중독 415
압통가슴근 130
야뇨증 178
약한 맥박 67
양성 전립샘 비대증 236
양손 촉지법 398
양치상화 421
어우러기 74
얼굴 마비 329
A형 간염 182, 185
여드름 78
여성형유방증 173
역류식도염 134
역설맥박 158
연골 관절 251
열상 228
염증창자질환 198
예측값 44
오금동맥 247
오목가슴 130
완화요법 404, 406
외번 275
외상후 두통 107
외상후 스트레스 장애 300

외음부 암 227
외측 반원상 연골판 273
외측 측부인대 272
외치핵 238
요실금 178
우울증 289, 407, 415
원형탈모증 86
위축성 요도염 410
위팔동맥 243, 247
유각기 265
유방 167, 367
유방암 168, 176
유전출혈모세혈관확장증 115
음경암 210
음낭부종 211
음낭수종 211, 354, 422
음낭탈장 211
음부포진 226
음순 421
음핵 215
의식소실 305
이단맥박 69
이두근 321
이두박근건 손상 283
이두박근건구 260
이봉맥박 68
이차성 매독 227
인지장애 415
일과성 뇌허혈 발작 308
임신 여성 386
임신시의 고혈압 391
입각기 265
입술 암종 115

ㅈ

자궁경부 228
자궁경부암 229
자궁근종 232
자궁후굴 224, 232
자발성 공기가슴증 137
자살 289, 290
작은고환 212
잔물집 77
잠복고환증 212
장골능 264
장액성 삼출 113
장치 점액낭 266
적정 체중아 371
전립샘 233, 237
전립샘 비대 238
전립샘암 234, 236, 239
전만변형 264
전방십자인대 272
전음성 난청 114
정관 202
정맥염주 421
정신분열병 301
정액류 213
젖꼭지 파제트병 177
조제약 410

좌둔 점액낭 266
주관절 261
주두돌기 점액낭염 261
중추신경계 303
지남력 상실 293
지라 191
지루성각화증 83, 416
직장 233, 237
직장암 236, 239
직장 용종 236, 238
직접 샅굴탈장 214
질염 410

ㅊ

척수 304
척수뒤옆굽음증 124
척추 264
척추관 협착증 280
척추옆굽음증 366
천공 113
천식 136, 144
천연두 78
천장관절 264
첨족변형 268
청색증 74
청신경 311
체질량 지수 50
출혈반 82
충혈 96
측두 하악관절 257
측만변형 264
측부인대 파열 286
치매 289, 290, 407, 409, 428
치질 237

ㅋ

카포시 육종 84
칸디다 감염 116
칸디다 질염 230
콩다래끼 110
콩팥증후군 74

ㅌ

타당도 43
탈모 71
탈산소혈색소 74
태선화 79
태위 395
털백색판증 116
퇴행성 관절염 281
트리코모나스 질염 230
특이도 44
특정 공포 299
틈새 80
틈새형 자궁경부 228

ㅍ

파제트병 171
파킨슨씨병 330, 424
팽진 76

페이로니병 210
편위검사 101
편평세포암종 84
폐경 421
폐동맥 판막 협착 380
폐동맥판 협착 162
폐질환 136
폐포호흡음 127
포이츠-예거 증후군 115
포진 223
폴립 223
표피낭종 211, 226
피부분절 334

ㅎ

하요추부 방사통 279
학대 409
항문 233, 237
항문반사 325
현훈 305
혈관성 다발성-뇌경색 치매 409
혈관성 치매 429
혈관종 75
혈뇨 178
호흡곤란 137
혼미 326
혼수 326
화농성한선염 173
활막 관절 251, 252
황달 96, 178
회외근 322
회음부 215
회전근개 260
회전근개 건염 260
회전근개 손상 283
후만변형 264
후방 십자인대 273
흉터종 79
흉통 145
흑색극세포증 173
흑색종 71

A

abandonment 409
abuse 409
AC joint 259
Acne 78
acromioclavicular arthritis 283
acromioclavicular join 259
Actinic Keratosis 83
Acute Pulmonary Embolism 137
Advance Directives 404, 406
Albinism 74
Alopecia Areata 86
ankylosing pondylitis 280
Anorexia Nervosa 65
anterior cruciate ligament, ACL 272
Anxiety 135

Apgar test 341
Asthma 136
Athlete' s foot 80
Atrophic urethritis 410

B
Baker' s cyst 286
Balloon sign 270
Ballottement test 271
Barlow 검사 355
Basal cell Carcinoma 83
bicipital groove 260
bicipital tendonitis 283
Bigeminal Pulse 69
bimanual examination 422
Bisferiens pulse 68
blind swab 422
Body Mass Index, BMI 50
Bounding pulses 68
Bulge sign 270
Bulimia Nervosa 65
Bulla 77

C
Cafe-au-lait spot 75
carotid pulse 152
cartilaginous joints 251
Cheyne-Strokes 호흡 123
COPD 123
Cough 137
Cyclothmic episode 297
cyst 76

D
dandruff 78
Delirium 410
deoxyhemoglobin 74
dorsal root ganglia 416
Dyspnea 137

E
effusion 270
elbows 261
Elder mistreatment 407
epicondylitis 261
equinus deformity 268
essential tremor 424
eversion 275
exploitation 409

F
ferning 421
fibrous joints 251
Fissure 80
Flail chest 130

G
gait cycle 265
gibbus 264
Grading Mucle Stength 313

H
Hair loss 71
Hemangioma 75
Hemoptysis 137
herniated disc 265
Herpes Simplex 77
hips 265
hyperpnea 123

I
Ichthyosis 78
iliac crest 264
iliopectineal bursa 266
impetigo 78
Infection 410
inguinal hernia 354
inversion 275
ischeogluteal bursa 266

J
Jugular veins 151

K
Kaposi' s Sarcoma 84
Keloid 79
knees 268
Kyphoscoliosit 124
kyphosis 264

L
Lachmann test 272
lateral collateral ligament, LCL 272
Leopold 수기 395
Lichenification 79
liver spot 415
lodorsis 264

M
Malignant Melanoma 85
meglect 409
melanoma 71
meniscus 273
midclavicular line, MCL 190
Moles 71
Murphy' s sign 195

N
Nephrotic syndrome 74
nerve root 265
Nodule 76

O
Obturator sign 195
olecranon ursitis 261
Ortolani test 355

P
Palliative care 404, 406
Paradoxical pulse 69, 158

Pectus excavatum 130
pelvic tilt 264
Peyronie' s disease 210
Phalen' s test 276
Pharmaceuticals 410
Phrenic nerve palsy 124
popliteal cyst 286
popliteal space 269
posterior cruciate ligament, PCL 273
Predictive Value 44
prepatellar ursitis 269
Psoas sign 195
Psoriasis 76, 78
Pulse Altenans 68
pulsus alterance 158
Pustule 77

R

radial pulse 61
Rash 71
Reflex Esophagitis 134
reliability 43
rheumatoid nodules 261
rotator cuff 260
rotator cuff tendonitis 260, 283

S

sacroiliac joint 264
scoliosis 264, 366
Seborrheic Keratoses 83
Senstivity 43
shoulders 258
Small pox 78
small testis 212
smegma 422
Specificity 44
spinal stenosis 280
Spine 264
spontaneous pneumothorax 137
Squamous Cell Carcinoma 84
stance phase 265
Stool impaction 410
subacromial 259
subacromial bursitis 283
subdeltoid bursa 259
subdeltoid bursitis 283
swing phase 265
synovial joints 251, 252

T

Tachyphea 123
Tavistock low 35
temporomandibular joint, TMJ 257
Tender pectoral muscles 130
Tinea Capitis, "Ringworm" 87
tinea vesicolor 74
Tinel' s sign 276
Tracheobronchitis 134
Trichotillomania 86

trochanteric bursa 266

U
ulcer 80

V
Vaginitis 410
Validity 43
varicosities 421
Vesicle 77
Vitiligo 74, 75
vulva 421

W
Weak pulses 67
Weber test 101
Wheal 76
working diagnosis 37